État, santé publique et médecine à la fin du XIXe siècle français

Médecine à travers les siècles

Collection dirigée par le Docteur Xavier Riaud

L'objectif de cette collection est de constituer « une histoire grand public » de la médecine ainsi que de ses acteurs plus ou moins connus, de l'Antiquité à nos jours.
Si elle se veut un hommage à ceux qui ont contribué au progrès de l'humanité, elle ne néglige pas pour autant les zones d'ombre ou les dérives de la science médicale.
C'est en ce sens que – conformément à ce que devrait être l'enseignement de l'histoire –, elle ambitionne une « vision globale » et non partielle ou partiale comme cela est trop souvent le cas.

Dernières parutions

Julien MARMONT, *L'Odontechnie ou l'art du dentiste. Poème didactique et descriptif en quatre chants, dédié aux dames*, 2016.
Patrick POGNANT, *La Folle Clinique sexuelle du professeur P***. De la Belle Époque aux Années folles*, 2016.
Michel CHAUVIN, *Le Geste qui sauve. L'étonnante histoire du défibrillateur cardiaque externe*, 2016.
Henri LAMENDIN, *Docteur Albert Calmette (1863-1933). Pasteurien et co-inventeur du BCG*, 2016.
Xavier RIAUD (dir.), *Médecine à travers les siècles. Entre rencontres et découverte*, 2015.
Xavier RIAUD, *Et si la Seconde Guerre mondiale nous était racontée autrement…*, 2015.
Mathieu RAYSSAC, *Les médecins de l'assistance médicale en Indochine (1905-1939)*, 2015.
Thomas FERRANTE, *Petit lexique bucco-dentaire de proverbes et autres expressions*, 2015.
Jean-Claude PONS, *Jumeaux et jumelles. Représentations dans l'art et les sciences de l'Europe moderne (1492-1789)*, 2015.
Michel A. GERMAIN, *Musiciens célèbres malades. Pourrait-on les sauver aujourd'hui ?*, 2015.
Isabelle CAVÉ, *Les médecins-législateurs et le mouvement hygiéniste sous la Troisième République (1870-1914)*, 2015.
Jean-Pierre MARTIN, *Ocularistes et yeux artificiels. De l'Antiquité au XXe siècle*, 2015.
Hubert BIESER, *Les soldats aliénés à l'asile de Ville-Evrard. Mars 1915 - décembre 1918*, 2014.
Henri LAMENDIN, *François-Joseph Talma (1763-1826), dentiste et acteur favori de Napoléon Ier*, 2014.

Isabelle Cavé

État, santé publique et médecine à la fin du XIXe siècle français

L'Harmattan

Du même auteur chez le même éditeur

Les médecins-législateurs et le mouvement hygiéniste sous la Troisième République (1870-1914), 2015.

5-7, rue de l'Ecole-Polytechnique, 75005 Paris

http://www.harmattan.fr
diffusion.harmattan@wanadoo.fr

ISBN : 978-2-343-08899-0
EAN : 9782343088990

INTRODUCTION

Dès le début du XIXe siècle — la France se dote d'une police sanitaire — notamment à Paris où un arrêté du 13 octobre 1800 stipule que les maires et leurs adjoints doivent désigner un ou deux officiers de santé pour vérifier les décès. Au XIXe siècle la législation sanitaire existe véritablement bien. Or, pour autant, il est impossible d'affirmer qu'elle est matière de lois courantes pour régler l'ensemble des problèmes de santé publique qui submergent le quotidien de la population française, d'une société éprise par toutes sortes de maladies qu'elles soient virales ou non et par toutes sortes de maux qui portent atteinte à la santé humaine (...) Nous pouvons dire que l'installation des structures relatives à l'hygiène au XIXe siècle est lente mais toutefois progressive ; le pays est conscient des problèmes de santé surtout lorsque les épidémies aux allures de météorites frappent de façons imprévisibles et en modes dispersés (devant mentionner au passage les plus courantes d'entre elles : variole, fièvre typhoïde, diphtérie, scarlatine, coqueluche, fièvre jaune, choléra, tuberculose...) Ces maladies provoquent, stupeurs et effrois de la population, lorsque ces maux viennent à décimer les communautés en un laps de temps très court. Et sans que les autorités gouvernementales puissent donner naturellement des explications rationnelles à ces tragédies d'hécatombes humaines. Du moins pas avant l'avancée des travaux de microbiologie en la matière soit dès la fin de la première moitié du XIXe siècle ! Il faut savoir à ce sujet qu'entre 1831 et 1914 le Parlement français va élaborer exactement 1226 textes législateurs dont un bon nombre concernent très directement l'hygiène et la santé publiques, alimentant de manière progressive, un code juridique de la santé collective qui vient édicter les règles de conduite citoyenne. Convenons que pour l'époque c'est un outil de réglementation civile fondamental qui manquait cruellement jusqu'ici aux autorités et aux hygiénistes pour agir en pleine liberté légale ! Cette production de jurisprudence bien moins connue que les autres se décompose de la manière suivante. Nous avons :

Entre 1831 et 1875, 5,43% de textes législatifs (soient 239 textes sur 44 années).

Entre 1875 et 1900, 11,08% de textes législatifs (soient 277 textes sur 25 années).

Entre 1900 et 1914, 47,3% de textes législatifs (soient 710 textes sur 15 années)[1].

Dans cette juridiction spécifique il faut savoir que les questions sont aussi variées qu'utiles. Pour prendre des exemples concrets, il est traité de la prise en charge des vieillards abandonnés et des malades incurables, de la nécessité de créer des asiles pour les enfants pupilles de la nation et les aliénés indigents, de la création de caisses de retraite pour les ouvriers, de la réglementation imposée aux distillateurs et aux bouilleurs de cru, de la liberté des funérailles, de la police sanitaire des animaux, de l'emploi de la céruse dans les travaux de peinture des bâtiments mais aussi de la petite propriété et des maisons à bon marché, de la prostitution des enfants mineurs, de la préparation de la vente et de la distribution des sérums thérapeutiques et autres produits analogues et de l'organisation des services hospitaliers de l'armée dans les hôpitaux militaires et dans les hospices civils, de l'assainissement des voies publiques...

Ce sont des sujets qui touchent, de façon directe ou indirecte, à la santé des populations et au caractère de salubrité des lieux de vie citoyenne. Il est important de dire qu'à ce propos la législation sanitaire devient courante à partir de 1870 atteignant un pic de production de lois en 1914. La périodisation 1900-1914 ne fait que confirmer la production des textes des trente premières années du régime politique récemment mis en place. Période antérieure au régime de IIIe République les lois sanitaires sont peu nombreuses malgré les tentatives d'organisation des autorités et l'existence locale et départementale des structures d'hygiène publique. L'action des hygiénistes, à combattre les maladies ou l'insalubrité est vaine, tant qu'il n'existe aucune législation adaptée aux problèmes posés. Entre 1800 et 1870, la législation sanitaire se résume à très peu de lois qui seront révisées sous la IIIe République tant elles ne correspondent plus aux réalités du terrain, tant elles sont peu appliquées ou mal appliquées. Elles sont les suivantes :

---

[1] Cf. la courbe de l'inflation législative en matière de santé publique (1831-1914) in Claire Salomon-Bayet (sous la direction de) *Pasteur et la révolution pastorienne*, Paris, Payot, 1986. Tous textes confondus : lois, ordonnances, règlements, décrets, circulaires, arrêtés, décisions, instructions… Sources : *Recueils des textes officiels concernant la protection de la santé publique* présentés par le Dr G. Ichok. Paris, Imprimerie Nationale, t.II à V (t.II (1831-1870), 1939 ; t.III (1871-1900), 1939 ; t.IV (1901-1910), 1942 ; t.V (1911-1920), 1944).

- Loi du 3 mars 1822 relative à la défense sanitaire aux frontières ;

- Loi du 30 juin 1838 sur les aliénés ;

- Loi du 22 mars 1841 relative au travail des enfants employés dans les manufactures, usines ou ateliers ;

- Arrêté du 10 août 1848 qui établit près du Ministère de l'Agriculture et du Commerce un comité consultatif d'hygiène publique et supprime le Conseil supérieur de santé ;

- Arrêté du 18 décembre 1848 sur l'organisation du Conseil d'hygiène publique et de salubrité qui va se généraliser à l'ensemble des départements français ;

- Loi du 10 janvier 1849 sur l'organisation de l'Assistance publique à Paris ;

- Loi du 19 janvier 1850 relative à l'assainissement des logements insalubres ;

- Loi des 10, 19 et 27 mars 1851 sur la répression des fraudes et falsifications dans la vente des marchandises.

De façon réelle ces lois reflètent la législation sanitaire de la première moitié du XIXe siècle. Elles permettent de réguler l'activité des hygiénistes. Malheureusement ces mesures sont peu suivies d'effets, confrontées à des préoccupations en matière sanitaire et sociale de plus en plus croissantes et de plus en plus urgentes à régler. La misère est grande et les besoins de soulager les souffrances sont multiples, indépendamment des efforts fournis par les hygiénistes, à tenter de s'organiser et à gagner en reconnaissance d'activité vis-à-vis de l'État. Qui rappelons-le, à propos de leurs statuts, œuvrent à titre gratuit, sans pouvoir de sanctions pour punir les fauteurs de troubles. Il faudra donc attendre la IIIe République pour voir émerger une organisation efficiente de l'hygiène et de la santé, à vocation publique, en France. Ainsi de manière progressive l'État va comprendre l'intérêt des enjeux d'une politique de santé à mettre en place ; d'une prophylaxie visant à approuver les moyens de lutte contre les vagues épidémiques des maladies contagieuses qui déciment des populations entières. En dehors du corps médical parlementaire, les législateurs de IIIe République comprennent assez rapidement les bienfaits d'une police sanitaire pour traiter en partie les plus déshérités, pour éviter la prolifération de la paupérisation et pour enrayer la conformité des plus déshérités à cultiver les vices contraires à la morale civique. Quand ce ne sont pas — les législateurs industriels eux-mêmes — qui y voient un intérêt de production plus intensive avec un potentiel de main-d'œuvre d'une population ouvrière aux forces vitales renouvelées et d'un meilleur contrôle sur celle-ci. Pouvons-nous déclarer que la législation sanitaire se résume à quelques grands domaines sensibles. Ils sont les suivants :

- L'assistance publique ; la bienfaisance ; les caisses de secours et de retraite ; les assurances sociales.

- Les aliénés et les prisons.

- Les établissements industriels classés comme dangereux et incommodes ; les denrées alimentaires et les boissons ; les épizooties et les épidémies.

- Les logements insalubres et les habitations à bon marché - les institutions de santé publique ; l'exercice de la médecine ; la médecine vétérinaire et la pharmacie ; l'organisation de l'hygiène publique.

- L'hygiène et la sécurité des travailleurs.

Présentation du livre

Avec un axe de recherche fixé sur les archives originales de première main (soient les archives parlementaires, soient les archives médicales d'hygiène et de santé publiques du XIXe siècle mais aussi du XXe siècle), ce livre tend à rendre compte de l'histoire toute avant-première singulière de la naissance de la législation sanitaire dans le cadre historique de la nouvelle Constitution parlementaire de 1875. Dans ce régime politique républicain de fin de siècle – tant soit prometteur, tant soit peu salvateur, à l'annonce des promesses des mandataires élus !– qui renvoie bien évidemment au nouveau régime politique de IIIe République, j'essaie de comprendre le quotidien concret du pouvoir législatif par l'engagement respectif des élus en tant députés et sénateurs. En appréhendant, très justement, l'engagement politique des médecins qui réfléchissent de façon concrète sur ces questions de santé collective dont la moitié d'entre eux appartiendront à des réseaux hygiénistes locaux pendant tout le XIXe siècle afin d'interpeller les autorités gouvernementales sur le quotidien citoyen confronté à des problématiques de santé sociétaire majeure. En examinant, pièce par pièce historique, les réflexions, les travaux et les discours prononcés dans les Chambres à partir d'un des textes fondamentaux qui renvoie à la loi du 15 février 1902 (en référence à la juridiction sanitaire produite depuis 1870), c'est l'occasion de voir si ces élus politiques issus du corps médical, servaient de médiateurs scientifiques renvoyant aux découvertes de la *microbiologie pasteurienne* (révélée pour celle-ci entre 1855 et 1870) et aux prouesses médicales du XIXe siècle qui donnent à penser qu'une politique de la législation sanitaire devait s'imposer, en urgence, à la France de manière définitive dans les premières années du nouveau régime démocratique. En précisant qu'il s'agit bien d'évoquer une législation de santé publique retardataire en matière du droit à la santé comparée et rapportée aux nations voisines !

Au fil de la lecture, nous pourrons nous interroger si ces législateurs-médicaux sont les auteurs exclusifs de la fabrication de ces lois ; en particulier du texte majeur de la protection de la santé publique voté le 15 février 1902 ? Pourquoi vouloir étudier les médecins-législateurs ? Parce que ce sont les parlementaires les mieux à même (par leurs activités professionnelles) à répondre aux questions de santé médicale, privée ou collective, de la société. Pour le lecteur, se succède alors une foule de questions. Est-il légitime par exemple de s'interroger sur le fait que leurs homologues du monde politique avec des professions différentes ont-il voix au chapitre ? Quels sont les enjeux et les priorités de la société française dès les lendemains de la défaite militaire de 1870 qui donnent à constater une nation ternie, désorganisée, traversant une crise identitaire profonde ? D'une situation en berne économique ; où les lois d'un marché libéral encouragées par l'État priment à devoir composer avec le nouveau régime constitutionnel ? D'une société française qui est pétrie dans la misère et la maladie concernant les classes les plus modestes d'entre elles ? Quel va être le sort réservé à ces propositions de loi relatives aux problèmes des maladies épidémiques, aux pollutions environnementales nocives de plus en plus nombreuses et courantes[2], à l'alcoolisation et à la débauche à outrance des classes sociales désœuvrées dont un certain nombre de travailleurs peuvent être privés d'activité salariée en raison de conjonctures économiques peu opportunes, connaissent le chômage et sont démunis d'assurances sociales. Et bien sûr des politiciens (élites sociales incluses) confrontés sans aucun doute à la question d'un dépeuplement démographique du pays à situations critiques visibles (...) Quel est ce courant hygiéniste émergent du XIXe siècle en France, qui prétend imposer ce tout nouveau droit, de la santé publique ? Qui sont ces hygiénistes ? Formeront-ils un parti politique de l'hygiène au cœur des chambres parlementaires - dont nous pouvons penser a priori - qu'il est incarné par le corps médical législateur républicain en raison du constat de ces lois sanitaires produites et votées en grand nombre au même moment

---

2 Inévitables effets pervers grandissants de l'industrialisation massive.

où ces médecins s'engagent en politique ? Existe-t-il un lien entre ces deux phénomènes ?

Quelle coïncidence étrange faut-il souligner à cette occasion ? Ce livre tente de répondre à ces très multiples interrogations.

À la réflexion de fonds prétendue, il s'agit de rendre compte, ici, d'une investigation de l'histoire parlementaire et politique, corrélée, à l'émergence épisodique d'un droit à la santé perçu secondaire à l'époque et rapporté dans l'histoire du quotidien et du politique de la société française de cette fin du XIXe siècle[3]. C'est chose faite à présent ! Pour répondre, à ces différents objectifs, la démarche d'inventaire et d'analyse basée sur des archives originales a été opérée de manière respective dans les bibliothèques et les services de l'Assemblée nationale, puis du Sénat, des Archives nationales et départementales de France, des bibliothèques de l'Académie nationale de Médecine, de la Faculté de médecine de Paris-Descartes, des services des archives de l'AP-HP et de la Préfecture de police de Paris, de la Bibliothèque administrative de la ville de Paris. Liste de consultation à laquelle il faudrait y ajouter bon nombre autres lieux d'informations très précieux[4].

Comptabilisant 13 années consacrées à cette vaste recherche empirique doctorale sur ce sujet, il est bon de préciser que ce travail représente pas moins de 140000 clichés photographiques d'archives authentiques pris spécialement à cet effet, fournissant après lecture des documents, 3000 pages de notes personnelles et l'ambition d'élaborer un dictionnaire biographique des médecins-législateurs (composé de 2000 pages brouillons suspendues d'écriture en raison du manque actuel de finances).

À l'ordre du déroulé du plan il s'agit de balayer, dans un premier temps, le registre thématique de ces lois de jurisprudence sanitaire et d'embrasser les problématiques majeures de santé collective qui régnaient à l'époque. Dans un second temps, il s'agit de comprendre les difficultés et de percevoir les enjeux du droit à la santé à partir d'un texte-clef qui correspond à la loi du 15 février 1902 relatif à la protection de santé publique. Cette loi représente, à elle seule, le couronnement de l'énergie dépensée à forger ces lois sanitaires au cours des trois premières décennies de ce régime parlementaire. Le regard porté sur le sujet est celui d'un

---

[3] Thèse doctorale conduite en division « Histoire et Civilisations » sur le thème de l'histoire du mouvement hygiéniste de la société française au XIXe siècle à l'École des Hautes Études en Sciences Sociales de Paris sous la direction de Gérard Jorland, Directeur d'études (2000-2013).

[4] Cf. liste complète en annexe 1 du livre.

chercheur en sciences humaines qui tente d'expliquer les textes de loi à partir d'un travail législateur de très haute expertise de ces élus politiques à penser une juridiction citoyenne qui sera à appliquer sur le terrain ; tout en veillant à rendre compte aux lecteurs des grandes difficultés de rédiger un ensemble d'articles de lois, formant un corps de réglementation cohérente, applicable à la situation des infractions citoyennes commises. En effet, dans ce livre, nous révélons bien un ensemble de difficultés. 1°) celles de la révélation première et progressive d'un code de la santé publique dans un contexte de nation tourmentée des lendemains déchus de Guerre 1870-1871 plongée en quête de sens identitaire ; et cette société, chaque jour, confrontée à son lot de malheurs contraignants d'épidémies récurrentes avec ces si nombreuses maladies, d'absence de budgétisation pour des moyens matériels et de personnels médicaux hospitaliers et bien sûr des misères, des chômages, des débauches et des décadences sociales criantes… 2°) celles de l'élaboration des lois de santé qui n'interpellent pas la majorité parlementaire de l'époque si ce n'est que pour entendre les mécontentements et les contestations des législateurs, tous affairés à leurs préoccupations personnelles, d'élus et de mandats politiques, à renouveler ! 3°) celles d'application de nouvelles mesures de réglementations législatives sanitaires, concrètes, qui vont bouleverser les mentalités d'une société française méfiante — très peu encline aux changements — et parfois très éloignée de ces considérations de salubrité qui la concerne au quotidien. C'est bien connu les prises de conscience des problèmes communautaires se manifestent toujours dans la panique et l'urgence ! C'est pourquoi, depuis le commencement du XIXe siècle, « les hygiénistes » dont il faut noter l'adhésion forte et fidèle des médecins à ce cercle de pensées et d'activités philanthropes dès la fin du XVIIIe siècle[5] ont le souci, d'alerter en permanence, les autorités des dangers et des menaces potentiels (même des conséquences…) qui pèsent sur la santé humaine. Grâce à ce mouvement hygiéniste intimement lié aux avancées considérables de la science[6], la France du XIXe siècle, va connaître ses premières heures de gloire en arborant fièrement son glaive national ; celui d'une santé publique, nouvelle, dès 1870, jusqu'en 1914. Le XXe siècle passé, la présence au pouvoir, du Dr Georges Clemenceau de profession médicale (personnage bien mieux connu sous son titre de ministre de la Guerre) va enfin œuvrer

[5] La moitié des médecins, engagés en politique comme députés et sénateurs au cours de la première moitié du régime de IIIe République (1870-1914), appartiennent aux réseaux locaux hygiénistes.

[6] Cf. l'ouvrage collectif de Claire Salomon-Bayet, *Pasteur et la révolution pastorienne*, Paris, Payot, 1986.

pour cette politique de santé aux confins d'une société transformée ; avec des problèmes de santé nouveaux et des demandes citoyennes désormais sans cesse plus nombreuses, à mesure que les moyens matériels et les prises en charge de la population en difficulté ont été mis au point par l'État. Ici s'effeuillent, ainsi, les pages de l'almanach du Grand siècle. Avec naturellement les épisodes d'une histoire sociale, médicale et politique de la société française qui s'apprête à tourner la page du grand livre de l'Histoire. Grâce aux archives des grandes institutions nationales (administratives, politiques, médicales) conservées de façon extrêmement remarquable dans les grandes institutions du pays, nous allons comprendre que les législateurs toutes professions sociales confondues, combattent sans pitié et sans relâche dans l'échiquier politique. Interpellations, concertations, oppositions, volte-face, sans nul doute en matière du pouvoir législatif, il y a du rififi au Parlement français !

SECTION I

CHAPITRE 1

CONTEXTE LÉGISLATIF ET THÉMATIQUE D'ÉMERGENCE DE LA JURIDICTION SANITAIRE

I. Contexte historique de la vie constitutionnelle parlementaire

Jusqu'aux lois constitutionnelles de 1875, la République, vit dans le provisoire. L'Assemblée nationale – élue au scrutin de liste le 8 février 1871 – se déclare dépositaire de l'autorité souveraine et elle nomme le 31 août 1871 Adolphe Thiers chef du pouvoir exécutif de la République française (Loi Rivet). Le chef du pouvoir exécutif exerce ses fonctions, sous l'autorité de l'Assemblée nationale, avec la participation des ministres qu'il choisit et qu'il préside. Le 1er mars 1871, l'Assemblée nationale prononce la déchéance de Napoléon III et de sa dynastie ! L'Assemblée nationale siège à Bordeaux puis transfère son siège à Versailles. En attendant la promulgation d'une Constitution, elle vit au jour le jour en légiférant sur des textes au gré des circonstances. La loi du 10 août 1871 réorganise les conseils généraux qui doivent avoir deux sessions par an, augmente de façon considérable leurs attributions et autorise la publicité de leurs séances. Thiers ayant été renversé le 24 mai et le maréchal Mac-Mahon ayant été désigné pour lui succéder, la loi du 20 novembre 1873 fixe à sept ans les pouvoirs du Président de la République. L'Assemblée nationale composée en majorité de monarchistes est impuissante à établir un autre régime que la République qu'elle organise de manière définitive, en votant par défaut la Constitution de 1875. Les deux premières lois constitutionnelles furent votées sur le rapport d'une commission de trente députés élue par l'Assemblée pour étudier les projets constitutionnels (article 2 de la loi du 20 novembre 1873). Le 15 mai 1875, les membres de cette première commission donnèrent leur démission. De juin 1874 à janvier 1875, les députés se querellent sur la nature du septennat ! Les monarchistes veulent organiser les pouvoirs d'un seul homme incarné par Mac-Mahon ; les républicains réclament un système institutionnel qui perdure dans le temps celui de « président de la République ». Le texte constitutionnel qui prévoit un Président de la République est rejeté. Le 21 mai, l'Assemblée nomme une nouvelle commission qui élabora une dernière loi constitutionnelle votée deux mois plus tard.

Les lois constitutionnelles sont donc au nombre de trois : la loi du 24 février 1875 porte sur l'organisation du Sénat, la loi du 25 février porte sur l'organisation des pouvoirs publics et la loi du 16 juillet porte sur les rapports des pouvoirs publics. Elles sont complétées par deux lois organiques celle du 2 août sur l'élection des sénateurs et celle du 20 novembre sur l'élection des députés. Ces lois constitutionnelles fondent le régime de la Troisième République si souvent menacé par les conservateurs farouches défenseurs du régime monarchiste.

Les pouvoirs publics sont constitués de deux Chambres (système bicaméral), un ministère responsable devant elles et un président de la République. La Chambre des députés comprend 600 membres désignés par le suffrage universel direct ; élus pour quatre ans, ils doivent être âgés de 25 ans au minimum. Le Sénat présente un caractère plus aristocratique et conservateur puisque soixante-quinze sénateurs inamovibles se recrutent par cooptation et que 225 sénateurs âgés de 40 ans au moins sont élus pour neuf ans avec renouvellement par tiers tous les trois ans par un collège électoral où dominent les représentants des communes rurales. La loi constitutionnelle du 25 février 1875 relative à l'organisation des pouvoirs publics dont l'article 2 est issu de l'amendement Wallon précise que le Président de la République est élu par l'Assemblée nationale (réunion de la Chambre des députés et du Sénat) à la majorité des suffrages. Il est élu pour sept ans. Conformément à l'article 5, le Président de la République peut sur l'avis conforme du Sénat dissoudre la Chambre des députés. Il n'est responsable qu'en cas de haute trahison (article 6). Seuls les ministres sont politiquement et solidairement responsables devant la Chambre des députés et le Sénat. Cette responsabilité apparaît pour la première fois à l'article 6 de la loi constitutionnelle. Le Président de la République accomplit les actes de sa fonction. Il promulgue les lois lorsqu'elles ont été votées par les deux Chambres ; il en surveille et en assure l'exécution. – Il a le droit de faire grâce ; les amnisties ne peuvent être accordées que par une loi. – Il dispose de la force armée. – Il nomme à tous les emplois civils et militaires. – Il préside aux solennités nationales ; les envoyés et les ambassadeurs des puissances étrangères sont accrédités auprès de lui. – Chacun des actes du président de la République doit être contresigné par un ministre (article 3). Il partage l'initiative législative avec les deux chambres et promulgue la loi. Il dispose du droit de dissoudre la Chambre des députés. La Chambre des députés et le Sénat peuvent décider chacun à la majorité absolue des voies de réviser les lois constitutionnelles. La révision a lieu à la majorité des députés et sénateurs réunis en Assemblée nationale. La durée de quatre ans du mandat des députés est fixée par la loi organique du 30 novembre 1875. La loi du 24 février 1875 relative à l'organisation du Sénat fixe l'âge des sénateurs à quarante ans au minimum et à neuf ans la durée de leur mandat renouvelable par tiers tous les trois ans. En plus des 225 sénateurs élus par les départements, 75 sénateurs ont été élus à vie par l'Assemblée nationale avant que celle-ci ne se sépare. Il s'agit des *sénateurs inamovibles*. La loi constitutionnelle du 16 juillet 1875 sur les rapports entre les pouvoirs publics suggère que les deux chambres se réunissent de plein droit pendant cinq mois chaque année. Le président prononce la clôture des sessions et peut convoquer les chambres en session extraordinaire. Le président de la République communique avec les Chambres par des messages qui sont lus à la tribune par un ministre. – Les ministres ont leur entrée dans les deux Chambres et doivent être entendus quand ils le demandent. Il a l'obligation de les convoquer si la demande est faite par la majorité absolue des membres composant chaque chambre. Le président de la République peut demander une deuxième délibération de la loi. Il négocie et ratifie les traités sous réserve d'une autorisation des chambres pour certains d'entre eux. Il ne peut déclarer la guerre sans l'assentiment des deux chambres. En cas de haute trahison, le Président de la République mis en accusation par la Chambre des députés est jugé par le Sénat. Les ministres peuvent être mis en accusation par la Chambre des députés pour crimes commis dans l'exercice de leurs fonctions. Ils sont jugés par le Sénat. Le Sénat peut être constitué en cour de justice par un décret du Président de la République, rendu en Conseil des ministres, pour juger toute personne prévenue d'attentat commis contre la sûreté de l'État. La loi du 21 juin 1879 abrogeant l'article 9 de la loi du 25 février 1875, transfère le siège des pouvoirs publics de Versailles à Paris. La loi du 14 août 1884 portant révision partielle des lois constitutionnelles supprime les sept premiers articles de la loi constitutionnelle du 25 février 1875 relative à l'organisation du Sénat[1]. Une loi ordinaire du 9 décembre 1884 supprime le statut de sénateur à vie et élargit les modalités d'élection des sénateurs.

---

[1] **Article premier**

Le pouvoir législatif s'exerce par deux chambres : la Chambre des députés et le Sénat.

La Chambre des députés est nommée par le suffrage universel, dans les conditions déterminées par la loi électorale.

La composition, le mode de nomination et les attributions du Sénat seront réglés par une loi spéciale

La première mesure réformant le Sénat porte sur les sénateurs à vie. L'article 1er du texte porte en effet :

> « Le Sénat se compose de trois cents membres élus par les départements et les colonies. »

En lieu et place des 225 élus et des 75 à vie, il n'y a plus maintenant que 300 sénateurs tous élus. Les inamovibles ne sont toutefois pas déchus de leur fonction (article 1er). Ils demeurent en place et ne sont remplacés qu'après leur mort.

Article 2

Le Président de la République est élu à la majorité absolue des suffrages par le Sénat et par la Chambre des députés réunis en Assemblée nationale. Il est nommé pour sept ans. Il est rééligible.

Article 3

Le Président de la République a l'initiative des lois, concurremment avec les membres des deux chambres. Il promulgue les lois lorsqu'elles ont été votées par les deux chambres ; il en surveille et en assure l'exécution.

Il a le droit de faire grâce ; les amnisties ne peuvent être assurées que par une loi.

Il dispose de la force armée.

Il nomme à tous les emplois civils et militaires.

Il préside aux solennités nationales ; les envoyés et les ambassadeurs des puissances étrangères sont accrédités auprès de lui.

Chacun des actes du Président de la République doit être contresigné par un ministre.

Article 4

Au fur et à mesure des vacances qui se produiront à partir de la promulgation de la présente loi, le Président de la République nomme, en Conseil des ministres, les conseillers d'État en service ordinaire.

Les conseillers d'État ainsi nommés ne pourront être révoqués que par décret rendu en Conseil des ministres.

Les conseillers d'État nommés en vertu de la loi du 24 mai 1872 ne pourront, jusqu'à l'expiration de leurs pouvoirs, être révoqués que dans la forme déterminée par cette loi. Après la séparation de l'Assemblée nationale, la révocation ne pourra être prononcée que par une résolution du Sénat.

Article 5

Le Président de la République peut, sur l'avis conforme du Sénat, dissoudre la Chambre des députés avant l'expiration légale de son mandat.

En ce cas, les collèges électoraux sont convoqués pour de nouvelles élections dans le délai de trois mois.

Article 6

Les ministres sont solidairement responsables devant les chambres de la politique générale du Gouvernement, et individuellement de leurs actes personnels.

Le Président de la République n'est responsable que dans le cas de haute trahison.

Article 7

En cas de vacance par décès ou pour toute autre cause, les deux chambres procèdent immédiatement à l'élection d'un nouveau Président. Dans l'intervalle, le Conseil des ministres est investi du pouvoir exécutif.

Les 75 sièges qui sont ainsi, progressivement libérés, sont attribués (article 2) aux départements les plus peuplés :

> « Dans les départements où le nombre des sénateurs est augmenté par la présente loi, l'augmentation s'effectuera à mesure des vacances qui se produiront parmi les sénateurs inamovibles.
>
> À cet effet, il sera, dans la huitaine de la vacance, procédé en séance publique à un tirage au sort pour déterminer le département qui sera appelé à élire un sénateur. Cette élection aura lieu dans le délai de trois mois à partir du tirage au sort ; toutefois si la vacance survient dans les six mois qui précèdent le renouvellement triennal, il n'y sera pourvu qu'au moment de ce renouvellement.
>
> Le mandat ainsi conféré expirera en même temps que celui des autres sénateurs appartenant au même département. »

Article 3.

L'article 3 dispose ainsi qu'à « chaque vacance d'un siège inamovible, un tirage au sort détermine quel département reçoit le nouveau siège, parmi les départements qui voient leur nombre de sénateurs modifié. »

Les pouvoirs du *Président de la République* sont importants à la lecture des lois constitutionnelles. L'article 6 de la loi du 25 février 1875 précise que si les ministres sont responsables devant les chambres le Président de la République ne l'est pas ! Jusqu'en 1875, le Président de la République charge un membre du Parlement de former un gouvernement. Celui-ci porte le titre de Vice-Président du Conseil des ministres. Le Président de la République, préside lui-même, le Conseil des ministres. Il faudra attendre les lois constitutionnelles de 1875 pour que le premier des ministres porte le titre de « Président du Conseil des ministres ». Le Président du Conseil des ministres ainsi nommé exerce aussi une fonction ministérielle. Les pouvoirs des deux chambres sont, en principe, identiques en matière législative ou de mise en jeu de la responsabilité ministérielle. Pour ne pas ralentir son activité législative, le Gouvernement a recours aux décrets-lois qui permettent de modifier des textes législatifs. C'est un principe simplifié de machinerie législative qui permet de gagner un temps considérable sur les propositions et les projets de loi qui ne cessent de s'accumuler. Le Parlement a délégué, au Gouvernement de la Troisième République, sa compétence dans un domaine qui relève de la loi et qui normalement appartient au Parlement. La pratique des décrets-lois était souvent utilisée sous la IIIe République pour éviter la chute du Gouvernement. L'Assemblée composée de la Chambre des députés et du Sénat pouvait renverser le gouvernement par un vote de défiance. Cette pratique de transfert des pouvoirs du législatif à l'exécutif s'organise, au mieux, afin de garantir une certaine stabilité au régime. Néanmoins, nous pourrons constater que la IIIe République aura été instable malgré cette mesure.

II. Les grands thèmes de la législation sanitaire sous la IIIe République

En quarante-quatre ans, entre 1870 et 1914, les législateurs n'élaboreront pas moins de 187 lois émargeant à ces registres. Voici les principales thématiques dégagées d'une politique de santé et d'hygiène publiques, nouvelle, très révélatrice des problématiques majeures de l'époque, véritables cancers de société qui se complaisent dans la pauvreté et qui se nourrissent silencieusement dans la saleté par le manque d'hygiène et des préoccupations d'une santé collective publique. Les tissus des cellules malignes appartenant à ce type de maladies sont insoupçonnables et les effets sont prometteurs de désastres des vies humaines.

A/ L'assistance publique ; la bienfaisance ; les caisses de secours et de retraite ; les assurances sociales

* *Assistance publique*

Loi du 5 août 1879 (commission administrative des hospices, hôpitaux et bureaux de bienfaisance).

Loi du 15 juillet 1893 sur l'assistance médicale et gratuite.

Loi du 6 avril 1898 relative à la réinstallation de l'Académie de médecine.

Loi du 27 juin 1904, sur le service des enfants assistés (*JO* du 30 juin 1904).

Loi du 28 juin 1904, relative à l'éducation des pupilles de l'assistance publique difficiles ou vicieux (*JO* du 30 juin 1904).

Loi du 18 décembre 1906 modifiant les articles 13,14 et 15 de la loi du 27 juin 1904 sur le service des enfants assistés (*JO* du 20 décembre 1906).

Loi du 26 décembre 1908 (budget de 1909), articles 78 et 79 (Enfants assistés), application de l'article 55 de la loi du 27 juin 1904 (*JO* du 27 décembre 1908).

Loi du 28 décembre 1908, modifiant la composition de la commission centrale instituée par la loi du 14 juillet 1905 sur l'Assistance obligatoire aux vieillards, aux infirmes et aux incurables (*JO* du 30 décembre 1908).

Loi du 15 avril 1909, relative à la création de classes de perfectionnement annexées aux écoles élémentaires publiques et d'écoles autonomes de perfectionnement pour les enfants arriérés (*JO* du 27 avril 1909).

Loi du 13 juillet 1911 (budget de 1911) article 99, modifiant l'article 39 de la loi du 27 juin 1904 (enfants assistés) (*JO* du 14 juillet 1911).

Loi du 13 juillet 1911 (article 101). Dépenses de transfert et d'entretien des aliénés indigents (*JO* du 14 juillet 1911).

Loi du 12 juin 1913 portant approbation de la convention signée à Genève le 6 juillet 1906 pour l'amélioration du sort des blessés et malades dans les armées en campagne (*JO* du 14 juin 1913).

Loi du 14 juillet 1913 relative à l'assistance aux familles nombreuses (*JO* du 15-16 juillet 1913).

Loi du 5 août 1914 du ministre de l'Intérieur relative aux instructions d'hygiène qui doivent être remises aux bénéficiaires de la loi instituant l'assistance aux femmes en couches (*JO* du 18 juillet 1914).

Loi du 15 juillet 1914 complétant la loi du 17 juin 1913 sur l'assistance aux femmes en couches par une disposition donnant compétence aux conseils de préfecture pour statuer sur les contestations relatives au domicile de secours soulevés à l'occasion de l'application de cette loi (*JO* du 17 juillet 1904).

* *Assurances sociales*

Loi du 29 juin 1894 sur les caisses de secours et de retraites des ouvriers mineurs.

Loi du 19 décembre 1894 portant rectification de la loi du 29 juin 1894 sur les caisses de secours et de retraites des ouvriers mineurs.

Loi du 27 décembre 1895 concernant les caisses de retraite, de secours et de prévoyance fondées au profit des employés et ouvriers.

Loi du 21 avril 1898 ayant pour objet la création d'une caisse de prévoyance entre les marins français contre les risques et accidents de leur profession.

Loi du 24 mai 1899 étendant, en vue de l'application de la loi du 9 avril 1898, les opérations de la Caisse nationale d'assurances en cas d'accidents.

Loi du 14 juillet 1905, relative à l'assistance obligatoire aux vieillards, aux infirmes et aux incurables privés de ressources (*JO* du 15 juillet 1905).

Loi du 5 août 1914 tendant à accorder, pendant la durée de la guerre, des allocations aux familles nécessiteuses dont le soutien serait appelé ou rappelé sous les drapeaux (*JO* du 6 août 1914).

** Bienfaisance, caisses de secours et de retraite*
Loi du 20 juillet 1886 relative à la Caisse nationale des retraites pour la vieillesse.

Loi du 20 décembre 1908 modifiant le décret du 15 juin 1907 portant composition de la commission chargée de répartir les sommes provenant du prélèvement opéré sur le produit des jeux dans les cercles ou casinos des stations balnéaires, thermales ou climatiques en faveur d'œuvres d'assistance, de prévoyance, d'hygiène ou d'utilité publique (*JO* du 21 décembre 1908).

B/ Les aliénés et les prisons

** Aliénés*
Loi du 25 juillet 1883 qui approuve la convention conclue le 27 septembre 1882 entre la

France et la Suisse, en vue d'établir la réciprocité d'assistance en ce qui concerne les enfants abandonnés et les aliénés indigents.

** Prisons*
Loi du 5 juin 1876 sur le régime des prisons départementales.

Loi du 22 juillet 1912 sur les tribunaux pour enfants et adolescents et sur la liberté surveillée (*JO* du 25 juillet 1912).

Loi du 26 février 1914 portant création d'emplois au tribunal de première instance de la Seine en vue de l'application de la loi du 22 juillet 1912 sur les tribunaux pour enfants et adolescents et la liberté surveillée (*JO* du 27 février 1914, titre seul).

C/ Les établissements industriels classés comme dangereux et incommodes, les denrées alimentaires et les boissons, les épizooties et les épidémies

** EIDI et salubrité publique*
Loi du 26 mars 1873 qui convertit en une taxe municipale l'obligation imposée aux riverains des voies publiques de Paris et de balayer le sol livré à la circulation.

Loi du 8 mars 1875 relative à la poudre dynamite.

Loi du 5 avril 1884 relative à l'organisation municipale (Attributions respectives des maires et des préfets en matière de salubrité publique).

Loi du 15 novembre 1887 sur la liberté des funérailles.

Loi du 10 juillet 1894 assainissement de Paris et de la Seine.

Loi du 8 janvier 1905, relative aux abattoirs (*JO* du 12 janvier 1905).

Loi du 23 février 1905, complétant l'article du Code rural (livre III, section II) et modifiant l'article 2 de la loi du 2 août 1884 sur la police sanitaire des animaux (*JO* du 28 février 1905, titre seul).

Loi du 7 avril 1908 relative à la répression des outrages aux bonnes mœurs (*JO* du 9 avril 1908, titre seul).

Loi du 13 avril 1910, concernant la création des stations hydrominérales et climatiques et l'établissement de taxes spéciales dans lesdites stations pour favoriser le développement de l'industrie hydrominérale (*JO* du 15 avril 1910).

Loi du 15 décembre 1911 relative à l'assainissement de la côte orientale de la Corse (*JO* du 21 décembre 1911).

Loi du 22 juillet 1912 relative à l'assainissement des voies privées (*JO* du 24 juillet 1912).

* *Denrées alimentaires et boissons*

Loi du 2 août 1872 réglant les obligations imposées aux distillateurs et bouilleurs de cru.

Loi du 23 janvier 1873 tendant à réprimer l'ivresse publique et à combattre les progrès de l'alcoolisme.

Loi du 12 juillet 1873 relative à l'envoi et au traitement, aux frais de l'État, dans les établissements d'eaux minérales, des anciens militaires et marins blessés ou infirmes.

Loi du 4 mars 1875 relative aux droits sur les manquants chez les marchands en gros, bouilleurs et distillateurs.

Loi du 14 décembre 1875 relative aux bouilleurs de cru.

Loi du 17 juillet 1880 qui abroge le décret du 29 décembre 1851 sur les cafés, cabarets et débits de boissons.

Loi du 10 décembre 1887 ayant pour objet l'institution d'un prix au profit de la personne qui découvrira un moyen pratique et usuel de déterminer, dans les spiritueux du commerce et les boissons alcooliques, la présence et la quantité des substances autres que l'alcool chimiquement pur ou alcool éthylique.

Loi du 14 mars 1887 concernant la répression des fraudes commises dans la vente des beurres.

Loi du 14 août 1889 ayant pour objet d'indiquer au consommateur la nature du produit livré à la consommation sous le nom de vins et de prévenir les fraudes dans la vente de ce produit.

Loi du 24 juin 1889 inspection sanitaire des viandes.

Loi du 26 juillet 1890 concernant la fabrication et l'imposition des vins de raisins secs.

Loi du 11 juillet 1891 (répression des fraudes dans la vente des vins).

Loi du 24 juillet 1894 relative aux fraudes commises dans la vente des vins (alcoolisation et mouillage).

Loi du 6 avril 1897 concernant la fabrication, la circulation et la vente des vins artificiels.

Loi du 16 avril 1897 concernant la répression de la fraude dans le commerce du beurre et la fabrication de la margarine.

Loi du 16 décembre 1897 relative au régime fiscal des alcools dénaturés et à diverses mesures concernant les alcools.

Loi du 8 avril 1898 sur le régime des eaux.

Loi du 29 décembre 1900 relative au régime des boissons.

Loi du 27 juillet 1904, portant reconnaissance d'utilité publique de la Société scientifique d'hygiène alimentaire et de l'alimentation rationnelle de l'homme (*JO* du 29 juillet 1904, titre seul).

Loi du 1er août 1905, sur la répression des fraudes dans la vente des marchandises et des falsifications des denrées alimentaires et des produits agricoles (*JO* du 5 août 1905).

Loi du 23 juillet 1907, portant modification de certaines dispositions de la loi du 16 avril 1897 concernant la répression de la fraude dans le commerce du beurre et la fabrication de la margarine (*JO* du 26 juillet 1907, titre seul).

Loi du 23 juillet 1907 portant modification de certaines dispositions de la loi du 16 avril 1897 concernant la répression de la fraude dans le commerce du beurre et la fabrication de la margarine (*JO* du 26 juillet 1907, titre seul).

Loi du 5 août 1908 modifiant l'article 11 de la loi du 1er août 1905 sur la répression des fraudes dans la vente des marchandises et des falsifications des denrées alimentaires et des produits agricoles et complétant cette loi par un article additionnel (*JO* du 11 août 1908, titre seul).

Loi du 28 juillet 1912 tendant à modifier et à compléter la loi du 1er août 1905 sur la répression des fraudes dans la vente des marchandises et la loi du 29 juin 1907 sur le mouillage et le sucrage des vins (*JO* du 1er août 1912, titre seul).

Loi de finances du 30 juillet 1913, article 46 complétant l'article 9 de la loi du 17 juillet 1880 (débits de boisson) (*JO* du 31 juillet 1913).

* *Épizooties et épidémies*

Loi du 25 novembre 1884 qui abroge celle du 15 juin 1878 autorisant l'aliénation du domaine de Villeneuve-l'Étang (Seine-et-Oise) et affecte au ministre de l'Instruction publique et des Beaux-Arts une partie de ce domaine en vue des expériences à exécuter sur la prophylaxie des maladies contagieuses.

Loi du 24 décembre 1888 concernant la destruction des insectes, des cryptogrammes et autres végétaux nuisibles à l'agriculture.

Loi du 29 décembre 1894 qui ouvre au Ministère de l'Intérieur, sur l'exercice 1894, un crédit extraordinaire pour subvention au traitement de la diphtérie par la sérumthérapie.

Loi du 25 avril 1895 relative à la préparation, à la vente et à la distribution des sérums thérapeutiques et autres produits analogues.

D/ Les institutions de santé publique, l'exercice de la médecine, la médecine vétérinaire et la pharmacie, la police sanitaire des animaux, l'organisation de l'hygiène publique

* *Institutions de santé publique*

Loi du 27 juillet 1872 sur le recrutement de l'armée (exemptions, dispenses et sursis).

Loi du 7 juillet 1877 relative à l'organisation des services hospitaliers de l'armée dans les hôpitaux militaires et dans les hospices civils.

Loi du 21 décembre 1882 qui accorde des secours aux familles nécessiteuses de la réserve et de l'armée territoriale pendant l'absence de leurs chefs.

Loi du 1er juillet 1889 qui modifie la loi du 16 mars 1882 sur l'administration de l'armée et a pour but de donner une autonomie complète au service militaire de santé.

* *Exercice de la médecine, de la médecine vétérinaire et de la pharmacie*

Loi du 30 novembre 1892 sur l'exercice de la médecine.

Loi du 10 avril 1890 (création d'une école du service de santé de la marine et de trois annexes) exercice de la médecine etc.

Loi du 15 juillet 1893 (diplôme de chirurgien-dentiste).

Loi du 15 avril 1898 portant révision de la loi du 16 mars 1882 en ce qui concerne le cadre des médecins et des pharmaciens militaires.

Loi du 19 avril 1898 sur l'exercice de la pharmacie tendant à l'unification du diplôme de pharmacien.

Loi du 29 avril 1908 déclarant d'utilité publique la société de l'école et du dispensaire dentaire de Lyon (*JO* du 30 avril 1908).

Loi du 25 juin 1908 portant modification des articles 29, 30 et 31 de la loi du 21 germinal an XI sur l'organisation des écoles de pharmacie (*JO* du 2 juillet 1908, titre seul).

Loi du 14 avril 1910, modifiant l'article 1er de la loi du 30 novembre 1892 sur l'exercice de la médecine (*JO* du 16 avril 1910).

* *La police sanitaire des animaux*

Loi du 21 juillet 1881 sur la police sanitaire des animaux.

Loi du 6 août 1884 sur le Code rural (vices rédhibitoires dans les ventes et échanges d'animaux domestiques).

Loi du 5 avril 1887 portant modification du tarif général des douanes en ce qui concerne les bestiaux (inspection sanitaire).

Loi du 31 juillet 1895 portant modification aux lois du 21 juillet 1881 et du 2 août 1884 relatives aux ventes et échanges d'animaux domestiques.

Loi du 12 janvier 1909, ayant pour but de combattre les épizooties et les maladies contagieuses des animaux (*JO* du 15 janvier 1909, titre seul).

Loi du 27 mars 1914 rendant obligatoire dans l'armée la vaccination antityphoïdique (*JO* du 28 mars 1914).

* *Organisation de l'hygiène publique*

Loi du 21 juin 1898 sur le Code rural (Livre III : De la police rurale – Titre Ier : Police administrative).

Loi du 15 février 1902, relative à la protection de la santé publique (*JO* du 19 février 1902).

Loi du 7 avril 1903, relative à l'application à la ville de Paris et au département de la Seine de la loi du 15 février 1902 sur la protection de la santé publique (*JO* du 9 avril 1903).

Loi du 29 janvier 1906, modifiant les articles 20 et 25 de la loi du 15 février 1902 sur la protection de la santé publique (*JO* du 6 février 1906).

Loi du 22 juin 1906, modifiant l'article 26 de la loi du 15 février 1902 sur la protection de la santé publique (*JO* du 24 juin 1902 sur la protection de la santé publique).

Loi du 21 mars 1908 portant approbation de la convention internationale signée à Rome, le 9 décembre 1907, pour la création à Paris d'un office international d'hygiène publique (*JO* du 24 mars 1908).

Loi du 25 novembre 1908 modifiant l'article 25 des lois des 15 février 1902 et 29 janvier 1906 sur la protection de la santé publique (composition du Conseil supérieur d'hygiène publique en France) (*JO* du 27 novembre 1908).

Loi du 16 juillet 1913 complétant l'article 7 de la loi du 15 février 1902 relative à la protection de la santé publique en vue d'autoriser exceptionnellement les villes de moins de 20.000 habitants à avoir un service autonome de désinfection (*JO* du 17 juillet 1913).

Loi du 24 juillet 1913 portant approbation des articles 23, 27 et 28 de la convention internationale signée à Genève le 6 juillet 1906 pour l'amélioration du sort des blessés et malades dans les armées en campagne et des articles 5,6 et 21 de la convention internationale signée de La Haye, le 18 octobre 1907, pour l'adaptation à la guerre maritime des principes de la convention de Genève (*JO* du 29 juillet 1913).

E/ L'hygiène et la sécurité des travailleurs

* *Hygiène et sécurité des travailleurs*

Loi du 26 mars 1877 (prévention contre les explosions dans les mines).

Loi du 8 juillet 1890 sur les délégués à la sécurité des ouvriers mineurs.

Loi du 10 mars 1891 sur les accidents et collisions en mer.

Loi du 20 juillet 1891 tendant à la création d'un office du travail Hygiène et sécurité des travailleurs.

Loi du 12 juin 1893 concernant l'hygiène et la sécurité des travailleurs dans les établissements industriels.

Loi du 9 avril 1898 concernant la responsabilité des accidents dont les ouvriers sont victimes dans leur travail.

Loi du 30 juin 1899 concernant les accidents causés dans les exploitations agricoles par l'emploi de machines mues par des moteurs inanimés.

Loi du 11 juillet 1903, portant modification de la loi du 12 juin 1893 sur l'hygiène et la sécurité des travailleurs dans les établissements industriels (*JO* du 22 juillet 1903).

Loi du 17 avril concernant la sécurité de la navigation maritime et la réglementation du travail à bord des navires de commerce (*JO* du 20 avril 1907).

Loi du 23 juillet 1907 relative à l'hygiène et à la salubrité des mines (J.O du 1er août 1907).

Loi du 20 juillet 1909, sur l'emploi de la céruse dans les travaux de peinture exécutés tant à l'intérieur qu'à l'extérieur des bâtiments (*JO* du 22 juillet 1909, titre seul).

Loi de finances du 13 juillet 1911 (article 139), assimilant aux accidents du travail, l'ankylostomiase des mineurs (*JO* du 14 juillet 1911).

Loi du 6 janvier 1912 portant approbation de l'arrangement signé à Paris le 15 juin 1910, entre la France et l'Italie, concernant la protection des jeunes ouvriers français travaillant en Italie et des jeunes ouvriers (Italiens travaillant en France) (*JO* du 9 janvier 1912).

Loi du 13 décembre 1912 faisant bénéficier les délégués à la sécurité des ouvriers mineurs des dispositions de la loi du 9 avril 1898 sur les accidents du travail (*JO* du 15 décembre 1912, titre seul).

Loi du 31 décembre 1912 modifiant certaines dispositions du livre II du Code du travail et de la prévoyance sociale, relative à l'hygiène et à la sécurité des travailleurs (*JO* des 2 et 3 janvier 1913).

Loi du 31 décembre 1913 modifiant les articles 9, 12, 160 et 164 du livre II du Code du travail et de la prévoyance sociale, relatifs au travail dans les mines (*JO* du 1er janvier 1914, titre seul).

F/ Les logements insalubres et les habitations à bon marché

** Logements insalubres et habitation à bon marché*

Loi du 30 novembre 1894 relative aux habitations à bon marché.

Loi du 31 mars 1896 modifiant l'article 11 et complétant l'article 5 de la loi du 30 novembre 1894 sur les habitations à bon marché.

Loi du 12 avril 1906 modifiant et complétant la loi du 30 novembre 1894 sur les habitations à bon marché (*JO* du 15 avril 1906).

Loi du 10 avril 1908 relative à la petite propriété et aux maisons à bon marché (*JO* du 12 avril 1908).

Loi du 26 décembre 1908 (budget), article 3 (habitations à bon marché), dérogation à l'article 2 de la loi du 31 mars 1903 (*JO* du 26 décembre 1908, titre seul).

Loi du 26 février 1912 modifiant la loi du 10 avril 1908 relative à la petite propriété et aux maisons à bon marché et abrogeant l'article 4 de la loi du 19 mars 1910 instituant le Crédit Agricole individuel à long terme (*JO* du 28 février 1912).

Loi du 23 décembre 1912 modifiant et complétant la loi du 12 avril 1906 sur les habitations à bon marché (*JO* du 23 décembre 1912).

Loi du 21 mars 1913 admettant les sociétés et unions de sociétés de secours mutuels à bénéficier d'avances de l'État en vue de l'application de la loi du 10 avril 1908 relative à la petite propriété et aux maisons à bon marché (*JO* du 23 mars 1913).

G/ Protection, éducation, réglementation du travail au sujet de l'enfant

** Protection*

Protection des nourrissons, des enfants, des enfants maltraités ou moralement abandonnés

Loi du 23 décembre 1874.

Loi du 7 décembre 1874 (professions ambulantes).

Décret du 8 février 1876 (protection des nourrissons).

Décret du 27 février 1877.

Circulaire ministérielle du 20 mars 1877.

Instruction ministérielle (enfants du premier âge).

Circulaire préfectorale du 28 février 1878 (enfants du premier âge).

Circulaire préfectorale du 31 mai 1879 (protection des nourrissons).

Circulaire ministérielle du 21 juillet 1882 (enfants du premier âge).

Circulaire ministérielle du 19 mars 1884 (enfants du premier âge).

Circulaire ministérielle du 19 juillet 1884 (enfants du premier âge).

Circulaire préfectorale du 25 janvier 1885 (enfants du premier âge).

Loi du 27 avril 1886 (concession gratuite pour les enfants assistés, de terrains domaniaux).

Circulaire ministérielle du 12 mars 1887 (enfants du premier âge).

Circulaire préfectorale du 31 mai 1887 (enfants du premier âge).

Loi du 24 juillet 1889 (enfants maltraités ou moralement abandonnés).

Circulaire préfectorale du 20 janvier 1893 (enfants du premier âge).

Loi du 21 novembre 1901 modifiant les articles 300 et 302 du Code pénal (Infanticide) (*JO* du 22 novembre 1901).

Loi du 8 décembre 1904, interdisant en France l'assurance en cas de décès des enfants de moins de 12 ans (*JO* du 12 décembre 1904, titre seul).

Loi du 2 juillet 1907 relative à la protection et à la tutelle des enfants naturels (*JO* du 4 juillet 1907).

Loi du 7 novembre 1907 modifiant l'article 331 du Code civil, en ce qui concerne les enfants adultérins (*JO* du 9 novembre 1907).

Loi du 11 avril 1908 concernant la prostitution des mineurs (*JO* du 15 avril 1908).

Loi du 15 juillet 1908 relative à la ratification de la convention internationale de Berne sur le travail de nuit des femmes employées dans l'industrie (*JO* du 18 juillet 1908, titre seul).

Loi du 30 avril 1909, relative aux travaux interdits aux femmes et aux enfants employés dans les établissements commerciaux (*JO* du 2 mai 1909).

Loi du 27 novembre 1909 garantissant leur travail ou leur emploi aux femmes en couches (*JO* du 28 novembre 1909).

Loi du 15 mars 1910, accordant un congé spécial de deux mois, avec traitement entier, aux institutrices en couches (*JO* du 18 mars 1910).

Loi du 6 avril 1910 relative à l'interdiction de la vente et de l'importation du biberon à tube (*JO* du 9 avril 1910).

Loi du 22 décembre 1911 relative à la mise en vigueur de la convention internationale de

Berne sur le travail de nuit des femmes employées dans l'industrie (*JO* du 25 décembre 1911).

Loi du 16 novembre 1912 modifiant l'article 340 du Code civil (reconnaissance judiciaire de la paternité naturelle) (*JO* du 17 novembre 1912).

Loi du 17 juin 1913 sur le repos des femmes en couches (*JO* du 19 juin 1913).

Loi de finances du 30 juillet 1913 (articles 68 à 75) sur l'assistance aux femmes en couches (*JO* du 31 juillet 1913).

Loi du 15 juillet 1914 complétant la loi du 17 juin 1913 sur l'assistance aux femmes en couches par une disposition donnant compétence aux conseils de préfecture pour statuer sur les contestations relatives au domicile de secours soulevés à l'occasion de l'application de cette loi. (*JO* du 17 juillet 1914).

* *Éducation*

Loi du 28 mars 1882 qui rend l'enseignement primaire obligatoire.

Loi de finances du 31 mars 1903, article 2 (*JO* du 31 mars 1903, titre seul).

* *Travail*

Loi du 19 mai 1874. Loi sur le travail des enfants et des filles mineures et des femmes employés dans l'industrie.

Décret du 27 mars 1874 (manufactures).

Décret du 12 mai 1875 (mines).

Décret du 13 mai 1875 (manufactures).

Décret du 14 mai 1875 (manufactures).

Décret du 22 mai 1875 (travail de nuit et du dimanche).

Décret du 2 mars 1877 (travail dans les verreries).

Décret du 3 mars 1877 (travail dans certains établissements industriels).

Décret du 5 mars 1877 (manufactures).

Décret du 22 septembre 1879 (établissements dangereux et incommodes).

Décret du 31 octobre 1882 (manufactures).

Décret du 31 octobre 1882 qui modifie celui du 13 mai 1875 (manufactures).

Décret du 31 octobre 1882.

Décret du 26 janvier 1892 (établissements industriels).

Loi du 2 novembre 1892 (établissements industriels).

Décret du 3 mai 1893 portant règlement d'administration publique pour l'application de la loi du 2 novembre 1892 (réglementation du travail des enfants du sexe masculin dans les mines, minières et carrières).

Décret du 13 mai 1893 (manufactures).

Arrêté du 31 juillet 1894 relatif au travail des jeunes ouvriers et ouvrières âgés de moins de 18 ans employés dans l'industrie.

Décret du 26 juillet 1895 qui modifie les articles 1er, 3, 5 et 6 du décret du 15 juillet 1893 relatif au travail, dans certaines industries, des femmes et des filles âgées de plus de dix-huit ans.

Loi du 19 avril 1898 sur la répression des violences, voies de fait, actes de cruauté et attentats commis sur les enfants.

Loi du 30 mars 1900 portant modification de la loi du 2 novembre 1892 sur le travail des enfants, des filles mineures et des femmes dans les établissements industriels.

Loi du 29 décembre 1900 fixant les conditions du travail des femmes employées dans les magasins, boutiques et autres locaux en dépendant.

III. Quelques lois de santé publique précieusement sélectionnées

Un certain nombre de ces lois, émergeront, après de longs et difficiles combats au sein des chambres parlementaires. Les discussions à tous les échelons de la vie parlementaire aboutiront à des textes après dix ans, vingt ans, voire trente années de discussions et d'études parlementaires progressant aux rythmes, parfois éteints, incertains (instabilité ministérielle et institutionnelle) ou encore enthousiastes des tribunes parlementaires ! Souhaitant démontrer à la base — la part d'engagement de ces « médecins-législateurs » au Parlement entre 1870 et 1914 (hygiénistes pour certains d'entre eux) et pour comprendre cette mouvance hygiéniste — il était nécessaire de prendre quelques exemples de thématiques sanitaires et de les analyser. Si mon ambition de recherche initiale était de vouloir analyser toute cette législation sanitaire, les matériaux d'archives à inventorier, à lire et à analyser pour une seule loi, m'a bien vite fait revoir en baisse cette ambition si démesurée ! Une seule loi engendre bien des rapports et des discussions parlementaires qu'il faut passer au peigne afin de comprendre les actions, les motivations de chaque parlementaire, en portant une attention singulière à la population médicale. Ainsi ai-je sélectionné pour ce corps de thèse, six grandes lois illustratives des enjeux cruciaux de l'époque et démonstratives de l'engagement des parlementaires médicaux. Les thématiques de législation sanitaire qui ont été retenues pour la thèse sont les suivantes :

- 1- Le travail des enfants et des filles mineures dans l'industrie (cadre de la législation du travail), loi de 1874.
-2- Le travail des enfants et des femmes de l'industrie (cadre de la législation du travail), loi de 1892.
- 3- L'hygiène et la sécurité des ouvriers (cadre de la législation du travail), loi de 1893.
- 4- L'assistance médicale gratuite dans les campagnes (cadre de la législation de l'Assistance publique), loi de 1893.
- 5- Les accidents professionnels (cadre de la législation du travail), loi de 1898.
- 6- La protection de la santé publique (cadre de la législation sanitaire), loi de 1902.

Pour tenter de justifier ce choix au détriment des autres lois sanitaires, il est possible d'affirmer que les questions de l'enfance ont immédiatement touché la sensibilité des parlementaires français de la IIIe République. Il faut bien affirmer que les problèmes de l'abandon, de l'errance, de la maltraitance des enfants ne sont pas les enjeux nouveaux singuliers de la IIIe République. Les pouvoirs publics (et à défaut les associations philanthropes et charitables) traitent le problème avant que cela ne devienne la préoccupation essentielle de l'Assistance publique à partir de 1850 développant des structures d'accueil, de soins et d'éducation pour ces enfants mineurs. Les parlementaires de l'époque sont soucieux *de la condition de l'enfance* pour d'autres raisons ! Rappelons que la guerre de 1870 vient de frapper, occasionnant des déperditions matérielles et humaines importantes ; présentant des conséquences économiques, diplomatiques, militaires relativement désastreuses. Le tableau de guerre va se noircir pour les médecins avec l'épidémie de variole qui handicape l'armée française pendant le conflit[2]. Puis un autre problème de société vient se greffer ; celui de la croissance démographique qui ne suit plus celle des autres puissances du monde.

Le sentiment de déchéance nationale est alors très grand. L'humiliation est forte aussi. Les gouvernants ne veulent pas s'avouer vaincus pour autant et vont s'appliquer à redonner le sens de la fierté nationale aux citoyens. La littérature de l'époque fleurit de petits manuels à destination de tous sur les valeurs patriotiques commandités par le ministère de l'Instruction publique pour les bibliothèques scolaires, le ministère de la Marine pour les bibliothèques des équipages de la flotte, et la ville de Paris pour ses écoles, par exemple[3]. Les parlementaires sous la IIIe République, toutes professions confondues, oubliant pour quelque temps les priorités économiques et budgétaires urgentes du moment vont se préoccuper de la dépopulation de la France. Et la question de santé publique sur le sujet va se traduire par une législation concrète du travail des enfants mineurs (qui avait pourtant déjà fait l'objet d'une loi en 1841) mais rapidement négligée tant la grosse industrie et l'activité artisanale ne pouvaient se priver des petites mains. Les parlementaires sont convaincus par le discours de leurs homologues médicaux et hygiénistes qu'il est nécessaire de respecter la croissance physique et morale du jeune individu pour qu'il devienne robuste au travail, bon père de famille et force vive de la Nation. Les industriels — l'ont très rapidement compris — dans l'intérêt de leurs entreprises ! Le thème de la protection de l'enfance s'inscrit au cœur de la législation sanitaire, ouvrant à la population ouvrière, l'éducation scolaire, et par elle l'ascension sociale.

Le débat législateur sur la fécondité et la maternité s'inscrit dans le cadre de cette réglementation du milieu professionnel ouvrier qui va se généraliser à l'ensemble des professions féminines : pour générer toute une législation de protection salutaire et sanitaire de la condition féminine. La loi de 1892 sur la réglementation du travail des femmes dans les établissements industriels[4] donnera naissance jusqu'en 1913 à huit autres

---

[2] G. JORLAND : « Une guerre bactériologique en 1870 » in *Une société à soigner. Hygiène et salubrité publiques en France au XIXe siècle*, Paris, Gallimard, 2010, chapitre 12, p.283.

[3] Prenons pour exemple l'ouvrage adressé aux classes élémentaires des lycées et des collèges des cours moyens et supérieurs des écoles primaires : J. FELBER, *Histoire d'une famille alsacienne, la guerre franco-allemande, excursions à travers la France, Descriptions. Le Sentiment de Famille. L'Amour de la Patrie, Le Soldat*, lectures courantes par A. Chalmet, Professeur d'histoire au lycée Lakanal, Paris, éditions Alcide Picard et Kaan, 1894.

[4] Cf. Isabelle CAVÉ, *Travail industriel des enfants et des femmes : lois de 1874, 1892. Histoire* de *la législation sanitaire et sociale à la fin du XIXe siècle français,* Sarrebruck, éditions Presses académiques francophones, 2015.

textes de législation touchant à la condition de la femme[5]. Il est important de préciser que ces deux lois de protection relative à l'enfant mineur (loi de 1874) et à la femme (loi de 1892) au travers de la réglementation du travail sont les premières amorces d'une politique sociale au bénéfice des plus modestes ou des individus les plus vulnérables — mesures annonciatrices des assurances sociales qui posent les premiers jalons d'une véritable politique de santé publique, en France, même si elle ressortit du Ministère du Travail créé en 1906 comprenant deux directions tutélaires concernées : celle de l'assurance et de la prévoyance sociales et celle de la mutualité[6]. On parle, alors, de « prévoyance » et d'« hygiène publique »[7]. Il faut attendre les années 1920 — pour connaître le premier ministère de Santé indépendant — détaché des questions du Travail et de la Population sous l'appellation « Ministère de l'Hygiène, de l'Assistance et de la Prévoyance sociales » qui ne cessera dès lors de changer d'intitulé par la suite à chaque échéance présidentielle ou ministérielle.

Les deux lois suivantes concernent les questions d'hygiène et de la sécurité des ouvriers (loi de 1893) et de la responsabilité des accidents professionnels (loi de 1898). Ces deux exemples répondent aux revendications des ouvriers salariés qui manifestent de plus en plus fréquemment leur mécontentement par des grèves, surtout depuis 1884, avec le droit de réunion (loi Waldeck-Rousseau) qui va permettre

---

[5] Voir les lois suivantes :
- Loi du 29 décembre 1900 fixant les conditions du travail des femmes employées dans les magasins, boutiques et autres locaux en dépendant.
- Loi du 15 juillet 1908 relative à la ratification de la convention internationale de Berne sur le travail de nuit des femmes employées dans l'industrie.
- Loi du 30 avril 1909 relative aux travaux interdits aux femmes et aux enfants employés dans les établissements commerciaux.
- Loi du 27 novembre 1909 garantissant leur travail ou leur emploi aux femmes en couches.
- Loi du 15 mars 1910 accordant un congé spécial de deux mois, avec traitement entier, aux institutrices en couches.
- Loi du 22 décembre 1911, relative à la mise en vigueur de la convention internationale de Berne, sur le travail de nuit des femmes employées dans l'industrie.
- Loi du 17 juin 1913 sur le repos des femmes en couches.
- Loi du 30 juillet 1913 (articles 68 à 75) sur l'assistance aux femmes en couches.

[6] Comprenant un bureau de l'Administration générale des sociétés. Un bureau des statistiques et des pensions.

[7] Comprenant un bureau des retraites et des assurances. Un bureau de l'épargne. Un bureau des habitations à bon marché et crédit mutuel. Source : M. BARGETON et A. ZIEGLER, « Historique des ministères du Travail, de la Santé publique et des Affaires sociales », *Revue française des affaires sociales*, n°2, avril-juin 2001.

l'émergence des syndicats. L'hygiène et la sécurité dans les travaux dangereux doivent préserver la santé des individus. La loi sur les accidents professionnels soulève non seulement la question de la responsabilité de l'ouvrier ou du patron lorsque le premier commet ou subit un accident sur son lieu de travail, mais aussi l'interrogation sur l'assistance de l'individu en incapacité partielle ou permanente de pouvoir travailler. C'est toute l'amorce des "*assurances sociales*" qui est en jeu exposée ici avec le droit au secours à personne en danger, aux soins hospitaliers et aux pensions d'invalidité. Ces deux textes témoignent de l'engagement des hygiénistes à organiser les lieux et les opérations de travail, pour garantir une efficience des gestes, une productivité de la manufacture et la salubrité des structures industrielles et économiques : pour préserver la santé de l'homme dans son environnement professionnel. Les manufactures et le travail en quantité peuvent être nocifs à l'individu.

Enfin, cette thèse se propose de présenter deux autres illustrations de la législation sanitaire à travers deux thématiques qui peuvent se rejoindre bien que les finalités en soient extrêmement différentes. Il s'agit de la loi sur l'assistance médicale gratuite dans les campagnes (texte de 1893) et de la loi portant sur la protection de la santé publique (texte de 1902). La loi portant sur l'assistance médicale gratuite dans les campagnes – aborde comme son intitulé l'indique – toutes les questions des moyens matériels et financiers venant au secours des populations rurales indigentes d'un point de vue médical et sanitaire. L'individu sans travail qui ne dispose d'aucun subside pour se loger, se soigner peut bénéficier de cette aide. Cette loi a été conçue pour répondre à la pauvreté des populations rurales afin que celles-ci n'émigrent pas vers les villes pour trouver travail et assistance. Elle donnera, l'inspiration, à d'autres lois sanitaires. Avec cette loi sur l'assistance médicale gratuite dans les campagnes nous percevons toute la question de la prise en charge de l'individu par l'Assistance publique qui prend des formes différentes à la campagne : création des bureaux de bienfaisance répartis dans les communes et à l'échelon des départements. Nous voyons alors que le Gouvernement prend à la mesure de ses moyens et de ses préoccupations, la volonté de traiter la pauvreté du pays, par l'intermédiaire des hospices civils et des hôpitaux. L'Assistance publique représente une force majeure de politique sanitaire et sociale à vouloir porter secours aux plus déshérités. Pas seulement des enfants abandonnés ou maltraités, ni des vieillards ou des malades incurables, mais de toute une population indigente qui n'a pas les moyens de répondre aux exigences coûteuses de la vie. Ce texte de loi est précurseur de toutes les assurances sociales qui vont suivre relatives au chômage, à la santé et aux pensions de retraite ou d'invalidité.

Au travers de cette loi de 1893, nous percevons toute la situation sanitaire et sociale du pays, venant à l'aide des plus démunis et qui répond à un certain nombre de "poisons" touchant à l'équilibre et l'harmonie d'une vie en société avec ses problèmes d'alcoolisation, de mauvaises mœurs, de délinquance, d'éducation, de traitements médicaux ou moraux (hôpitaux, hospices, casernes, prisons) (...) autant de problématiques sanitaires et sociales qui vont être traitées à la fin du XIXe siècle.

Enfin il était incontournable de présenter la loi de 1902 traitant de la protection de la santé, qui englobe l'ensemble de la législation sanitaire des trente premières années de la IIIe République, puisqu'elle va chercher à régler le problème de l'insalubrité des logements donnant matière au débat parlementaire au sujet des logements à bon marché ; le problème des épidémies, avec les mesures de prophylaxie et de désinfection concernant l'individu et son environnement prises par le maire ou à défaut le préfet : nettoyage de la voirie, des habitations ; installation du tout-à-l'égout, désinfection des logements atteints par une maladie contagieuse et lutte contre les maladies infectieuses. Cette loi va imposer la vaccination et la revaccination qui avaient été un échec jusqu'ici pour rayer de la carte sanitaire le problème de la variole et imposer aux médecins l'obligation de déclarer les cas de maladies contagieuses (conformément à la loi Chevandier de 1892 à propos de l'exercice de la médecine). Ce texte de 1902 permet une certaine orchestration en matière de pouvoir sanitaire. Les responsabilités locales reviennent aux maires, à défaut aux préfets et les institutions hygiénistes dotées d'une reconnaissance qualifiée, interviennent dorénavant dans un cadre législatif défini et approprié. En cas de crise épidémique ou de problème sanitaire à traiter, chaque acteur institutionnel, administratif ou hygiéniste peut s'appuyer sur une législation prophylactique ou thérapeutique. Ainsi les actions de santé publique s'exercent à l'échelon local des communes, des cantons, des départements puis à l'échelle nationale par les tutelles ministérielles concernées et les hautes institutions hygiénistes et médicales (*Conseil national d'hygiène publique consultatif de France, Académie nationale de Médecine*). La loi de 1902 — source génératrice dans les années suivantes d'une multitude de textes législateurs — anime les hommes politiques au travers des graves problèmes médicaux ou de santé publique, donnant des idées ambitieuses de société meilleure plus confortable et plus saine, par exemple, à un Georges Clemenceau grande figure de la IIIe République. Docteur en médecine en 1865 il pratiquera la médecine jusqu'en 1885. Maire du XVIIIe arrondissement de Paris, puis président du Conseil municipal de Paris au début de ce nouveau régime politique, il siégera à l'extrême gauche en tant que républicain radical, de 1876 à 1893, à la Chambre. Puis entre 1902 et 1920, il sera sénateur du département du Var pendant dix-huit ans et il sera nommé Président du Conseil, une première fois le 26 octobre 1906, occupant le poste jusqu'en 1909, puis une deuxième fois le 16 novembre 1917, conservant le poste jusqu'en 1920. Le Dr Georges Clemenceau n'est pas connu pour avoir gouverné la France au début du XXe siècle et incarné l'image du ministre de la Guerre pendant le conflit de 1914-1918. Il reste, avant tout, le médecin qui appuiera *la création des sanatoriums pour les tuberculeux* en ce début de siècle et sera le défenseur du projet sur l'obligation de déclarer la tuberculose (texte du 15 avril 1916 : loi dite « Léon Bourgeois »), épidémie contagieuse qui s'abat sur les troupes militaires [8]. Encore une loi qui n'aura pas l'adhésion du public et ne fera pas du tout l'unanimité du corps médical au risque de trahir le secret professionnel. Bezançon, l'auteur du rapport académique de l'époque, commente ce projet de loi en ces termes :

> « Si l'État voulait imposer des mesures radicales, il faudrait, en dehors de l'abattage de milliers de bovidés et de porcs, isoler tous les tuberculeux à l'instar des lépreux d'autrefois. Qui oserait soulever un éventuel retour à la barbarie ? »[9]
>
> Et l'auteur du rapport précise plus loin : « La Déclaration obligatoire ne peut pas être considérée actuellement comme l'élément fondamental de la lutte antituberculeuse. Elle ne pourra être envisagée que lorsqu'on aura appliqué les lois contre l'alcoolisme, supprimé les cabarets, réfectionné les logements insalubres, développé l'Œuvre de Grancher et réalisé les mesures nécessaires de prophylaxie et d'assistance. »[10]

Nous savons bien que la politique sanitaire de la France va se jouer dans les trente premières années de la IIIe République, avec une production dense des textes législatifs, en la matière. Or nous constatons que par-delà la loi de 1902 — texte fondateur de la santé publique française — les esprits sont retors face à de telles problématisations sanitaires indispensables à la santé collective. À travers, ces six illustrations, nous allons percevoir toutes les difficultés à instaurer des lois de santé en France. Les textes de loi choisis collent à la réalité des préoccupations cruciales de

---

[8] Consulter la discussion de l'Académie nationale de Médecine, séance du 1er avril 1919 au sujet du rapport de BEZANÇON concernant l'obligation de déclaration de la maladie, *Bulletin de l'Académie de médecine*, 83e année, 3e série, tome LXXXI, p.388 et l'article du Docteur L. BERNARD, « L'œuvre des Comités d'assistance aux anciens militaires tuberculeux » séance du 26 mars 1914 à l'Académie nationale de Médecine, *Bulletin de l'Académie de médecine*, 82e année, 3e série, tome LXXIX, p.283.

[9] Bulletin de l'Académie, 1919, p.377.

[10] Bulletin de l'Académie, 1919, p.380.

l'époque[11]. Campagne ou ville, la population indigente ne cesse de croître par exemple. Pour Paris (tous arrondissements confondus) la population indigente recensée, comprend, 113317 individus en 1877 et 123735 en 1880[12]. Même si les salaires des ouvriers dans les débuts de la IIIe République sont constants d'augmentation en règle générale, d'assistance comme la loi de 1905 sur l'assistance aux infirmes et aux vieillards, à l'initiative de Monod à la direction de l'hygiène au Ministère de l'Intérieur. Entre 1806 et 1911, la population française ne cesse de migrer vers les villes[13] ; « la prospérité réelle et la moralité des ouvriers sont en raison inverse de l'augmentation des salaires » nous précise Antonin Rondelet Professeur de philosophie spécialiste des questions morales, sociales et économiques, de l'époque[14]. La situation, peut être aussi critique, à la campagne ! Sans ressources, sans travail et parfois dans un état de santé précaire, les indigents dans les campagnes fuient la misère pour trouver soins ou protection dans les asiles de l'Assistance publique des grandes villes. Sans évoquer les problèmes de santé que tout individu peut rencontrer ; les paysans ou les ouvriers des campagnes peuvent difficilement faire face au coût des dépenses quotidiennes. Une mauvaise saison pour les récoltes du côté de l'agriculture ou une période de ralenti dans la production industrielle et artisanale pour l'ouvrier peuvent conduire à la déchéance sociale totale de ces populations qui touche le plus souvent les journaliers (rétribués à l'issue du travail effectué dans la journée). L'individu doit nourrir sa famille ou lui-même, payer un loyer, éduquer ses enfants et surtout payer ses impôts ! Dans le dictionnaire le Littré, il est noté que sur six millions d'habitations rurales soumises à l'impôt, il existe trois millions et demi de cabanes habitées dotées d'une seule porte et d'une ou deux fenêtres ou parfois sans. Les taxes d'habitation sont calculées en fonction du nombre de portes et de fenêtres. L'image de l'indigence de la France au XIXe siècle est alors dans ces conditions, très facilement, parlante. Nous imaginons rapidement les très médiocres conditions d'hygiène et de

---

[11] Voir tableau de l'évolution de la population rurale dans le cadre des frontières actuelles et les courbes de population rurale et population urbaine (figure 16) in l'ouvrage de J. DUPÂQUIER (sous la direction de) l'*Histoire de la population française*. De 1789 à 1914, volume 3, Paris, PUF, 1988, p.130 et p.134.

[12] Docteur O. DU MESNIL (médecin de l'asile de Vincennes) « L'habitation du pauvre à Paris » *Revue d'hygiène et de police sanitaire*, 1882, p.936.

[13] Cf. F. BRAUDEL et E. LABROUSSE « III L'existence des classes populaires consommations et niveaux de vie» in, *Histoire économique et sociale de la France*, tome IV, 1880-1950, Paris, PUF, 1993, p.483.

[14] SOCIÉTÉ D'ÉCONOMIE SOCIALE, séance du 28 décembre 1872, *Bulletin de la Société internationale des études pratiques d'économie sociale*, 1872, p.2.

salubrité dans les habitations. Absence de portes et de fenêtres, donc par défaut absence de lumière ; absence d'air. Tous les facteurs sont rassemblés pour devenir des terrains propices au développement des maladies infectieuses.

IV. Les autres nombreuses plaies de médecine publique à traiter

Bien d'autres thèmes de la législation sanitaire fondamentale effervescente sur ces quarante années devraient être traités. Il faut savoir que le travail législateur, au Parlement, est un vaste entrelacs de textes en cours d'élaboration. C'est le cas par exemple des logements insalubres discutés à la Chambre des députés à partir de 1880 dans le cadre de la loi de 1902 à l'égard de la protection de la santé publique reprenant la loi de 1850 sur le sujet et qui va émettre d'autres propositions de loi donnant à débattre sur la notion de « propriété » chez l'ouvrier afin de lui proposer d'acquérir une habitation à bon marché et qui va aboutir à la loi Siegfried du 30 novembre 1894 (loi dite « HBM : habitation à bon marché ») et de deux autres lois postérieures sur le sujet : celle du 29 mai 1906 et celle du 14 décembre 1914 modifiant la première. Même si les propositions de loi sont décalées, dans l'agenda du Parlement, la commission d'étude parlementaire chargée d'étudier la question dans chaque chambre peut traiter plusieurs propositions et projets de loi différents, pourvu toutefois qu'ils concernent bien les spécificités d'étude de la commission en question. Les commissions parlementaires créées à l'occasion d'une question parlementaire (proposition ou projet de loi) sont éphémères jusqu'à la concrétisation de la question en projet de loi ou à l'abandon de la proposition ou du projet soumis à l'une ou à l'autre chambre. Cependant, il est bon de rappeler quelques thématiques majeures touchant à l'émergence de la législation sanitaire entre 1870 et 1914. Il s'agit des questions suivantes :

A/ De la législation portant sur les denrées alimentaires et les boissons

Quatorze lois et décrets au sujet de la falsification des produits alimentaires et le problème de l'alcool sont votés entre 1870 et 1914[15]. Le problème de l'alcoolisation et de l'ivresse sur voie publique ; les bouilleurs de cru avec la réglementation de la fabrication de l'alcool et des spiritueux ;

[15] Cf. législation spécifique, à cet effet, annexe 3 du livre.

le phylloxéra (maladie et traitement de la vigne), les indemnisations des viticulteurs.

La question de l'alcool est un problème majeur de santé publique qui va être posé au Parlement français sous la IIIe République tant il vient se greffer sur un certain nombre de problèmes. Probablement du fait de l'état de débâcle dans lequel le pays se trouve après la guerre de 1870-1871 : destructions, endettement, déperdition de puissance économique, chômage, grèves, dénatalité, etc. sont les situations d'après-guerre que le Gouvernement va devoir traiter en priorité. Le problème de l'alcoolisation décrié — notamment à travers la question ouvrière — vient se greffer aux débats sur la question de dépopulation de la France qui se pose dès les lendemains de la guerre de 1870-1871. La France voit ses courbes démographiques en berne avec une mortalité infantile toujours très importante, une population vieillissante. Plus dramatique, la France voit sa démographie affaiblie au regard des pays voisins et à travers le monde ! Des nations, comme l'Allemagne et l'Angleterre, se portent bien. De 1871 à 1881, la population de l'Angleterre s'est accrue de 31845000 à 35246000 habitants. En Allemagne l'accroissement est encore plus rapide ; le recrutement de 1875 accuse 42727000 habitants, celui de 1880 donne 45194 000 et les États-Unis voient sa population tripler[16]. Le discours sur ce sujet démarre à l'Assemblée nationale dès les lendemains de la guerre. Les hygiénistes y ont la part belle. La protection des enfants et des femmes (dès 1870) dénonce l'avilissement du travail empêchant le développement de croissance physique et mentale de l'enfant. À cette occasion — les médecins- législateurs comme le célébrissime Dr Théophile Roussel — vont dénoncer le problème de la consommation de l'alcool, beaucoup trop fréquente en milieu ouvrier, ayant pour conséquence une dégénérescence de la population[17]. Une loi traitant de l'ivresse publique (loi du 13 février

[16] Données chiffrées mentionnées dans la proposition de loi relative à la dépopulation de la France et aux moyens d'y remédier par les députés Vacher, J. David (Gers), Levet, Audiffred, Impression n°1789, *Chambre des députés*, séance du 13 mars 1883, p.3.

[17] Cf. la théorie de l'Hérédo-dégénérescence développée par MOREL, LEGRAIN, MAGNAN: « Les buveurs créent des dégénérés et les dégénérés des buveurs ». Cf. article du Professeur B. HILLEMAND, membre à l'Académie nationale de Médecine « Les sociétés dites de tempérance au XIXe siècle et au début du XXe siècle en France et en Europe continentale », revue *Alcoologie*, 1998, 20, p.30. Le Pr Hillemand résume la question de la création des sociétés de tempérance en France à partir de 1870 en trois périodes : 1 la période des créations de première génération 1870-1896 ; 2 la période d'explosion créatrice 1896-1903 ; 3 la phase de tentatives de coordination et de restructuration à partir de 1903.

1873)[18] va être votée ; mais il faut savoir que la France est bien en retard par rapport aux pays anglo-saxons à considérer l'alcoolisation comme un problème de santé publique ! Les structures d'accueil destinées à ce public sont tardives. Dans ses études le docteur en médecine, Louis René Villermé membre de l'Académie des Sciences morales et politiques, fait ce constat de dégradation de la population ouvrière dès les années 1830. Le Professeur de médecine Bernard Hillemand membre actuel à l'Académie nationale de Médecine (spécialiste en alcoologie) [19] y voit des vagues de prise de conscience en précisant dès les lendemains de la guerre, "*un souci patriotique*" émergent. Ces « dégénérés », écrit le Professeur Hillemand, « seront incapables d'être les soldats valeureux de la Revanche qui rendra l'Alsace et la Lorraine à la France. » Dans le cadre d'un entretien accordé, il m'a fait noter que l'Armée se faisait entendre par tous les moyens pour récupérer un contingent renforcé et en pleine santé. Les traités sur l'alcool et les manuels d'éducation sur l'alcoolisation sont, préfacés ou rédigés par certains militaires, comme cet ouvrage de Louis Jacquet ingénieur des Arts et Manufactures intitulé : « *L'Alcool : étude économique générale. Ses rapports avec l'agriculture, le commerce, la législation, l'impôt, l'hygiène individuelle et sociale* » préfacé par le Dr Georges Clemenceau, ministre de l'Intérieur et de la Guerre en 1914, ouvrage paru aux éditions médicales Masson et Compagnie en 1912 ou cet autre « *Manuel d'Antialcoolisme à l'usage des lycées, collèges, écoles primaires* », avec la contribution du Général Galiéni, Gouverneur de Madagascar préfacé par M.J. Gaufrès, Président de la Ligue Française de la Moralité publique, aux éditions Cahors, en 1905. Des sociétés de tempérance — institutions de « soins » prônant l'abstinence — nous viennent des pays anglo-saxons : des États-Unis où elles ont été créées en 1808 et de l'Angleterre où elles l'ont été en 1813[20]. C'est le Pasteur Hirsch, directeur du premier asile pour alcooliques en Prusse Rhénane, en 1851, qui dégage le concept d'« abstinence absolue » et curable pour ses pensionnaires. La question de l'alcool devient alors si sérieuse sur le plan médical qu'il faut songer tôt ou tard à la création d'hôpitaux. La législation sanitaire est bien tardive en France comme il est commenté dans la revue *Alcoologie* de l'année 1995 : « Il y a cent ans en 1894, un rapport du Docteur Deschamps,

---

[18] Dr T. ROUSSEL, Assemblée nationale, annexe au procès-verbal de la séance du 16 août 1871 visant à renforcer les articles 471 et 473 du Code pénal, les contraventions à l'égard des ivrognes sur voies publiques et les débitants de boissons qui auront vendu de l'alcool aux mineurs de moins de seize ans, non accompagnés de leurs parents.

[19] Vient de décéder.

[20] Pr. B. HILLEMAND « Les sociétés dites de tempérance au XIXe siècle en milieu anglo-saxon » revue *Alcoologie*, 1997, 14, 4, pp.391-397.

conseiller municipal de Paris, le Conseil Général de la Seine votait un projet de création couplée à Ville-Évrard d'un asile d'aliénées de 700 lits et d'un asile pour alcooliques de 500 lits d'hommes. Ce projet d'asile pour alcooliques était une première en France et il s'accompagna d'une vive effervescence intellectuelle sur le thème de l'hospitalisation des alcooliques, effervescence intellectuelle dont nous rendrons compte dans un autre travail. »[21] L'instauration de la mise en place des structures de soins sont laborieuses en France. L'État fort bien conscient du problème ; la situation ne se décantera véritablement que dans les années 1890. L'ivrognerie, cause principale de tous les vices, conduit à la misère et à la paresse et au désordre de la société, au mépris des lois et de la justice. La ligue anti-alcoolique prescrit la consommation préférentielle des boissons fermentées qui est une autre question cruciale abordée à la Chambre des députés dans les années 1870, concernant la fraude sur les alcools depuis longtemps traquée par l'État mais qui vient se durcir avec la réglementation de la fabrication des alcools dans la législation sanitaire des bouilleurs de cru. « Il est évident que le monopole de l'alcool en France, même pour ses partisans, ne doit être établi que si l'on doit en retirer un profit considérable, tant au point de vue hygiénique qu'au point de vue fiscal, sans quoi il serait inutile d'y songer, de bouleverser toute une industrie et de courir l'aventure financière dangereuse qu'il en résulterait [...] En France, l'alcoolisme fait des progrès incessants ; la race s'abâtardit ; la criminalité s'accroît ; la dépopulation augmente et cette dégénérescence générale est due à la mauvaise qualité des alcools consommés. Le remède, à cet état de choses, est le monopole de l'alcool par l'État. Puisque le particulier est incapable de fabriquer l'alcool neutre, c'est à l'État de prendre en mains la rectification de l'alcool et de ne plus livrer à la consommation que de l'alcool pur. En second lieu, les bénéfices réalisés par les fabricants de l'alcool, les marchands en gras et les débitants sont énormes. Du moment que l'État devient seul détenteur d'alcool, il prend pour lui les bénéfices des fabricants et des marchands en gros et une partie des bénéfices des débitants à qui il n'alloue qu'une remise fixe. »[22] Toute la problématique est posée dans ces lignes traduites par trois lois et un décret principaux, qui résument, la législation sanitaire en la matière :

[21] « Les asiles pour alcooliques au cours du XIXe siècle aux USA et en Grande-Bretagne », revue *Alcoologie*, 1995, 17 (4S), pp.417-421.

[22] Impression n° 1091, Chambre des députés, séance du 18 décembre 1894. Carton des Archives Nationales, série C/5534.

- La loi du 14 décembre 1875 relative aux bouilleurs de cru ;

- Le décret du 20 juillet 1878 portant règlement d'administration publique sur les distilleries de vins, poirée, lies, marcs ou fruits ;

- La loi du 11 juillet 1891 tendant à réprimer, les fraudes dans la vente des vins ;

- La loi du 24 juillet 1894 relative aux fraudes commises dans la vente des vins (alcoolisation et mouillage).

La répression des fraudes dans la vente des beurres, par exemple, est déclarée d'urgence à la Chambre le 18 novembre 1890. Un industriel prend la parole à cet égard : « Si le principe de la coloration était admis (en référence aux graisses animales et végétales), ce serait la suppression de son industrie. Dans le public, on confond l'olio-margarine et la margarine. L'olio-margarine n'est qu'une des matières premières de la margarine. La margarine se compose en effet d'olio-margarine, de saindoux, d'huile d'arachide ou de coton. C'est ce mélange qui constitue le beurre artificiel appelé « margarine ». Un autre législateur (M. Pellerin) rétorque : « La margarine est un terrible concurrent pour les petits beurres. »[23] Ce sujet est un grand débat parlementaire qui touche à la santé publique et qui va donner la loi du 16 avril 1897 concernant la répression de la fraude dans le commerce du beurre et la fabrication de la margarine discutée et modifiée une nouvelle fois en 1907, alors qu'une première loi sur le sujet existe en référence à la loi du 14 mars 1887. Cette question n'est qu'un pendant de la falsification des fraudes alimentaires renvoyant au point suivant. C'est aussi un nouvel exemple des difficultés à instaurer la politique sanitaire tant elle remet en question la production industrielle et la commercialisation du beurre. Les producteurs représentés par les industriels et les entrepreneurs à la Chambre des députés et au Sénat ne comptent pas se laisser faire en dépit des arguments scientifiques et des vérités médicales sur les produits fabriqués. L'échantillon pris sur cet exemple des denrées alimentaires donne à voir des enjeux et des intérêts personnels bien contrastés, pour ne pas dire incompatibles les uns des autres. Toutes les questions d'une santé publique sous la IIIe République vont représenter de véritables pierres d'achoppement entre les défenseurs libéraux producteurs de biens et de capitaux et les pourfendeurs hygiénistes — aux âmes philanthropes — dont la volonté farouche de parvenir à imposer une solidarité entre les individus pour se préserver des dangers, des menaces qui pèsent en permanence sur l'homme et sur sa santé. Dans cette perspective des trente

[23] Chambre des députés, *Débats*, séance du 18 novembre 1890.

premières années de IIIe République il n'est pas trop difficile de voir que les médecins-législateurs occupent évidemment une place capitale dans l'échiquier politique ayant certainement beaucoup à dire !

B/ De la législation portant sur la surveillance vétérinaire des animaux, la réglementation des établissements industriels, l'exercice de la médecine et l'organisation de la santé publique[24]

Il ne s'agit pas d'évoquer en quelques lignes l'organisation de l'hygiène et de la santé publiques qui se résume bien dans la loi de protection de la santé publique en 1902, mais de comprendre que les hygiénistes d'époque développent des activités de prophylaxie sanitaire à caractère pluriel. Cela commence par la surveillance des établissements industriels en 1810, classés par les hygiénistes en trois catégories, selon le degré de dangerosité, d'insalubrité ou d'incommodité qu'ils peuvent présenter pour les habitants et leur environnement. Cette surveillance est assurée par les conseils d'arrondissements d'hygiène qui vont se généraliser en 1848. Les abattoirs par exemple vont être sévèrement surveillés du point de vue sanitaire et hygiénique et réglementés dès 1870 pour ce qui est de notre période[25]. La législation mise en place va donner suite à toute une réglementation intérieure des établissements industriels à la protection des individus qui travaillent, des salariés de plus en plus mécontents de leurs conditions d'évolution en milieu professionnel qui vont crier leur lassitude à la fin du Second Empire par des manifestations. Les visites des inspecteurs sanitaires aux établissements auraient-elles influencé le milieu ouvrier à prendre conscience des risques sanitaires qui pourraient directement porter atteinte à la santé de l'ouvrier ? Les cadences de production conduisant à des états d'épuisement physique et moral de ces derniers deviennent sous le régime de IIIe République les premières revendications après la réclamation de

[24] Les questions législatives de IIIe République relatives aux animaux sont précisément les suivantes :
- De la salubrité publique relative à la police sanitaire des animaux traitant de l'interdiction du trafic des animaux domestiques ;
- De la sécurité et de l'hygiène des abattoirs ainsi que la réglementation de l'abattage des animaux ;
- De la surveillance sanitaire et réglementaire des établissements industriels classés comme insalubres et incommodes ;
- De la falsification des viandes ;
- Des épidémies et des épizooties concernant les animaux infectés et porteurs de maladies.

[25] Cf. législation sanitaire spécifique à ce registre contenue en annexe 4 du livre.

meilleurs salaires. Toutes les problématiques de vie sont diaboliquement liées entre elles, etc.

Nous pouvons encore évoquer toute une série de lois concernant l'exercice de la médecine, de la pratique vétérinaire. Une réorganisation de l'exercice de la médecine, de la pratique vétérinaire entre 1870 et 1914 permet l'organisation et la réglementation de ces différents arts ainsi que l'émergence d'une prophylaxie sanitaire concernant les hommes et les animaux. Par décret du 24 mai 1876, il est créé un comité consultatif des épizooties qui accorde une place importante aux vétérinaires dans l'hygiène publique chargés de penser les mesures pour combattre et prévenir les épizooties. Un service d'inspection phytosanitaire sur les viandes, les céréales, les vins permet de mettre au point une police sanitaire des animaux (loi du 21 juillet 1881) identifiant les bêtes malades, notamment les bovins atteints et porteurs de la tuberculose (charbon symptomatique ou emphysémateux). Un décret du 28 juillet 1888 relatif à la nomenclature des maladies des animaux dites contagieuses au regard de la consommation des viandes et du lait des animaux atteints de la maladie est instauré pour interdire la consommation des viandes des animaux malades. Des querelles s'ensuivent avec les scientifiques entre les vétérinaires, les professeurs de l'école vétérinaire et des professeurs de la faculté de médecine et de gros mécontentements des syndicats de bouchers se font entendre pour déterminer de la liste des maladies, justifiant une saisie partielle ou totale, des viandes[26]. Au même moment l'Académie nationale de Médecine avance dans sa séance du 11 septembre 1888 que les viandes de sujets affectés par les maladies contagieuses telles que les charbons, la morve, la septicémie, la pyohémie et la tuberculose sont transmissibles à l'homme par inoculation mais que les viandes infectées par certains médicaments sont aussi impropres à la consommation[27]. L'enseignement médical entre 1870 et 1914 a également été réexaminé avec le dépôt d'une proposition de loi à

---

[26] E. DUMAS, O. KOEHLE, D. CHAL, G. BORNERT « Aperçu historique des évolutions de la santé publique vétérinaire » *Médecine et armée*, 2010, 38, 3, p.206.

[27] Cf. carton C/5433 des *Archives Nationales* concernant la police des animaux et les indemnités des propriétaires d'animaux de l'espèce bovine qui doivent détruire tout le cheptel d'animaux malades contagieux.

Quand ce type de maladie ou d'épidémie frappe, les éleveurs voient leur activité anéantie. La question a été posée à la Chambre au cours des années 1880, mais les épizooties contaminant les animaux sont récurrentes, depuis le début du XIXe siècle, à l'occasion des campagnes de guerre au cours desquelles les armées coalisées possèdent leurs propres cheptels de bovins. Ce qui a été le cas pour la peste bovine pendant la campagne de 1814 en France. Une ordonnance royale du 1er janvier 1815 prévoyait un examen vétérinaire et un abattage systématique des animaux malades.

l'Assemblée nationale, par le médecin-député et sénateur du Vaucluse, Alfred Naquet, le 5 décembre 1871, faisant état de la perte de prestige des facultés de médecine française, en Europe, et souhaitant voir se renforcer la pratique à l'hôpital et en laboratoire en dehors de la connaissance magistrale en amphithéâtre de dissection et en cours théoriques. La proposition de loi de Naquet réclame un certain nombre de mesures touchant successivement[28] :

- les fonctions et le mode de recrutement du corps enseignant ;
- les matières à exiger aux examens ;
- les dispositions relatives aux laboratoires et aux amphithéâtres de dissection ;
- les dispositions relatives aux études cliniques dans les hôpitaux ;
- les grades ;
- la forme et le nombre des examens et l'admission aux grades ;
- les inscriptions ;
- le nombre des Facultés et leur siège.

La loi Chevandier de 1892 qui règle les conditions d'exercice des professions de médecin, chirurgien-dentiste et de sage-femme renforce la lutte contre le charlatanisme pour protéger la profession médicale. Elle oblige les candidats à se présenter au diplôme de doctorat d'État pour faire disparaître le diplôme d'officier de santé, qui n'est pas suffisant, pour la pratique en médecine libérale ou en médecine hospitalière.

C/ De la législation portant sur le thermalisme[29]

Le contrôle de l'eau potable et des eaux minérales représente des préoccupations des hygiénistes, au milieu du XIXe siècle, même si la réglementation parlementaire est tardive. La loi de protection de santé publique de 1902 va obliger toutes les communes à garantir la distribution d'eau consommable et le raccordement des demeures au tout à l'égout ; à faire déclarer par les médecins les cas de maladies contagieuses qui peuvent se répandre par l'intermédiaire de l'eau. Les progrès de la bactériologie,

---

[28] Impression n°672, *Assemblée Nationale*, séance du 5 décembre 1871. Proposition de loi tendant à réorganiser l'enseignement de la médecine en France.

[29] Avec la question de la surveillance des bains et des thermes, la question médicale des malades en cure thermale, le traitement des eaux potables dont la consommation des eaux de source thermales.

notamment le prestige des travaux de Pasteur entre 1865 et 1885, permettent une prise de conscience de ces questions de santé publique au Parlement. Au préalable, la réglementation des puits publics et l'adduction en eau potable de quelques communes font l'objet d'enquêtes publiques. La pollution et les nuisances sont surveillées par les communes.

Pour les eaux minérales, le rôle des services d'hygiène se cantonne à un strict contrôle des captages, des dépôts et des ventes. L'hydrologie va progresser jusqu'au milieu du XIXe siècle avec une meilleure connaissance des eaux thermales. En 1843, le pharmacien chimiste Jean-Baptiste Dumas (1800-1884) établit la composition pondérale de l'eau. Une Société d'hydrologie médicale est fondée en décembre 1853 puis reconnue d'intérêt public en juillet 1888. À la fin du XIXe siècle, l'hydrologie est enseignée dans les Écoles de pharmacie[30]. Mais dès la fin du XVIIIe siècle, l'eau était présentée comme dotée de vertus médicinales ; elle constitue un produit de luxe commercialisé par les pharmacies et les stations thermales qui développent l'exploitation des eaux de source destinées à la consommation alimentaire et aux soins médicaux. La réglementation sanitaire de ces deux sujets se durcit sous la IIIe République[31]. Tel ce décret qui confie l'inspection des fabriques d'eaux minérales artificielles, eaux de Seltz et eaux gazeuses du département de la Seine aux inspecteurs de chimie établis près de la Préfecture de police afin de contrôler l'état sanitaire des lieux et des

[30] C. RAYNAL « La vente des eaux minérales par les pharmaciens » *Revue d'histoire de la pharmacie*, 92e année, n°344, 2004, pp.587-606.

[31] La réglementation sanitaire en la matière est la suivante :
- Décret du 9 mai 1887 concernant l'inspection des fabriques et dépôts d'eaux minérales, eaux de Seltz et eaux gazeuses.
- Décret du 16 septembre 1893 qui confie l'inspection des fabriques et dépôts d'eaux minérales du département de la Seine aux inspecteurs attachés au laboratoire de chimie établi près la préfecture de police.
- Loi du 8 avril 1898 sur le régime des eaux.
- Décret du 14 novembre 1899 relatif à l'application de la loi du 8 avril 1898 sur le régime des eaux.
- Circulaire du 20 mai 1904 du Président du Conseil relative à l'inspection des pharmacies, drogueries et épiceries, fabriques et dépôts d'eaux minérales.
- Décret du 17 octobre 1906 relatif au service d'inspection des pharmacies, drogueries, épiceries, fabriques et dépôts d'eaux minérales naturelles ou artificielles.
- Loi du 20 décembre 1908 modifiant le décret du 15 juin 1907 portant composition de la commission chargée de répartir les sommes provenant du prélèvement sur le produit des jeux dans les cercles ou casinos des stations.
- Loi du 13 avril 1910 concernant la création des stations hydrominérales et climatiques et l'établissement de taxes spéciales dans lesdites stations pour favoriser le développement de l'industrie hydrominérale.

eaux vendues, la propreté et l'entretien des appareils de gazéification et de la mise en bouteille ou en siphon. Les inspecteurs sont invités à verbaliser si l'établissement n'est pas conforme aux normes sanitaires ou à faire retirer de la vente les produits de qualité défectueuse. Un rapport annuel d'analyse est transmis par le Préfet de police au ministre de l'Intérieur. Les stations thermales seront régulièrement visitées dès la fin du XIXe siècle en tant qu'établissements de soins et de convalescence[32].

D/ De la législation portant sur l'éducation et la répression[33]

La législation sanitaire de la IIIe République s'amorce progressivement pour prendre de l'élan à partir du moment où des problématiques de poids comme les conditions de vie de la population ouvrière se jouent au Parlement dans les trente premières années de la IIIe République. Il est, en effet plus facile, pour les médecins législateurs de présenter leurs arguments dans une ambiance disposée aux transformations sociales. La loi de 1874 relative à la réglementation du travail de l'enfant à l'usine et aux ateliers définie par les catégories d'âge est une loi capitale puisqu'elle pose le problème de la scolarité de l'enfant, de l'apprentissage de l'adolescent ou de la formation du jeune adulte : l'âge de la majorité fixé à vingt-et-un ans, le service militaire d'une durée de trois ans, le mariage et l'entrée du jeune homme ou de la jeune fille dans la vie active et la fondation d'une famille. Ce sera d'autant plus vrai quand Jules Ferry, ministre de l'Instruction Publique fait voter la loi du 28 mars 1882 rendant l'enseignement primaire obligatoire pour les enfants âgés de 6 à 13 ans, gratuit et laïc, réduisant les inégalités sociales mais donnant surtout la possibilité aux familles ouvrières de confier leurs progénitures aux instituteurs. Ce qui n'est pas le cas précédemment car l'enseignement primaire n'est pas répandu, partout, particulièrement déficient à la campagne. La fréquentation des usines par les jeunes enfants ne permet pas une véritable scolarité balnéaire, thermale ou climatérique, en faveur d'œuvres d'assistance, de prévoyance, d'hygiène ou d'utilité publique assidue. L'enfant y reçoit les savoirs fondamentaux d'écriture, de lecture et de calcul ; une instruction morale et civique et une instruction religieuse qui lui permettent de choisir son orientation

---

[32] Cf. le « *Bulletin de l'Académie de médecine* » citant les travaux d'Eugène Rochard sur le sujet (1885).

[33] Avec les questions de l'obligation scolaire et du régime carcéral, la lutte contre les mauvaises mœurs : prostitution, maltraitance, vagabondage, délinquance, aliénation renvoyant à deux lois importantes : loi du 5 juin 1875 sur le régime des prisons départementales et loi du 28 mars 1882 qui rend obligatoire l'enseignement primaire.

professionnelle ou d'entreprendre des études si ses capacités et si le budget familial le lui autorisent. Au cours des années 1870-1880, les mesures de laïcisation touchent les institutions traditionnellement dominées par l'Église catholique (les hôpitaux par exemple) mais aussi l'ensemble de la société (suppression du repos dominical obligatoire, suppression des prières publiques...) En 1880, Camille Sée crée les collèges et les lycées de filles excluant l'enseignement religieux des heures de classe, mais il assure la possibilité d'un enseignement religieux facultatif à l'intérieur de l'établissement par un aumônier. De son côté, Jules Ferry laïcise les locaux et les programmes scolaires en y imposant l'instruction morale et civique pour faire disparaître le personnel religieux de l'École publique en 1886. Tous ces facteurs de réforme conduisent les Français à vivre leur citoyenneté civique ou religieuse librement dans un système démocratique. Toutes ces démarches aboutissent en 1905 à la séparation de l'Église et de l'État. Cependant, les lois de Ferry des années 1880 ne mettent pas à l'abri des dangers de la maltraitance et des risques de délinquance des jeunes enfants restant sous la protection parentale jusqu'à l'âge officiel du mariage à quinze ans et de la majorité fixée à vingt-et-un ans. Très jeunes, ces enfants sont parfois livrés à eux-mêmes. Les jeux de rue deviennent des dangers pour la jeunesse sollicitée par les adultes et comme les adultes à la prostitution, à la consommation d'alcool, aux larcins et à la mendicité, quand elle n'est pas exposée aux mauvais traitements voire à l'abandon par les parents. Ils deviennent alors de véritables délinquants ! Des maisons de correction pour mineurs se créent[34]. L'absinthe (dont les médecins feront reconnaître la dangerosité) est consommée dans les débits de boissons où les jeunes filles et les femmes sollicitent les clients. Une commission chargée de l'examen du projet de loi concernant les logeurs, débitants de boissons et autres individus qui facilitent la prostitution des femmes et filles de débauche sera nommée à la Chambre : le 25 novembre 1891[35]. Un projet de loi ayant pour but de modifier la loi du 2 avril 1882 sur la

---

[34] L.F. BENOISTON DE CHÂTEAUNEUF (1776-1856) économiste et statisticien encouragé par l'Académie des sciences morales et politiques a réalisé une enquête sur l'état physique et moral des classes ouvrières, en 1835, avec son collègue le Dr Villermé. Il a étudié spécifiquement la question du milieu carcéral et les maisons de redressement des jeunes filles chez les religieuses où les jeunes filles qui reçoivent une éducation morale, religieuse, scolaire ; enseignement classique et technique strict pour redonner sens et droiture à la jeune fille. L'établissement peut proposer des activités de travail où les jeunes filles sont rétribuées. Ses comptes rendus à l'Institut sont consultables sur Internet par le biais de la *Bibliothèque Nationale* ou de la *Bibliothèque Inter-Université de Médecine*.

[35] Carton C/5513. *Archives Nationales*.

répression des outrages aux bonnes mœurs est présenté par Félix Faure, Président de la République ; Darlan, garde des Sceaux, ministre de la Justice et des Cultes, à la Chambre des députés : le 25 juin 1897[36]. En 1790-1791, le courant philanthropique et hygiéniste voulait détruire les anciennes prisons préventives de l'Ancien Régime et construire dans chaque département une nouvelle prison pénale qui fonctionnerait comme une véritable « manufacture » à l'exemple de celle de Gand (modèle belge). Le règlement des ateliers du 16 septembre 1816 fait preuve d'une sévérité très marquée beaucoup plus que dans les manufactures royales ou les fabriques libres. Ce règlement de 300 articles rappelle que « le but principal des centrales est de ramener les détenus à l'amour du travail. » Sous la direction des entrepreneurs généraux, elles concentrent dès le Premier Empire des milliers d'ouvriers confinés à produire un travail très qualifié en essayant par l'intermédiaire de la sous-traitance des ateliers, d'intégrer tout le processus de production, de la préparation de la matière brute à la fabrication des étoffes. La manufacture carcérale se définit comme un lieu de détention pour lutter contre la délinquance, mais elle reste avant tout une institution pénale de redressement obligeant les détenus à des travaux forcés. Une enquête gouvernementale (en 1872) montre l'urgence de travaux et de réformes carcérales après quarante années de combats et de débats civil et politique sur le sujet. La loi du 5 juin 1875 sur le régime des prisons départementales bannit le passé, en imposant l'emprisonnement individuel pour les longues peines, à toutes les structures d'enfermement.

Les décisions financières appartiennent aux Conseils généraux. Il existe trois cent quatre-vingt-deux prisons départementales. La loi de 1875 est difficile à mettre en place car elle représente un coût. En 1889, selon la Société générale des Prisons ayant entrepris une enquête, il n'existe que dix-sept prisons cellulaires. En 1900, il y en aura dix-neuf de plus. Les mineurs sont placés dans des centres de correction ou des maisons de redressement[37]. Tous les mineurs et tous les jeunes gens ne sont pas des délinquants et des futurs malfrats, récidivistes irrécupérables ! Ils sont parfois, malheureusement, victimes d'accidents de naissance (arrivant au monde avec une infirmité physique, un état de débilité cérébrale) qui leur donnent peu de chances de s'en tirer, surtout, s'ils sont issus des classes populaires. Précédemment était évoqué le problème de l'alcoolisation, facteur multiple d'aggravation des risques de produire des générations

---

[36] Carton C/5604. *Archives Nationales.*

[37] J.-J.YVOREL, É. YVOREL « Enfermements et éducations », *Revue d'histoire de l'enfance « irrégulière »*, 2005, n°7, pp.9-12.

successives dont le sort est si funeste et l'avenir si sordide — qu'ils en sont pathétiques ! — comme les décrivent les romans de Zola. Devons-nous alors nous interroger ? Le problème de la dégénérescence de l'espèce humaine, constatée en milieu populaire, se réduit-il aux seules mœurs morales ou ne s'explique-t-il pas par les conditions de vie et de travail avilissantes pour ne pas dire aliénantes des ouvriers ? Pour ne donner qu'un exemple précis, il faut évoquer des chiffres. À Flers (département de l'Orne) dans les milieux textiles en 1856-59, il existe 101 naissances pour un mort-né. En 1880-83, il y a 35 naissances pour un mort-né. En 1900-1903, le chiffre est de 20. À Flers, la mortalité infantile passe de 74‰ en 1856-59, à 124‰ en 1880-83 et 107‰ en 1900-1903. Pour les mêmes dates, l'espérance de vie passe de quarante-cinq ans à quarante-deux ans puis à trente-six ans. La baisse est particulièrement forte pour les femmes : l'espérance de vie (en quarante ans) passe de cinquante à trente-et-un ans ! De 1860-1863 à 1900-1903, la taille moyenne des conscrits passe de un mètre soixante-sept à un mètre soixante-deux pour les ouvriers du textile dans le canton[38]. Comment pouvons-nous expliquer cet état de dégradation humaine, sinon par l'arrivée des machines dans les ateliers des fabriques et industries par exemple, qui vont de façon spectaculaire accélérer les cadences de production conditionnant l'homme à la mécanique dégradante des gestes et du mental, à l'épuisement et à la dégradation physique et intellectuelle et à la pression des patrons maintenant les caps de production. L'ouvrier ne peut qu'accepter cette situation, exposé au risque permanent de débauchage et de perte de l'emploi ! Gérard Bourdin (cité quelques lignes plus haut) n'hésite pas à avancer l'idée que les ouvriers de la localité courbent davantage l'échine au travail en cas de récession économique accélérant les cadences pour conserver leur poste et se repliant par la même occasion sur le sens de l'économie et l'attachement à la petite propriété. Ce qui pourrait expliquer le surmenage au travail, une faible alimentation du fait des maigres revenus ; ayant pour conséquence plus grave et insidieuse la mortalité infantile quand les femmes n'accouchent pas d'enfants débiles ou infirmes du fait de l'épuisement physique de leurs corps[39]. Au regard de ces

---

[38] G. BOURDIN « Atavisme ouvrier et développement industriel dans le Bocage ornais (1850-1914) » *Annales de Bretagne et des Pays de l'Ouest*, tome 97, Année 1990, n°3, p.353.

[39] Après les lois de la réglementation du travail industriel des femmes associées à la condition des enfants et des jeunes filles, en 1892, interdisant le travail de nuit (législation généralisée par la loi du 30 avril 1909 aux établissements commerciaux), il faudra attendre le 27 décembre 1909 la toute première loi garantissant la protection des femmes en couches. Jusqu'à cette date la femme ouvrière travaillait à la dernière minute avant son accouchement. Situation inconcevable rapportée à la situation d'aujourd'hui !

rejetons que l'on pourrait qualifier de "polydéshérités", la loi du 30 juin 1838 sur les aliénés oblige chaque département français, à disposer d'un établissement spécial pour traiter les aliénés. Seulement aucune mesure nouvelle n'a été apportée dans ce domaine de législation depuis cette date. Le médecin Dubief, député de Saône-et-Loire, de carrière parlementaire respectable, puisqu'il sera tour à tour, ministre du Commerce et de l'Industrie en 1905, puis ministre de l'Intérieur en 1905-1906, dépose une proposition de loi à la Chambre (séance du 8 juillet 1898) sur la révision de la loi de 1838 qui ne répond plus aux critères de la science ni aux conditions sociales de l'époque[40]. Depuis trente ans, la réforme réclamée résiste à la validation de nombreuses commissions parlementaires et extraparlementaires du Conseil supérieur de l'Assistance publique, de la Société générale des Prisons en ce qui concerne les aliénés criminels et les criminels devenus aliénés. L'un allant de pair avec l'autre ! Pour quelles raisons ? Sous la IIIe République, le Sénat a délibéré deux fois et a voté un texte de loi renvoyé à la Chambre des députés (en octobre 1894) sans que la discussion puisse être inscrite à l'ordre du jour.[41] Pourquoi ? La réforme concerne les hôpitaux et les établissements destinés au traitement des maladies mentales et à la garde des aliénés ; des aliénés traités à domicile ; de la surveillance du service des aliénés ; des placements faits dans les établissements d'aliénés et aussi des sorties définitives, provisoires, évasions ; de l'administration des biens et des pénalités. Rien n'y fait, rien ne bouge : pourquoi ? Cette loi ne sera jamais réformée en profondeur, n'aboutissant qu'à quelques circulaires et arrêtés dispersés touchant à la législation des enfants abandonnés, des aliénés indigents et des enfants anormaux ou sur les conditions de travail des médecins adjoints des asiles publics d'aliénés[42]. Pour la révision complète de la loi, il faudra attendre le passage au siècle suivant, l'initiative de Henri Monod directeur de la Santé publique au ministère de l'Intérieur qui va relancer le débat au Parlement et qui donnera un véritable texte législatif à propos des infirmes, des vieillards et des incurables (loi de 1905). Pour les mineurs abandonnés ou maltraités lorsque l'Assistance publique ne

---

[40] Carton C/5617. Archives Nationales – Impression n°211, Chambre des députés, séance du 8 juillet 1898.

[41] Une proposition de loi (Impression n°915) avait été déposée à la Chambre des députés, le 5 juin 1882, ayant pour objet de modifier les articles 32 et 33 de l'ordonnance royale du 18 décembre 1839 portant règlement sur les asiles privés consacrés aux aliénés présentés par les députés Fréry, Jullien, Louis Guillot, Bovier-Lapierre, Desmons, Pradal, Deluns-Montaud, Viette, Baltet, Barodet, Leporché, Clovis Hugues, Préveraud, Beauquier, Lafont, Clemenceau.

[42] Cf. la législation sanitaire spécifique à ce domaine en annexe 5 du livre.

répond pas à toutes les demandes, les maisons de bienfaisance privée prennent la relève en recueillant ce public pour les nourrir, les soigner, les éduquer et les mettre au travail dans leurs propres ateliers. Par delà le devoir religieux de secours aux plus démunis, l'esprit moral et d'éducation, l'exploitation des enfants prendra parfois le dessus, fait dénoncé par la presse locale et nationale à plusieurs reprises[43]. Il semblerait que la société française de IIIe République veuille régler certaines questions ! Malgré une législation particulièrement portée à de meilleures conditions d'une santé publique, le Parlement reste encore frileux sur des enjeux tels que la séparation entre l'univers carcéral et l'univers psychiatrique branche de la médecine qui n'émerge qu'à la fin du siècle avec Jean-Martin Charcot (1825-1893), bien que la *Société médico-psychologique* développera dans les années 1860 des travaux sur la nécessité d'une prise en charge spécifique des « aliénés dangereux » comme des « criminels dangereux ». Auguste Voisin médecin à Bicêtre puis à la Salpêtrière où il s'occupe des enfants attardés et des épileptiques (spécialiste de l'hypnose) se soucie de la prévention sociale du crime et propose de séparer dans des lieux différents les individus incurables et dangereux afin qu'ils ne cohabitent pas avec les malades mentaux sans troubles du comportement. Les réformes parlementaires semblent difficiles à entreprendre parce qu'il reste gravé en mémoire les notions de folie comme « maladie incurable » et de « criminalité congénitale » et de la difficulté même à légiférer sur la notion de l'enfermement à savoir de qui peut décider de l'internement d'un individu : La famille ? Le médecin ? Les pouvoirs publics par l'intermédiaire du Préfet ? Vaste débat de société et clichés sur l'univers psychiatrique et carcéral qu'il est urgent de réformer en profondeur, etc.

- Loi de finances du 13 juillet 1911 (article 101). Dépenses de transfert et d'entretien des aliénés indigents.

- Loi du 27 décembre 1916 tendant à aggraver les pénalités en matière de vagabondage spécial.

E/ De la législation portant sur les assurances sociales[44]

Dès les débuts de la IIIe République, grâce à la mobilisation ouvrière sous forme de grèves à répétition, la législation sanitaire et sociale en

43 Consulter le journal national quotidien *Le Matin* (1868-1880).

44 Avec la création des caisses de secours, l'organisation des pensions de retraite et d'invalidité, l'épargne et l'organisation du travail avec la limitation de nombre des heures ouvrées.

matière de réglementation du travail à l'atelier, à l'usine, à la campagne, s'élabore progressivement au Parlement en se souciant en premier du sort des enfants (1874), des femmes (1892), puis de l'hygiène et de la sécurité des ouvriers (1893), des risques d'accidents (1898), puis de la durée du travail (décennie 1890)... dans l'attente un jour d'une reconnaissance par l'employeur et à défaut par l'État des multirisques professionnels : chômage, maladie, hospitalisation, invalidité, vieillesse et bien d'autres aléas. Ce qu'il convient d'évoquer les problèmes sous la notion d' « assurances sociales ». Lorsque la conjoncture économique est bonne, les employeurs encouragent leurs employés à épargner. Un système de cotisations patronales et ouvrières a été mis en place dans le cadre du risque des accidents et la notion d'épargne a été encouragée dès lors que le Parlement s'est penché sur le problème de l'accès à la propriété (loi du 30 novembre 1894) en proposant l'habitation à bon marché. Les banques ont consenti à accorder des taux préférentiels du prêt immobilier pour que les clients de classes modestes puissent acheter. L'épargne concerne l'habitation mais elle doit être aussi constituée en prévision de la maladie, du chômage et de la vieillesse afin que chaque individu garde son autonomie. Les aides sociales par l'État ne sont accordées qu'aux plus nécessiteux, aux incurables. C'est, de cette manière, que se sont légalisées les sociétés de secours mutuel (existantes depuis le XVIIIe siècle) par voie de décret du 22 mars 1852 et développées grâce à la loi du 1er avril 1898 qui permet l'essor de la mutualité en réduisant le contrôle étatique et en favorisant leur développement. « L'assistance et la prévoyance sont deux termes ennemis que le progrès réconcilie et que fusionnera bientôt la raison sociale : *solidarité* » comme le soutiendra fermement l'ancien ministre du Commerce et directeur de l'Assistance Public de Paris le député-médecin Gustave Mesureur. Les sociétés de secours mutuel illustrent la notion d'"*entraide*" en proposant des secours en cas de maladie, des pensions de retraite, des assurances pour couvrir les frais funéraires, les secours aux ascendants, veufs et veuves, orphelins (loi du 1er avril 1898). Cependant une société de secours mutuel se veut être un organisme de bienfaisance proposant des cours professionnels, des offices gratuits de placements, une caisse de chômage. Toutes sortes de sociétés de secours mutuel se sont développées. Par exemple, la « mutuelle maternelle » (fondée en 1892 par Félix Poussineau couturier parisien) a pour but de donner aux mères ouvrières une indemnité suffisante pour leur permettre de cesser tout travail pendant les quatre semaines qui suivent la naissance d'un enfant. À défaut d'une législation véritable en matière de couverture sanitaire et sociale des travailleurs, l'idée de « solidarité » promue par les philanthropes, les hygiénistes et par certains hommes politiques – comme le sénateur ancien président de la Chambre des députés, ministre à plusieurs reprises[45] Léon Bourgeois – est développée à partir des revendications ouvrières. Elle sous-tend la législation sanitaire et sociale en attente d'une véritable organisation institutionnelle par l'État du droit et de la réglementation du travail, avec la création d'un ministère du Travail incluant l'institutionnalisation de la Prévoyance, de l'Hygiène et des Assurances sociales en 1906. Critiquée, par les marxistes et par les libéraux, la doctrine solidariste de Léon Bourgeois inscrite entre l'individualisme et le socialisme révolutionnaire pèse de manière considérable sur les réflexions de la protection sociale au cours de la IIIe République. Léon Bourgeois sera l'auteur de plusieurs ouvrages sur le sujet : "*La solidarité*" (1896), "*La politique de la prévoyance sociale*" (1912), "*Le traité*" (1919) et "*La Société des Nations*" (1920). Il faut dire que la théorie solidariste développée par lui-même s'oppose radicalement à toute forme sociale individualiste et aux tendances fâcheuses d'une économie du laissez-faire. Ainsi les découvertes de Louis Pasteur en matière de microbiologie, assoient la théorie solidaire sur la désinfection lorsqu'une épidémie vient à frapper la société.

En ce qui concerne les pensions de retraite, une première loi relative à la Caisse nationale des retraites pour la vieillesse émerge, le 20 juillet 1886. Les assurances sociales trop lourdes à la charge unique de l'employeur et de l'État vont mettre beaucoup de temps à se légiférer. Néanmoins, il convient de noter qu'elles se mettent en place sous la IIIe République véritable volet fondamental de la protection sociale qui vient se greffer sur les textes de loi de politique sanitaire et sociale. Ces questions législatives sont fondamentales. Elles conditionnent tout le mouvement social animé par la classe ouvrière entre 1870 et 1900. Les législateurs du corps médical seront nombreux à défendre leurs causes au Parlement.

Conclusion

Dans ce panorama des diverses questions relevant très directement de la législation sanitaire, il fallait procéder à des choix thématiques en tenant compte du contexte sociohistorique. Ceux que nous avons faits avec mon directeur d'études Gérard Jorland[46] soulignent la grande difficulté à faire

---

[45] Justice, Intérieur, Instruction publique, Affaires étrangères, Travail et Prévoyance sociale.

[46] Cf. Gérard JORLAND, *Une société à soigner. Hygiène et salubrité publiques en France au XIXe siècle*, Paris, éditions Gallimard, collection « nrf », 2010.

émerger une législation sanitaire en France, dès 1870 à l'heure où le pays sort de la guerre, plongé plus ou moins en récession économique, en perte de prestige parmi les puissances mondiales ; déchiré par la mise en place de ce régime républicain après la chute du Second Empire ; des priorités accordées à la reconstruction de la Nation, à la modernisation du pays, à la rentabilité des productions industrielles et du travail en général et à la construction des chemins de fer (…) Permanence de changements et organisations sociales, sans cesse mutantes, si la Nation française veut prétendre soutenir la concurrence des pays voisins. Seulement les hommes politiques ne peuvent se voiler la face devant le quotidien de situations d'urgence : des moribonds sans abri et sans travail, des miséreux malades et abandonnés, obligés d'entendre les cris d'alerte de la masse populaire travailleuse qui vibre au rythme des moteurs mécaniques, au cœur enflammé des industries françaises et des brouhahas vombrissants de la circulation marchande dans les rues où se bousculent les plus déshérités, malades, alcooliques ou infirmes... Ainsi va, la société française en pleine effervescence, de la période annonciatrice du siècle moderne.

La Science s'acharne à inventer des machines de plus en plus complexes et du progrès technique de plus en plus sophistiqué au bénéfice du plus grand nombre. Paradoxalement, il existe des méfaits soient, les effets pervers, du système de production. De même la médecine fait des bonds fulgurants. La découverte des microbes va transcender la société française confrontée régulièrement aux hécatombes épidémiques des maladies contagieuses comme la variole, la syphilis, la fièvre typhoïde, quand ce n'est pas le choléra qui décide de frapper... C'est grâce à la microbiologie que les hygiénistes vont se retrouver projetés de manière soudaine au cœur de la scène sociale et politique. Les hygiénistes, les médecins hygiénistes, les médecins parlementaires et les parlementaires parfois médecins hygiénistes vont orienter les débats sur les préoccupations sociales vers une amélioration du sort de la masse populaire ; participant grandement à l'émergence de la santé publique pour tous ! Leurs homologues des Chambres pourront comprendre à présent les nécessités d'instaurer une politique de santé publique et de légiférer en la matière. D'ailleurs certains d'entre eux non-parlementaires interviennent en faveur des mesures sanitaires. Nous le verrons dans les chapitres qui suivent. Insistons, à présent, sur le fait que trente années de débat et de travail restent nécessaires aux chambres pour faire émerger une seule loi. Il faut du temps et de l'énergie pour convaincre tout le monde de l'intérêt de mettre en place une telle politique. Sur les 406 médecins engagés en tant que députés et sénateurs sur la période considérée, la moitié d'entre eux adhèrent à une institution locale, départementale ou nationale relevant de l'hygiène et des problématiques de santé collective. Toutefois l'inventaire des archives départementales de France n'est pas exhaustif. Des rapports d'activité à travers le siècle manquent à l'appel. Il est probable qu'il y ait eu davantage de médecins-législateurs aux profils hygiénistes au Parlement. D'autres médecins (députés ou sénateurs) parfois accumulant les deux fonctions n'adhèrent pas à ce genre d'institutions. Pour autant ils se sont engagés fermement dans la défense de certaines questions d'hygiène et de santé publiques. Nous allons le voir il n'est pas besoin d'être député ou sénateur médecin pour formuler des propositions de loi en la matière. Les industriels, les patrons, les avocats peuvent être des hommes généreux défenseurs des grandes causes sociales et morales.

Finalement les médecins législateurs de IIIe République plongés dans une période sociale historique et morale si tourmentée par les mutations de la société dans cette seconde moitié de XIXe siècle se comportent comme leurs homologues politiques, en défendant en premier lieu, des intérêts personnels ou de leurs régions ou de leurs lobbies. La France connaît un véritable parti hygiéniste nous pouvons déjà le comprendre, mais l'engagement des médecins en politique dans la période étudiée montre qu'ils sont loin de représenter une corporation hygiéniste-militante dominante toute disposée à légiférer les mesures sanitaires de façon catégorique. L'adhésion des médecins au cours de ces trente premières années ne sera pas unanime. Elle le deviendra à partir de 1900, avec notamment la seconde génération médicale engagée politiquement un peu plus tard lorsque ces derniers verront des premiers, les résultats en la matière. Des efforts qui ont été confortés et des concertations qui ont été partagées par les travaux de Louis Pasteur. Alors la part d'engagement des médecins deviendra plus grande et plus déterminante dans l'action politique et sociale de la société française. Même si la France représente pour l'époque un vaste chantier en mutation et en pleine reconstruction économique, sociale et politique, la part des improvisations aux Chambres parlementaires est très faible finalement. Aucune décision n'est prise à la légère et ceci est d'autant plus vrai pour une politique de santé et d'hygiène publiques peu envisageable pour la plupart des députés et des sénateurs, comme étant la priorité absolue, d'une politique solidaire à conduire par l'État.

À travers ces illustrations du travail législatif de politique sanitaire sous la période étudiée, nous allons nous rendre compte des tempéraments parlementaires bien trempés, d'une culture de terroir fort diversifiée, des représentations professionnelles et des intérêts politiques très divergents, qui ne laissent en rien présager une politique de santé publique immédiate. Les discussions seront longues et les polémiques sur le sujet s'annoncent d'emblée prometteuses. Les rouages de la machinerie à fabriquer les lois, au Parlement français, ne facilitent en rien les démarches ! Je tente de le démontrer au cours de ce texte majeur des débuts du XIXe siècle. Devrions-nous comprendre une politique sanitaire française effervescente, comme bombe à retardement, au regard des pays voisins qui possèdent eux de véritables textes de référence en la matière. Il était donc grand temps d'agir au pays de Louis Pasteur.

CHAPITRE 2

LE FONCTIONNEMENT DES CHAMBRES PARLEMENTAIRES[1]

Pour faciliter le passage d'une section à l'autre du livre et pour comprendre de manière aisée l'élaboration des textes de loi, il est bon de formuler en quelques lignes le principe de fonctionnement réglementaire des chambres.

I. La Chambre des députés - Constitution de l'Assemblée

La constitution de l'Assemblée n'est définitive qu'après l'élection de son bureau. Onze bureaux tirés au sort sont chargés de l'étude des procès-verbaux d'élection. Le bureau de chacune des deux Chambres est élu

---

[1] Pour proposer un condensé parcellaire et très accessible des réglementations des deux chambres parlementaires je me suis appuyée sur la documentation suivante : « *La Grande Encyclopédie* », tome 25 ; le site de l'Assemblée nationale (sur Internet) : http://www.assemblee-nationale.fr/histoire/histoire-1870.asp ; « *la réglementation des Chambres* » (règlements intérieurs des deux chambres respectives 1884) ; le « *Traité de droit parlementaire* » d'Eugène Pierre et de Jules Poudra (1884) ; « *Les constitutions de la France* » 3e édition, Paris, Dalloz, 1996 ; l'ouvrage de G. Thuillier, P. Guiral « *La vie quotidienne des députés* » Paris, Hachette, 1980. Il convient de faire remarquer que le fonctionnement des chambres parlementaires est difficilement abordable pour les non-initiés, en matière de droit constitutionnel, parlementaire et juridique, ne pouvant pas me reposer sur la réglementation actuelle qui est différente de celle de la IIIe République. Ces textes de réglementations, n'ont cessé d'évoluer au cours du temps, en fonction des refontes de la Constitution française – Elle-même, sans cesse changeante, depuis 1789. Pour la période historique étudiée, depuis 1879, le régime parlementaire français présente des tendances de régime d'assemblée où le pouvoir est aux mains du Parlement. La connaissance réglementaire des Chambres ne tient qu'à ces sources de documents citées, aux commentaires du *Journal officiel* peu détaillés sur la question et à l'observation active ayant assisté à quelques séances de la Chambre Haute. Il faudra me pardonner sur les erreurs éventuelles de compréhension ou d'interprétation, fausses des réalités, qui ont pu se glisser dans cette partie et m'excuser sur l'imprécision potentielle des détails !

chaque année pour la durée de la session et pour toute session extraordinaire qui aurait lieu avant la session ordinaire de l'année suivante.

* Le Président de la Chambre prononce en séance plénière la validité des élections. Quand les pouvoirs de la moitié plus un des membres de la Chambre ont été vérifiés, il peut être procédé à l'élection du bureau définitif. On ne nomme de président et de vice-présidents provisoires qu'au début d'une nouvelle législature. À l'ouverture d'une session ordinaire, le bureau d'âge (dirigé par le député doyen de l'Assemblée) fonctionne jusqu'à l'élection du bureau définitif. Ce bureau définitif comprend : 1 président, 4 vice-présidents, 8 secrétaires et 3 questeurs qui sont nommés par scrutin à la majorité absolue. Après deux tours de scrutin et en cas de ballottage, la majorité relative suffit.

* Les députés chargés de rédiger les rapports sont nommés par le bureau.

* Les vice-présidents, secrétaires et questeurs, sont nommés au scrutin de liste. Les pouvoirs de bureau sont valables jusqu'à l'ouverture de la session ordinaire qui suit celle pour laquelle il a été élu.

Dès le début d'une session, la Chambre est divisée en onze bureaux renouvelés tous les mois par tirage au sort. Ils élisent, au scrutin, leurs présidents et leurs secrétaires. Ils discutent de façon sommaire les *propositions de loi* (textes suggérés par les députés) et les *projets de loi* (textes proposés par le Gouvernement). Les propositions et les projets de loi doivent être déposés sur le bureau de la Chambre des députés dont le Président donne acte. D'initiative gouvernementale un projet de loi ne peut être refusé par le Président de l'Assemblée nationale, il est immédiatement pris en considération pour être distribué et discuté. La proposition de loi – quant à elle déposée par les députés – peut-être acceptée ou rejetée. Elle passe par une *commission d'initiative parlementaire* qui valide sa prise en considération ou son rejet. Le député ne pourra renouveler sa proposition de loi que dans un délai postérieur de six mois. Ces projets ou propositions de loi soumis à l'examen de commissions donnent lieu à des rapports qui seront discutés et votés définitivement par la Chambre des députés. Chaque projet ou proposition de loi (une fois validé) est distribué à chaque député.

Ainsi est-il possible de comprendre que le travail parlementaire se scinde en trois parties :

1 Un examen des textes de loi (projets et propositions) soumis aux bureaux et aux commissions et donnant lieu à des rapports.

2 Une présentation et une discussion de ces rapports à l'Assemblée qui siège.

3 Le vote : opération qui valide le texte mis en étude et en discussion au préalable.

II. Les bureaux, les commissions

En hémicycle ces rapports sont discutés par les députés, le gouvernement, les conseillers du gouvernement lorsque celui-ci a nommé des "*commissaires*" pour les orienter ou les appuyer sur tel ou tel sujet lorsque le projet ou la proposition de loi est déjà bien amorcée. Les bureaux de la Chambre avec la "*commission d'initiative parlementaire*" mensuelle (comprenant 22 membres) ayant la seule charge d'examiner les propositions de loi et donnant un avis sur la prise en considération[2] nomment au commencement de chaque session ordinaire et pour l'année entière une "*commission de comptabilité*" (11 membres) chargée de la comptabilité des dépenses de la Chambre[3] ; une "*commission d'intérêt local*" (11 membres) chargée d'examiner les projets de loi relatifs aux intérêts communaux et départementaux, une "*commission des pétitions*" (11 membres) chargée de l'examen des pétitions[4],

[2] Les *commissions d'initiative parlementaire* doivent dans la quinzaine présenter un rapport sommaire sur chacune des propositions renvoyées à leur examen.

[3] La *commission de comptabilité* vérifie et apure les comptes relatifs au service spécial de la Chambre. Elle examine, le budget de la Chambre, préparé par les questeurs et qui est réglé par exercice comme le budget de l'État. Elle soumet, ce budget, à l'approbation de l'Assemblée. Et à la fin de chaque exercice lui rend compte de l'exécution du mandat qui lui a été confié. Les membres du bureau ne peuvent faire partie de cette commission. Source : *La Grande Encyclopédie*, tome 25.

[4] La commission des *pétitions* classe, après examen, les pétitions dans l'ordre suivant : celles qu'elle juge à propos de renvoyer à un ministre ; celles qu'elle juge devoir être indépendamment de ce renvoi soumises à l'examen de la Chambre ; celles qu'elle ne juge pas devoir être utilement soumises à cet examen. Avis est donné au pétitionnaire de la résolution adoptée à l'égard de sa pétition. Tout député peut prendre communication des pétitions en s'adressant au président de la commission chargée de leur examen. Un feuilleton distribué aux députés mentionne le nom et le domicile du pétitionnaire, l'indication de l'objet de sa pétition, le nom du rapporteur et la résolution adoptée par la commission. Tout député — dans le mois de la distribution de ce feuilleton — peut demander le rapport d'une pétition en séance publique. Après l'expiration de ce délai les résolutions de la commission deviennent définitives à l'égard des pétitions qui ne doivent pas être l'objet d'un rapport public et elles sont mentionnées au *Journal officiel*. Les pétitions qui sont relatives à une proposition soumise à l'examen d'une commission spéciale peuvent être renvoyées à cette commission qui doit les mentionner dans son rapport. De même et dans un délai de six mois les

une "*commission des congés*" (11 membres) chargée d'aviser sur les demandes de congés des députés [5], enfin plusieurs grandes commissions de 33 membres dites "*commission du budget*" [6], "*commission d'administration départementale et communale*", "*commission de l'armée*", "*commission des chemins de fer*", "*commission de l'enseignement*", "*commission de la marine*", "*commission des colonies*", "*commission du commerce et de l'industrie*", "*commission de législation criminelle*", "*commission de législation fiscale*", "*commission des économies administratives*", etc. Ces grandes commissions d'examen aux intitulés bien parlants sont permanentes et ne peuvent être nommées qu'en vertu d'une résolution spéciale de la Chambre.

Après leur prise en considération adoptée, les projets ou propositions de loi sont distribués dans chaque bureau et renvoyés aux commissions d'examen compétentes. Si le sujet ne correspond pas aux commissions mentionnées ci-dessus une commission spécifique à la question sera instaurée. Elle sera, par définition, provisoire (le temps de traiter la question). Par exemple, des propositions de loi contre l'ivresse sur voie publique ont été formulées à partir de 1870 pour aboutir à un texte de loi en 1873. Ce sujet n'étant pas traité à la Chambre à ce moment-là ; une commission d'examen a été immédiatement mise en place et qui disparaîtra jusqu'à l'aboutissement de la proposition ou du projet de loi en texte de loi ou sera maintenue si d'autres propositions ou projets de loi concernent le sujet. Les commissions d'examen à la Chambre des députés comme au Sénat sont ponctuelles détenant une longévité qui dépend de la question traitée au Parlement. Paradoxalement, elle peut devenir permanente lorsque d'autres projets ou propositions de loi relèvent de la même question. Lorsque les parlementaires ont légiféré sur les accidents professionnels des

---

membres doivent faire connaître, la suite donnée par eux, aux pétitions qui leur ont été renvoyées.

[5] Les *commissions* des *congés* donnent leur avis, sur chaque demande de congé, qui leur est soumise. Ces avis sont portés par le président à la connaissance de la Chambre.

[6] Les délibérations de la commission *du budget* sont à cause de son importance soumises à des règlements spéciaux. Elle est, en effet, chargée non seulement de l'examen de la loi des recettes et des dépenses mais de tous les projets de loi portant demande de crédits supplémentaires ou extraordinaires afférents aux exercices courants (clos ou périmés) et de tous les projets de loi ou propositions qui peuvent avoir, pour effet, de modifier les recettes ou les dépenses de l'État. Ses membres ne peuvent faire partie d'une seule autre grande commission tant que les rapports n'ont pas été distribués. La présence de 17 membres au moins est nécessaire pour la validité des votes. Le lendemain, de chaque séance, les noms des membres présents, excusés ou absents, sont insérés au *Journal officiel*. Enfin cette commission désigne un rapporteur général et autant de rapporteurs qu'il y a de grands services publics. Source : La *Grande Encyclopédie*, Paris, Henri Lamirault, 1886-1902, 32 volumes (tome 25).

ouvriers (loi de 1898), une commission d'examen parlementaire sur le travail existait déjà concernant la législation du travail des enfants mineurs et des femmes et la législation sur la durée et les conditions de vie des travailleurs.

Chaque commission nomme un président et un secrétaire. Elle se réunit autant de fois qu'il est nécessaire à l'examen de la question qui lui est soumise. Si elle n'est pas compétente, elle part s'enquérir du sujet sur le terrain ou invite directement les professionnels de la question à s'exprimer, à exposer l'état de la question ou à lui soumettre leurs opinions. Elle peut faire intervenir autant de spécialistes qu'il le faut. De même qu'elle peut demander l'avis de n'importe quelle institution concernée par la question. À l'issue de l'examen, un rapport est rédigé. Un rapporteur est désigné pour rendre compte des travaux de la Commission devant la Chambre. Le secrétaire rédige un procès-verbal des séances de la commission qui mentionne le nom des membres présents. Ces procès-verbaux et les pièces annexes sont déposés aux archives de la Chambre, après le vote des projets consultables à tout moment, par les membres parlementaires des chambres respectives.

Pour être recevables, les propositions de loi doivent être formulées par écrit en articles de loi et précédées d'un exposé des motifs. Le rapport d'étude élaboré par les membres d'une commission permet d'éclairer les autres députés de la Chambre sur la question à légiférer. Chaque rapport doit être détaillé, précis et défini, présentant le sujet de façon claire et argumentée, accompagné d'un exposé si possible de législation comparée avec notamment la législation des pays voisins ou se rapporter à une législation antérieure ou à venir. Le rapport doit tenir compte des opinions diverses qui se sont manifestées dans la commission, et motiver sur les points importants le sentiment de la minorité. Il est terminé par une rédaction précise disposée par articles du projet qui sera soumis aux délibérations de la Chambre. Les rapports sont déposés en séance publique. Ils sont imprimés et distribués vingt-quatre heures au moins avant l'ouverture de la discussion, afin que les députés aient le temps matériel de les examiner. En cas d'urgence, les délais de distribution ne sont pas exigés. Les rapports parlementaires présentent dans tous les cas un argumentaire de la proposition ou du projet de loi et une partie juridique présentant l'ensemble des articles de loi. Des documents sont joints, en annexes. Imprimés par le Journal officiel, ils sont distribués aux autorités compétentes et à chaque parlementaire. Un rapport peut contenir entre 2 pages (juste le texte de loi surtout lorsque celui-ci n'a présenté aucune modification et reprend un rapport précédent) et 400 pages de modèle octavo lorsqu'il contient les documents originaux en annexe, tous genres et toutes typographies confondus. Pour le service des Archives du Parlement, le Journal officiel a fait imprimer une collection unique dénommée : "*Impressions*" que l'on ne peut trouver actuellement dans son entière intégralité et en *version papier original* à la Bibliothèque de Droit Cujas-Panthéon à Paris. Ces rapports ont été reliés par le Journal officiel dans une collection annexe à la séance des comptes rendus de l'hémicycle sous l'appellation « Documents parlementaires ».

Chaque député doit être pourvu de tous les documents qui lui sont nécessaires pour l'exercice de son mandat. Il reçoit un exemplaire des *Annales parlementaires* c'est-à-dire la réimpression pourvue de tables des matières des débats et documents parlementaires insérés *in extenso* à l'*Officiel* ; un exemplaire du *Journal officiel* (lois et décrets) ; un exemplaire du *Compte rendu analytique* des débats ; un exemplaire des projets de loi, des propositions de loi, des amendements, du rôle général des pétitions, du feuilleton des pétitions au fur et à mesure qu'ils sont imprimés ; un feuilleton, qui contient, les objets qui doivent être discutés à chaque séance. Il reçoit, aussi, un exemplaire de toutes les publications statistiques provenant des ministères (divers comptes de la guerre et de la marine, situation financière des communes et des départements, chemins vicinaux, chemins de fer, statistiques graphiques).

III. Les discussions parlementaires

Tout travail de commission ou de bureau mis en discussion à l'Assemblée doit être en premier lieu, inscrit à "*l'ordre du jour*". L'ordre du jour correspond à la composition et au déroulement des discussions dans l'hémicycle de la séance à venir. Il est défini et discuté à la fin de chaque séance plénière en faisant parfois voter les députés présents pour décider de la priorité des discussions ou des autres activités. L'ordre du jour est affiché dans l'enceinte du palais législatif publié au *Journal officiel,* inséré dans des publications appelées "*Feuilletons*" qui sont distribuées à chaque député. Le président de la Chambre ouvre la séance à l'heure fixée. Il est suivi d'un des secrétaires qui donne lecture du procès-verbal de la séance précédente. Le Président reprend ensuite la parole pour communiquer à l'Assemblée diverses informations : dépôts de rapports, annonce de décès, annonces de décret de nomination pour le commissaire du gouvernement, etc.

Une discussion générale s'ouvre sur l'ensemble du projet ou de la proposition de loi. Chaque parlementaire doit demander la parole. Aucun parlementaire ne doit interrompre ou interpeller l'orateur du moment à l'exception du Président de la Chambre des députés, des ministres présents ou des Commissaires du Gouvernement qui sont libres de prendre la parole quand ils le désirent. Le Président donne la parole aux parlementaires qui se sont inscrits à cet effet. Un principe est appliqué sous la IIIe République ; le Président fait intervenir en premier les contestataires du projet ou de la proposition de loi pour ensuite laisser intervenir leurs défenseurs.

Lorsque tous les orateurs inscrits ont fait valoir leurs arguments, le président consulte l'Assemblée sur le point de savoir si elle entend passer à la discussion des articles — et si la Chambre s'y refuse, il déclare que le projet n'est pas adopté. Si elle y consent, la discussion reprend portant successivement sur chaque article et sur les amendements qui lui sont apportés. La discussion se déroule en deux temps. Au cours des discussions "*les amendements*" sont votés soient : par "*scrutin public*" (à la demande écrite de certains députés) ; par vote secret (dépôt d'un bulletin dans l'urne) ; par la méthode "*assis-debout*" (transformée généralement par la comptabilité des mains levées) *pour* ou *contre* ou l'"*abstention*" de la mesure. L'amendement est alors pris en considération ou rejeté ! Lorsqu'il est présenté au cours de la première délibération, il est immédiatement discuté et mis aux voix sans être soumis à la formalité de la prise en considération et si le rapporteur le demande, il est de droit renvoyé à la commission. S'il est présenté entre les deux délibérations il doit être renvoyé au service de la communication, imprimé et distribué - un jour au moins avant l'ouverture de la seconde. S'il est présenté dans le cours de cette seconde délibération il doit être motivé sommairement à la tribune ; le débat s'il y a lieu étant alors restreint entre les membres de la commission et l'auteur de l'amendement. Si les parlementaires ne se mettent pas d'accord en dépit de l'avis du rapporteur de la commission, des ministres, présents, l'amendement peut être renvoyé à la commission d'examen pour reformulation, précision ou discussion.

Un article de loi ne doit pas être trop technique et doit être exprimé dans un langage parfaitement clair, précis, ne portant aucune ambiguïté de sens ou de contre-sens. Il peut comporter — autant d'amendements qu'il est nécessaire par un même député ou par plusieurs députés — à la condition qu'il(s) ne présente(nt) pas, deux fois de suite dans la même séance, le même texte. Il faudra attendre la séance suivante pour reformuler dans un autre texte ce même amendement. Rejeté par le vote, son contenu peut être formulé différemment à la séance suivante. La Commission d'étude examine, formule, les amendements, en se mettant d'accord ou par voie de vote. Les députés non membres de la commission peuvent également formuler des amendements et prendre part aux discussions et aux votes. Ne sont présents dans l'hémicycle que les députés concernés par la question. Des députés défenseurs de telle ou telle idée ne manquent pas d'assurer la publicité de la question à leurs homologues députés ; pour que ces derniers prennent part aux décisions finales sanctionnées par le vote.

Les discussions générales au sujet du projet ou de la proposition doivent avoir lieu en première délibération. La seconde délibération est consacrée au vote définitif du projet ou de la proposition. Un projet ou une proposition de loi peut être adopté ou rejeté. En fonction de l'avancement dans les discussions, une proposition de loi peut devenir projet de loi. L'idée est soit reprise par le Gouvernement ou muée en projet de loi, lorsque les débats sur celles-ci sont suffisamment avancés. Lorsque la proposition de loi gagne en maturité (après exposition, concertation en commission, débat en hémicycle) "*une déclaration d'urgence*" peut-être demandée. La déclaration d'urgence peut être demandée à tout moment, sans interrompre cependant le cours de la discussion (en début ou en fin de séance) dans le but de faire accélérer l'examen de la proposition ou le projet de loi. Elle peut être demandée par le gouvernement, par la commission d'initiative parlementaire, par l'auteur de la proposition votée, par tout membre de la Chambre. Si l'Assemblée accorde cette demande qui doit être précédée d'un exposé des motifs, il n'est plus question des deux délibérations. Des parlementaires — s'y opposent parfois justement — pour ralentir la procédure car ils estiment que la future loi aura des répercussions trop lourdes, ou, sera difficilement applicable. Ils préfèrent donner le temps de la réflexion à l'ensemble de la communauté parlementaire pour qu'elle y réfléchisse bien.

Tout député a le droit d'interroger le gouvernement sur sa politique générale et chaque ministre (individuellement) sur ses actes personnels. Ce contrôle incessant est une garantie contre l'arbitraire du pouvoir exécutif. C'est ce qu'on appelle les *questions* au Gouvernement et les *interpellations* de celui-ci. Tout député qui veut faire une interpellation doit la remettre par écrit en mentionnant sommairement l'objet au président qui en donne lecture à la Chambre. Un des ministres ayant été entendu, la Chambre fixe le jour où l'interpellation sera faite mais elle ne peut renvoyer à plus d'un mois les interpellations sur la politique intérieure. Le débat a pour conclusion l'ordre du jour. Si l'ordre du jour pur et simple est demandé, il a la priorité ; s'il est écarté la Chambre se trouve d'ordinaire en présence de plusieurs ordres du jour motivés qui doivent être rédigés par écrit et déposés sur le bureau de la Chambre.

IV. Le vote

L'acte parlementaire, le plus important par définition, reste le vote. La Chambre peut procéder au vote des lois de deux manières différentes : *par* "*assis* et *levé*" ou à "*mains levées*", et par "*scrutin public*". Le *scrutin secret* a été supprimé (en 1885) sauf en matière d'élections.

Le vote par *assis* et *levé* est de droit sur toutes les questions. Le président, en mettant aux voix une de ces questions, prononce les paroles suivantes : « Que ceux qui veulent adopter ... veuillent bien se lever » et à fin de contrôle : « Que ceux qui sont d'un avis contraire veuillent bien se lever ». Assisté des secrétaires il comptabilise l'épreuve. S'il y a doute, cette épreuve est recommencée. S'il y a encore un doute, on passe au scrutin public. La Chambre vote par assis et levé sur les questions de rappel au règlement, sur la question de savoir si la parole sera enlevée à un orateur, sur les cas de censure. On procède au vote à main levée de la même manière. Généralement des deux méthodes. Sur des questions simples et souvent répétées - par exemple l'ordre du jour - le Président de l'Assemblée nationale procède par la méthode "*main levée*" pour éviter de faire bouger les députés à tout moment.

Le vote au *scrutin public* est de droit, premièrement comme il a été dit ci-dessus après deux épreuves douteuses ; deuxièmement sur tous les projets de loi portant ouverture de crédits autres que ceux d'intérêt local et sur les projets établissant ou modifiant les impôts et les contributions publiques. Il peut être demandé en toute matière, excepté dans les questions de rappel au règlement, d'interdiction de parole et de censure. Une demande de scrutin public doit être rédigée par écrit, signée de 20 membres au moins et déposée entre les mains du président sauf s'il s'agit de remédier à une épreuve douteuse. En ce cas, la demande peut être faite oralement par un seul membre.

Le scrutin public revêt deux formes différentes :

A/

Le président invite les députés à prendre leurs places. Chaque député a deux bulletins de vote sur lesquels son nom est imprimé : l'un *blanc* signifie adoption ; l'autre *bleu* non-adoption. Les huissiers parcourant les rangs présentent à chaque membre de la Chambre, une urne, dans laquelle il dépose un de ses bulletins. Lorsque tous les votes sont recueillis, le président déclare le scrutin clos. Aussitôt on apporte les urnes à la tribune. Les secrétaires font le dépouillement des bulletins et le Président proclame le résultat du vote, en disant : « Nombre de votants, tant. Majorité, tant.

Pour l'adoption, tant. Pour la non-adoption, tant. La Chambre a adopté ou n'a pas adopté. »

B/

Si 40 membres dont la présence à la séance est dûment constatée par un appel nominal en font la demande écrite et signée, le scrutin public a lieu à la tribune. Les députés y défilent. Chacun d'eux reçoit des mains d'un secrétaire une boule de contrôle, il dépose son bulletin blanc ou bleu dans une urne placée sur la tribune, puis remet sa boule dans une autre urne sur le bureau des secrétaires de droite. Il est procédé ensuite, comme précédemment, pour le dépouillement et la proclamation du vote. Si l'appel nominal est réclamé, la Chambre se prononce sans débats. Cet appel est fait par un des secrétaires et il est immédiatement suivi d'un nouvel appel pour les députés qui n'ont pas encore voté.

Pour que les votes soient valables, il est nécessaire qu'ils soient exprimés au moins par la majorité absolue des membres de la Chambre, c'est-à-dire par la moitié plus un du nombre légal des députés. C'est ce qu'on appelle : le "*quorum*". Le bureau est chargé de constater le nombre des membres présents. Si le quorum n'est pas atteint, il est procédé à un scrutin public. Un second tour de scrutin sur le même objet est porté à l'ordre du jour de la séance suivante et à ce second tour le vote est valable quel que soit le nombre des votants. Le vote est personnel. Dans la pratique, il arrive très souvent que des parlementaires absents de l'hémicycle fassent voter par leurs homologues présents. Ce qui entraîne, parfois, du désordre ! Il arrive que les noms de députés absents se retrouvent cinq ou six fois dans le même scrutin ou qu'un même député absent ait voté à la fois "*pour*" et "*contre*" une mesure. Dans le premier cas les bulletins sont retirés, dans le second, le vote est annulé et équivaut à une abstention.

Les résultats globaux du scrutin public sont portés au *Journal officiel* mentionnant le nombre des députés de l'Assemblée, le nombre de votants, le nombre des absents, les votants "*pour*", les votants "*contre*", les "*abstentionnistes*". Le détail nominatif du vote est mentionné en annexe du *Journal officiel* dans la partie des comptes rendus des séances. Il arrive, très souvent, que le journal officiel commette des erreurs. Au cours d'une séance, le député concerné ne manque pas de signaler l'erreur. Dès le lendemain, un encart de rectification de l'information est mentionné sur le journal.

Une fois votés, les projets de loi sont transmis par le Président au ministre qui en a fait la présentation. Les propositions de loi sont transmises, directement, par le Président de la Chambre au Président du

Sénat suivant leur évolution avant de devenir des lois. Quant aux propositions ou projets votés par le Sénat, si la Chambre les adopte sans modifications, le Président les transmet au président de la République par l'intermédiaire du ministre compétent. Si la Chambre adopte avec modifications, elles sont renvoyées au Sénat. Lorsqu'un projet de loi voté par la Chambre a été modifié par le Sénat, la Chambre peut nommer une commission chargée de se réunir à une commission du Sénat pour s'entendre sur un texte commun. Si les commissions ne s'entendent pas et si la Chambre persiste dans sa première résolution, le projet ne peut plus être remis à l'ordre du jour avant un délai de deux mois, sauf sur l'initiative du Gouvernement. Lorsque le Sénat a rejeté les projets ou propositions de loi votés par la Chambre, ces projets ou propositions ne peuvent être repris avant un délai de trois mois que sur l'initiative du gouvernement.

Le Sénat reproduit à l'identique le fonctionnement et la réglementation de la Chambre des députés à l'exception du mode d'élection des sénateurs qui se renouvellent par tiers. Au début de chaque année, le doyen d'âge préside le Sénat. Il est assisté par les six plus jeunes sénateurs qui remplissent les fonctions de secrétaires. Le bureau définitif se compose de 1 président, 4 vice-présidents, 6 secrétaires, 3 questeurs. Les procès-verbaux des élections des sénateurs sont répartis entre les bureaux ; comme à la Chambre, les élections sont vérifiées, rapportées, discutées, validées ou invalidées, suivant la même procédure.

Le Sénat compte 9 bureaux renouvelés chaque mois en séance publique par tirage au sort. Ces bureaux élisent les commissions mensuelles ou spéciales qui ont les mêmes attributions et les mêmes dénominations que celles de la Chambre. Les discussions se déroulent de la même façon qu'à la Chambre. Le procédé des amendements et des votations est également le même. Au Sénat il suffit qu'une demande de scrutin public et même de scrutin public à la tribune soit signée de 10 membres, mais dans ce dernier cas, la Chambre Haute siège. La présence de 151 sénateurs majorité absolue du nombre légal est nécessaire pour la validité des votes. Les sanctions disciplinaires sont sensiblement les mêmes qu'à l'Assemblée.

Les députés peuvent s'absenter de l'hémicycle pour se rendre dans leur circonscription ou remplir d'autres fonctions politiques ou professionnelles. Au préalable, ils doivent déposer une demande de congés à la Chambre. Est déclaré "absent" sans congé, le député qui pendant six séances consécutives n'aura pas répondu aux appels nominaux ou n'aura pris part ni aux travaux des bureaux et des commissions ni aux séances publiques, aux discussions de tribune et aux scrutins.

V. La discipline de l'Assemblée

Le Président de l'Assemblée conduit les séances parlementaires et règne en chef d'orchestre dans l'hémicycle. À tout moment, il peut suspendre le déroulement de la séance, congédier ou expulser un parlementaire. Il assure en permanence le bon déroulement de la séance et garantit la discipline lorsque celle-ci fait défaut. Plus sages à la Chambre Haute, les députés de la IIIe République ne manquent pas souvent de chahuter. Les discussions sont parfois houleuses, passionnées et contestataires ! Les confrontations se jouent entre une "*majorité*" et la "*minorité*" de tendances opposées. La majorité abuse de ses pouvoirs et adopte une attitude naturellement dominante, oppressive et tyrannique. La minorité conteste la plupart du temps, la majorité, en dénonçant les abus d'autorité et de pouvoir de la majorité ; usant de la réglementation de la Chambre. Aucun parlementaire ne peut prendre la parole sans l'avoir demandée, au préalable, au Président de l'Assemblée. Le Président l'accorde ou la refuse. Dans les discussions les orateurs parlent alternativement "pour" et "contre". Chaque orateur ne peut être interrompu avant la fin de son discours. Il doit s'en tenir au sujet traité. Si le député s'en écarte, le Président de la séance le rappelle à l'ordre. Si l'orateur est rappelé deux fois à l'ordre dans le même discours, le Président consulte la Chambre pour savoir si la parole ne lui sera pas interdite pendant le reste de la séance sur le même sujet. Le Président de l'Assemblée stoppe l'orateur quand les députés de l'hémicycle ne respectent pas le silence, n'écoutent pas l'orateur, contestent un peu bruyamment ou manifestent leur désapprobation. La séance est alors suspendue et reprise une heure plus tard ; voire le lendemain lorsque les règles de discipline ne sont pas tenues. Les députés se retirent dans leurs bureaux.

Le *Journal officiel* dans sa partie « comptes rendus de séances » ne manque pas de retranscrire à la lettre tous les discours, tous les gestes, toutes les activités de l'Assemblée. Les secrétaires retranscrivent (entre parenthèses en peu de mots) les comportements du style « applaudissements », « rires à gauche », « désapprobations au centre droit », « interpellation du député untel ». Une séance n'est jamais terminée avec son programme, le Président consulte toujours l'Assemblée pour demander la clôture. Les opposants demandent alors la parole contre la clôture. Toutefois pour éviter les prolongations abusives et interminables des séances, la parole est accordée à un seul orateur. Le Président de l'Assemblée dispose d'un ensemble de sanctions lorsque les députés entravent la réglementation. Le *rappel à l'ordre* est applicable à tout orateur qui s'écarte de l'ordre, à tout député qui trouble l'ordre, soit par des interruptions ou des manifestations quelconques. "*Le rappel à l'ordre avec inscription au procès-verbal*" est applicable à tout député, qui dans la même séance, aura encouru un premier rappel à l'ordre. Cette peine emporte de plein droit la privation pendant quinze jours de la moitié de l'indemnité allouée aux députés. Seul le président a le droit de rappeler à l'ordre. Plus grave dans les sanctions : la *censure*. Elle est applicable à tout député qui après le rappel à l'ordre avec inscription au procès-verbal n'a pas respecté la réglementation ; à tout député qui en l'espace d'un mois a encouru, trois fois, le rappel à l'ordre ; à tout député qui dans la Chambre a donné le signal d'une scène tumultueuse ou d'une abstention collective de prendre part aux travaux législatifs ; à tout député qui a adressé à ses collègues des injures, provocations ou menaces. La censure simple est prononcée par la Chambre, sans débats par "*assis*" et "*levé*", sur proposition du président. Le député censuré a toujours le droit d'être entendu ou de faire entendre en son nom un de ses collègues. La décision de la Chambre est inscrite au procès-verbal. La censure simple emporte de droit la privation pendant un mois de la moitié de l'indemnité législative, l'impression et l'affichage à 200 exemplaires aux frais du député censuré de l'extrait du procès-verbal mentionnant la censure. Les affiches sont apposées dans toutes les communes de la circonscription par laquelle le député a été élu. La "*censure avec exclusion temporaire*", du palais de l'Assemblée, est applicable à tout député qui résiste à la censure simple ou qui dans le cours de la session a subi deux fois la censure simple ; à tout député qui en séance publique fait appel à la violence, provoque à la guerre civile ou à la violation des lois constitutionnelles ; à tout député qui outrage la Chambre ou une partie de la Chambre ou le président ; à tout député qui adresse à un ou plusieurs membres du Gouvernement des injures, provocations ou menaces ; à tout député qui outrage le président de la République, le Sénat ou le Gouvernement. La censure avec exclusion temporaire a pour conséquence l'interdiction de prendre part aux travaux de la Chambre et de reparaître dans le Palais législatif jusqu'à l'expiration du jour de la quinzième séance qui suit celle où la mesure a été prise. La décision de la Chambre prononçant la censure avec exclusion temporaire est inscrite au procès-verbal. Cette peine emporte de droit la privation de la moitié de l'indemnité législative pendant deux mois et de plus à 200 exemplaires aux frais du député censuré de l'extrait du procès-verbal mentionnant la censure.

VI. L'organisation matérielle de l'Assemblée[7]

La Chambre des députés se trouve au Palais-Bourbon. La salle des séances se présente en hémicycle où les sièges des députés sont disposés, en rangées symétriques, qui s'élèvent en gradins et sont coupées de travées qui facilitent la circulation orientée vers le bureau de la Présidence de l'Assemblée où se joue l'orchestration parlementaire. Chaque place est numérotée et porte une étiquette où est inscrit le nom du député qui dispose d'un fauteuil et d'un bureau où il peut ranger quelques papiers et bulletins de vote. Les premiers rangs en face et près de la tribune sont réservés aux ministres. La tribune centrale tournée vers l'hémicycle et les tribunes du public comprend le bureau du Président accompagné de ses vice-présidents et de ses secrétaires. Juste en dessous, un perchoir où l'orateur (président du Conseil, ministre, député) vient prendre la parole. Sur les côtés, les secrétaires-rédacteurs, les sténographes, prennent note de tout ce qui est dit. Les questeurs prennent en charge l'organisation de la séance en transmettant les messages aux députés, en assistant le déroulement des scrutins. Les députés ont à leur disposition tout le confort de travail : salles de réunion, bureaux, salles d'audiences où ils reçoivent leurs électeurs, une excellente bibliothèque à proximité de l'hémicycle, une salle de presse où bon nombre de journaux sont offerts, une Poste pour l'expédition de leur courrier, un coiffeur, un pédicure, une buvette. Le président, les questeurs, les secrétaires généraux et les principaux employés sont logés dans le palais législatif. Le président dispose d'un cabinet politique. En séance, il est assisté d'un secrétaire général avec le concours duquel il dirige les services législatifs ; les questeurs dirigent les services administratifs. Les services législatifs administrés par le secrétaire général de la présidence comprennent : la section des travaux législatifs, chargés de préparer le travail du président ; la section des délibérations du bureau, correspondance et personnel des services législatifs dont l'intitulé explique suffisamment les attributions ; la rédaction du compte rendu analytique qui fournit à la presse dès le soir même d'une séance, le compte rendu abrégé de cette séance et qui donne un autre compte rendu sommaire transmis par voie télégraphique, au président de la République, au Sénat et au Syndicat de la Presse ; la sténographie qui rédige le compte rendu *in extenso* inséré dès le lendemain matin dans le *Journal officiel* (les orateurs sont admis à corriger la sténographie manuscrite de leurs discours jusqu'à minuit et les épreuves jusqu'à deux heures du matin) ; le bureau de l'expédition des lois et des procès-verbaux. Les services administratifs gérés par le secrétaire général de

---

[7] *La Grande Encyclopédie*, tome 25, p.1135.

la questure comprennent : la section du personnel et comptabilité, la section du matériel, le service des bâtiments, la caisse, la bibliothèque, les archives, le service intérieur. Le service des huissiers, le service médical, le service militaire dépendent à la fois de la présidence et de la questure. La Chambre possède un budget spécial sur lequel elle a toute autorité et qui n'est pas soumis au contrôle de la Cour des comptes. Ce sont les questeurs qui préparent le budget. La commission de comptabilité l'examine et le soumet à l'approbation de la Chambre en séance publique. Après quoi, la dotation affectée aux dépenses annuelles est portée au budget général de l'État et votée par la loi de finances de chaque exercice.

Conclusion

Ayant pris connaissance de la lecture intégrale des comptes rendus du *Journal officiel* sur les grandes lois sanitaires de la IIIe République sur quarante années de vie parlementaire, j'ai pu apprécier dans son ensemble le déroulement des séances se répétant selon un rituel parfaitement rodé et des habitudes de fonctionnement bien ancrées ! Identiques à la ponctuation des phrases formulées par un point à chaque fin de syntaxe, les nombreux rappels à l'ordre par le Président de séance lorsque les députés s'agitent ne se comptent parfois plus. Bavardages, chuchotements, indisciplines : tel est le quotidien des hémicycles politiques français sous la IIIe République. Le Président de séance en est plus souvent occupé à policer les mandataires qu'à prendre note des propos. Le chahut est souvent occasionné par les orateurs de prestance, les provocateurs patentés, les bonimenteurs ennuyeux, les députés prolixes … encouragés, par une minorité, qui est en désaccord avec la majorité parlementaire ou lorsqu'un membre du Gouvernement ou un rapporteur de la Commission d'examen, s'en prend avec véhémence, à l'opposition ! La bonne humeur latine délibérément provocatrice et délétère est une arme fatale et propre à la culture française très représentée au cœur des chambres politiques ; s'alliant de manière harmonieuse — avec l'intense et non moins diversité régionale — seconde caractéristique, singulière, de l'hexagone. Dans des ambiances, parfois très mouvementées, j'ai pu apprécier la truculence ou paradoxalement la lourdeur, les longueurs monotones des débats et la rhétorique communément pratiquée de l'époque. Sensations et admirations (amusées) sont garanties en lisant ces débats.

Ne disposant pas des prouesses de l'audiovisuel numérique extraordinaire de notre XXIe siècle actuel (travaillant sur du matériau uniquement papier vieux d'un siècle et demi d'âge !) je devais me représenter mentalement et physiquement chaque personnage ! Autrement dit, il me fallait m'imaginer les cris, les bruits, l'ambiance d'une séance d'hémicycle à la fin du XIXe siècle ; entrevoyant les redingotes et chapeaux haute-forme noirs, calèches de chevaux déambuler devant le Palais Bourbon, d'au moins 1000 personnages potentiels, « speakers » à la tribune, sur quarante années de vie parlementaire (défenseurs et contestataires législateurs de toute appartenance et de toute obédience confondues). La lecture des documents et des débats, restait pour ma part, parfois très fastidieuse parce qu'il me fallait identifier à chaque fois les orateurs participants tout au minimum ceux qui animaient les discussions en hémicycle et en commissions (généralement les mêmes) tout en devant rester concentrer sur la teneur et la longueur de la question étudiée par les Chambres qui pouvait durer vingt, trente années aboutissant à une loi comme je l'ai déjà mis en remarque, produisant beaucoup de documents. Ce n'était donc pas simple, sans compter toute l'énergie dépensée à décrypter les procès-verbaux des commissions d'examen manuscrits aux écritures très irrégulières et surtout illisibles pour certaines d'entre elles et des séances d'études qui devaient se rapporter aux discussions dans les hémicycles. L'exercice n'était pas aisé ! Progressivement gagnant en confiance par la patience, exercée chaque jour par une lecture assidue, par le rodage d'exercice d'identification des documents et l'orchestration du travail législatif effectué ; je finissais par m'accommoder de toute sorte, de difficultés, d'obstacles, qui obstruaient la compréhension du scénario jusqu'à son aboutissement final. Pour venir à bout des difficultés et surtout ne pas ajouter quelques nœuds supplémentaires aux quelques paquets de ficelles que je devais dénouer ; je me raccrochais, bien souvent, à l'identité des personnages, à leurs types d'argumentations et surtout aux forces de convictions des joutes oratoires qui irritaient la plupart du temps l'Assemblée, traduites par des vociférations silencieuses (parce que lues) allant jusqu'à transpercer le papier pour atteindre mes tympans auditifs … C'est pour dire la force de convictions de ces augustes personnages !!! La typographie, très petite (caractères 8 ou 10) du Journal des débats n'a pas vraiment aidé le calme à la concentration de mes lectures quotidiennes. Mais il est tellement facile d'exprimer ces difficultés aujourd'hui à travers ces lignes (prenant un recul personnel délibérément si désinvolte qu'au moment de tout orchestrer mes 3000 pages de notes personnelles dans une besogne de toutes les minutes et à longueur d'années), *je n'oublierai jamais pour autant le labeur et les angoisses assez souvent insurmontables de décodage à rendre les événements intelligibles ! La patience était mise à rude épreuve. Il fallait simplement une bonne dose de constance et de répétition dans l'effort et de labeur pour parvenir à ses fins.* Malheur alors à la marionnettiste dont je portais les fonctions malgré moi à ne plus pouvoir, agiter de ses mains, cette vaste galerie de personnages. La nature humaine est capable de se conditionner et de se soumettre à toute forme de rudesse et d'apprentissage de la vie ou enfin presque…

Le travail législatif est très loin de se résumer à des querelles purement discursives. Il est un milieu souvent répétitif par son fonctionnement très technique : ordre du jour, dépôts et présentation, des projets, distribution des documents, élaboration de rapports, discussions, amendements et votes. Le Président valide et cautionne tous ces faits et gestes. Le contenu est tout aussi important que les formalités de fonctionnement de ces Chambres dont certains parlementaires n'hésitaient pas à redire la capitale importance des décisions traduites en texte législatif dont l'application de certaines réglementations peut avoir des conséquences fâcheuses et désastreuses concernant le sort des individus. La teneur des propos tenus décrivant les populations nécessiteuses ne pouvait m'échapper ! En dehors de scènes décrites par certains orateurs, comme poignantes, le duel était perceptible par exemple entre les libéraux et les radicaux-socialistes disposés à défendre les causes sociales contraires aux états d'esprit des premiers, à penser alors aux capitaux, aux rentes viagères, à la propriété, à la production et surtout au train de vie opulent et réceptions mondaines dans leurs châteaux. La misère sociale dans la seconde moitié du XIXe siècle est grande. Les législateurs ne peuvent fermer les yeux sur ces réalités. Les législateurs sont conscients des réalités — ou du moins le deviennent par la force des choses. Pour être efficaces, les lois doivent pouvoir s'appliquer à l'ensemble d'une population. Il n'est pas possible de traiter, la question sociale, en ignorant les facteurs dépendants de la production industrielle par exemple. C'est peut-être la raison de leur engagement réfléchi, à travailler avec prudence, lenteur et sérieux, sur un mode argumentaire de recherche finement élaboré.

Les débats politiques vont dès lors se répandre comme une traînée de poudre sur la place publique et dans les chaumières du pays ! Les enjeux deviennent alors nationaux. Les rapports parlementaires établis par les commissions d'études des questions à légiférer sont d'une qualité exceptionnelle par la clarté de l'exposition des motifs, par l'argumentation pertinente et étayée d'illustrations et surtout par le fait que tout parlementaire se donne la peine de citer la chronologie des travaux passés ou en cours d'élaboration. Le rapport parlementaire permet véritablement de prendre connaissance du sujet traité, des conditions dans lesquelles les hommes politiques réfléchissent et prennent des mesures et informe en partie de l'avancée des travaux. Il représente le travail des commissions d'étude mais ne rend pas forcément compte de l'état des discussions de ces commissions. Il faut aller voir dans les procès-verbaux manuscrits de la commission mandatée pour obtenir beaucoup plus de détails. Les interpellations en Assemblée sont également pertinentes. Les procédures du jeu parlementaire sont longues et subtiles loin d'être livrées, en intégralité, au Journal officiel. La réglementation est parfois complexe ; plongeant les parlementaires de la première décennie républicaine dans l'embarras à propos du code de fonctionnement, tellement les habitudes de réglementation n'étaient pas toujours maîtrisées dans les débuts de la IIIe République avec une nouvelle réglementation en vigueur des Chambres.

Aujourd'hui malgré l'imprégnation du sujet par la lecture assidue de tous les documents d'archives récupérés d'une collection quasi-complète de sources premières du jeu institutionnel de cette IIIe République et dotée d'un faible butin de supports explicatifs qui se résument aux règles institutionnelles (en dehors de la réglementation originale des Chambres et du Traité de droit parlementaire d'époque par deux secrétaires de la Chambre des députés, Jules Poudra et Eugène Pierre, édition de 1884) condensant le fonctionnement en quel que 1000 pages, les explications du fonctionnement parlementaire restent malheureusement trop abstraites et théoriques pour l'œil patenté d'un observateur extérieur. La comparaison n'a pas été possible avec le modèle des républiques suivantes ; le vocabulaire demeurant mais le mode d'activité évoluant et se modifiant au cours du temps.

En plus de toute cette littérature, j'ai fréquenté les archives et les bibliothèques du Parlement, j'ai assisté aux séances. Ma présence aux séances de commission n'a pas été permise et j'ai rencontré une vice-présidente, un conseiller et une assistante parlementaires du Sénat dans le cadre d'une série d'entretiens. Ce qui m'a donné un cadre plus illustratif et plus vivant de l'Institution ; moins cantonné à une relation théorique au matériau. Malgré les démarches je ne suis pas certaine d'avoir appréhendé toutes ces nombreuses subtilités réglementaires qui permettent de définir les tenants et les aboutissants de l'instauration d'une loi. Dans toute cette étude, je ne peux rendre compte des conduites et des motivations personnelles ou collectives parce qu'il est possible d'affirmer qu'avec le système de répartition par technique de tirage au sort, les parlementaires sont renouvelés très souvent au niveau des bureaux et des commissions. Le brassage des genres est donc permanent.

De façon globale, le régime parlementaire de la IIIe République fonctionne bien. Les grandes lois de santé publique en France émergent de ce terreau législatif si fertile de fin de siècle. Est-ce un hasard ? L'expliquons-nous par l'engagement important des médecins-législateurs ? Est-ce lié à un régime politique plus novateur ? Toutes ces questions continueront leur cheminement tout au long de l'analyse proposée. Les médecins parlementaires sont-ils, les seuls acteurs véritables d'une politique sanitaire en France, à la fin du XIXe siècle ? La réponse est négative pour les raisons évoquées ci-dessus. La réglementation des Chambres ne permet pas un rassemblement des corporations professionnelles au sein d'un même bureau ou d'une même commission. Les prochains chapitres tendront à montrer qu'un certain nombre de politiques d'horizons très divergents portaient de l'intérêt à voter de telles mesures législatives et à encourager à mettre en place la politique sanitaire du pays. Présenté de cette manière, nous pouvons croire que les lenteurs législatives tiennent tant à la contrariété des hommes ; qu'au cheminement plus ou moins compliqué, des travaux préparatoires politiques. Je tenterai de le démontrer au cours de ce livre et je ne cesserai de prouver l'engagement certain et l'investissement moral, professionnel et le sérieux de ces hommes. Le décor est planté et tous les matériaux sont rassemblés afin de comprendre les rouages de la machinerie législative et politique dynamique de cette fin de siècle.

SECTION II

LOI DU 15 FÉVRIER 1902 RELATIVE À LA PROTECTION DE LA SANTÉ PUBLIQUE

CHAPITRE 1

UNE LOI SANITAIRE PLURIELLE[1]

Introduction

La loi de santé votée en 1902 est la concrétisation finale des efforts entrepris par les hygiénistes au cours des trente premières années de la IIIe République afin de mettre en place une organisation de la santé publique et une véritable politique sanitaire au pays qui n'existait jusqu'à présent. Il est très important de le souligner ! Les premières volontés, d'actions politiques, remontent à 1886. Des propositions de loi sont alors déposées à la Chambre des députés[2]. La question récurrente est de savoir si cette volonté politique de santé publique est vraiment la préoccupation fondamentale de l'État ? À l'occasion ; celle des législateurs ? De leurs côtés, les scientifiques, pensent politique dans leurs laboratoires de recherche (les uns rencontrant les autres). En 1874, Pasteur reçoit une récompense pour ses travaux de recherche par l'Assemblée nationale.

Conforté dans ses travaux de recherche, Louis Pasteur se tourna vers la maladie du charbon qui décimait jusqu'à vingt pour cent des troupeaux de moutons de la Beauce. À la demande du Conseil général d'Eure-et-Loir et du Ministère de l'Agriculture Louis Pasteur engagea ses recherches avec ses collaborateurs scientifiques Chamberland (député) et Roux. Ils constatèrent la présence de petits bâtonnets immobiles et transparents, appelés « bactéridies », dans le sang des animaux atteints par la maladie que l'on retrouvait morts dans les champs. Mêlées à la terre, ces bactéries créaient un foyer de contagion dû aux spores charbonneuses. Pasteur se demande alors si les vers retrouvés dans les terres souillées ne colporteraient-ils pas les spores charbonneuses qui répandent si bien le mal[3] ? Pasteur découvre

---

1 Récapitulatif chronologique de la loi en partie annexe 2 du livre.

2 Voir annexe 2 du livre.

3 Cf. « *Les œuvres de Pasteur* » réunies par Pasteur Vallery-Radot (gendre du savant) Paris, Masson, 1922-1939, 7 volumes. Et la correspondance réunie et annotée par Pasteur

le vecteur de la maladie et le remède pour endiguer le mal endémique : l'injection d'un bouillon de virus atténués de la maladie à tous les corps sains vivants. Le principe de la vaccination artificielle est né. La reconnaissance des travaux de Pasteur ne suffit pas à elle toute seule ! Nous le verrons plus loin, il faudra surmonter beaucoup de réticences dans l'esprit des gens pour faire passer dans ce texte de loi de 1902 l'obligation de vaccination de l'ensemble de la population française. Toute l'œuvre de Pasteur est consacrée à montrer toute l'importance de la contamination par des infinis petits éléments propagateurs de maladies et de mort. D'où la lutte antimicrobienne – traduite chez les hygiénistes – par la théorie de « l'antisepsie » (travaux du chirurgien anglais Joseph Lister) et de « l'asepsie » (travaux scientifiques de Pasteur). « Nettoyer », et, « désinfecter » sont devenus les maîtres mots de la communauté hygiéniste dès les années 1880. Il faudra beaucoup de temps pour convaincre les hommes de science et de médecine, les administrateurs des hôpitaux, des écoles, des casernes… Les hommes politiques, puis enfin la population en général, sur l'intérêt d'une telle pratique sanitaire.

Dans le cadre de la discussion de cette loi de protection de la santé (promulguée au Journal officiel le 15 février 1902), il est abordé les problèmes suivants que nous traiterons à notre tour au fil de ce chapitre :

1 L'assainissement des logements insalubres, en référence à la loi de 1850 relative aux logements insalubres.

2 La lutte contre les épidémies, les maladies contagieuses.

3 L'organisation des services de santé publique avec la création d'un ministère de la Santé publique.

4 L'obligation de la vaccination.

Cependant avant de présenter chacune de ces thématiques il est nécessaire de résumer le parcours chronologique de cette loi de protection de santé publique qui va aboutir au texte définitif en 1902.

I. Résumé des travaux parlementaires sur la loi de 1902

Dès le 22 juin 1886, une proposition de loi déposée à la Chambre par le député Siegfried relative à l'organisation de l'administration de la santé publique a été prise en considération. Ses finalités sont multiples : faire

---

Vallery-Radot, Paris, Flammarion, 1951, 2 volumes. Les comptes rendus de l'Académie des Sciences, 1862-1887 (nomination de Pasteur en section de « *minéralogie* »).

baisser la mortalité, éduquer la population aux règles d'hygiène de vie rudimentaires, endiguer les épidémies, rendre le pays salubre par l'assainissement des logements, des voiries, des villes, de l'eau potable (...) Cette administration aurait pour mission d'organiser, de surveiller, d'exécuter, les mesures d'hygiène publique selon les députés qui ont déposé la proposition de loi.

Le 13 janvier 1887, le ministre du Commerce et de l'Industrie dépose un autre projet de loi relatif à l'organisation des services de l'hygiène publique. Ce projet de loi est renvoyé à la commission d'examen mise en place du fait de la proposition précédente. En cela, le Gouvernement est soutenu par des institutions de choix qui approuvent le projet : l'*Académie de médecine* ayant voté trois fois le projet ; la *Société de médecine publique et d'hygiène professionnelle de Paris* ayant voté deux fois le projet ; la *Société de statistiques*, le *Congrès des Sociétés protectrices de l'enfance*, les *Congrès internationaux d'hygiène de Paris, de Turin, de Genève et de La Haye*, l'*Association française pour l'avancement des sciences*, etc. La démographie représente une problématique de société majeure et chère au Gouvernement qu'il convient de surveiller. L'État est bien conscient du faible accroissement de la population, ralenti par une forte mortalité infantile et le fléau des maladies contagieuses qui provoque des victimes par dizaine de milliers... Voici deux enjeux de poids, préoccupants pour le Gouvernement, qu'il faille surveiller de très près et qu'il devra régler tôt ou tard ! En 1891, le taux de mortalité de la France pendant les cinq dernières années a été en moyenne de 22,21 décès pour 1000 habitants. En 1890, par suite de la violente épidémie de grippe qui a sévi durant les premiers mois de l'année, cette proportion s'est élevée à 23,10 décès correspondant à un excédent de décès de 42550 sur la moyenne des quatre années antérieures. Comme il est facile de le prévoir, c'est la population des villes qui supporte proportionnellement la plus forte part de la mortalité démographique du pays ! Pour l'ensemble des villes de plus de 10000 habitants représentant une population totale d'un plus de 9 millions (soit le quart de la France), la moyenne de la mortalité atteint 25,45 pour 1000. Elle est au contraire de 21,16 pour le reste de la France (28700000 habitants)[4]. Ces préoccupations avaient déjà été exprimées par le ministère de l'Intérieur en 1881 et renouvelées l'année suivante dans les mêmes conditions. En 1884, le rapporteur du budget du même ministère réitérait la même idée. S'inspirant de ces considérations un grand nombre de députés de toutes obédiences politiques confondues présentèrent le 26

---

[4] Chiffres donnés par le Ministre de l'Intérieur Constans dans son rapport sur le projet de loi relatif à la protection de la santé publique à la Chambre des députés, le 3 décembre 1891 (Impression n°1774).

juin 1886 une proposition de loi concernant l'organisation de la santé publique. Les propos suivants sont rapportés :

> « *La faiblesse de la natalité de la population comparée à celle des peuples voisins et l'excédent de moins en moins élevé en France des naissances sur les décès nous font un devoir de nous efforcer d'obtenir une diminution de plus en plus grande de la mortalité par les maladies transmissibles.* »

Dès janvier 1887, le Gouvernement déposait à la Chambre des députés : 1° Un projet de loi relatif à l'organisation des services de l'hygiène publique ; 2° Un projet de loi relatif à l'assainissement des logements et habitations insalubres.

Le projet de loi de 1891 (présenté à la Chambre par le ministre de l'Intérieur Constans) se donne les priorités suivantes :

- La prévention et la lutte contre les épidémies ;
- La vaccination et la revaccination obligatoires ;
- L'obligation d'une réglementation sanitaire dans chaque commune ;
- La redéfinition des attributions et du fonctionnement des comités, des conseils et des commissions d'hygiène publique ;
- L'organisation du service administratif chargé de l'exécution de la loi et de la surveillance des mesures sanitaires ;
- La définition des peines encourues par les contrevenants à la loi.

Le projet de loi adopté par la Chambre des députés est présenté au Sénat le 11 juillet 1893, par Charles Dupuy, Président du Conseil. Un rapport du médecin sénateur Cornil (au nom de la Commission d'examen est déposé le 27 décembre 1895) entraînant une première délibération avec modifications à la Chambre Haute le 16 décembre 1897. Le Dr Victor Cornil déclare ceci :

> « Messieurs, le projet de loi sur la protection de la santé publique, que nous venons soutenir aujourd'hui devant vous, est la codification des mesures propres à sauvegarder les citoyens contre les causes de maladie et de mort tenant surtout aux affections transmissibles et épidémiques. Jusqu'ici, l'administration centrale et les pouvoirs municipaux étaient armés contre les épidémies pestilentielles, contre les défectuosités de l'assainissement et de la salubrité de l'habitation par des lois et des décrets dont la rigueur ou l'insuffisance sont manifestes : parmi eux, il en est, comme la loi du 3 mars 1822, qui prescrivent des peines tellement draconiennes – la mort en particulier – pour des infractions qui nous paraissent presque légères, qu'il est impossible de les appliquer. Il en est de même de la loi de 1850 sur les logements insalubres, qui n'est appliquée nulle part, sauf dans cinq ou six grandes communes de France, Paris en particulier. Nous ne possédons pas

de loi générale. Des lois spéciales, dont plusieurs tombées pour ainsi en désuétude, des arrêtés préfectoraux ou municipaux isolés, sans lien commun, telle est notre législation sur l'hygiène. Il est donc nécessaire de codifier, de présenter dans leur ensemble toutes ces lois. Le projet de loi que nous avons l'honneur de vous soumettre aujourd'hui est un des plus importants que vous puissiez voter, en raison même de sa grande utilité.

À notre époque, et surtout depuis une quinzaine d'années, les grands progrès réalisés dans le domaine de l'hygiène et de la médecine rendent nécessaire la mise au point des lois anciennes, en les faisant cadrer avec nos connaissances scientifiques. Il est nécessaire de remplacer celles qui sont inapplicables par de nouvelles mesures législatives, d'y introduire des prescriptions que l'on ne pouvait pas prévoir autrefois, de rappeler aux municipalités quels sont leurs droits et de les inciter à s'en servir. Le moment est venu, en un mot, de refondre toutes ces armes hors d'usage, d'en fabriquer des nouvelles, et de réunir en une loi tout ce qui concerne l'hygiène publique. Nous avons été d'ailleurs, devancés dans cette voie par beaucoup des grands États européens dont la plupart ont une loi unique. C'est l'Angleterre qui a commencé puis l'Italie, l'Autriche-Hongrie, la Belgique, la Serbie, etc., ont suivi son exemple et tous en ont retiré d'excellents effets.

Un mouvement dans ce sens s'est produit, d'ailleurs, à la Chambre des députés, si bien que, depuis une quinzaine d'années, on peut citer une série de projets de loi sur la matière qui ont été déposés, soit par l'initiative parlementaire, soit par le Gouvernement. Il me suffira de rappeler la loi de M. Henry Liouville (médecin), sur la vaccination et la revaccination ; celle concernant les logements insalubres de M. Martin Nadaud ; la loi sur les services de l'hygiène de MM. Chamberland (collègue de Pasteur), Siegfried, Lockroy ; de M. Montaud sur l'adduction des eaux de source, et enfin le projet actuel émanant du Gouvernement, qui résume la plupart de ces lois. Déposé en 1892, rapporté par M. Lenglet (médecin) en 1893, il a été voté par la Chambre, et déposé sur le bureau du Sénat, il y a deux ans. La commission que le Sénat a chargée de cet examen a déposé son rapport à la fin du mois de décembre 1895, de telle sorte que ce projet de loi dort depuis plus d'un an. Pendant cette année, très souvent, à la Chambre, on a demandé au Gouvernement d'en hâter la discussion au Sénat ; et même, dans une des dernières séances de l'année précédente, on a demandé aux ministres de l'Intérieur et des Finances d'ouvrir, au budget de 1898, un crédit qui permit d'appliquer ce projet en 1898. Au début de cette discussion, je désirerais exposer le but poursuivi par le projet de loi, démontrer qu'il est possible de l'atteindre et vous convaincre, Messieurs, de son utilité de premier ordre.

Notre but, c'est d'assurer à tous les conditions hygiéniques nécessaires et suffisantes pour que la santé publique ne soit pas compromise. Ces conditions, qui constituent le minimum de bien-être hygiénique, sont l'altération, la bonne qualité d'eau et les égouts nécessaires à l'évacuation des matières usées, la salubrité des habitations, les mesures prophylactiques opposées à l'invasion des épidémies, telles par exemple que les vaccinations préventives et curatives, la surveillance des arrivages de l'étranger, la police maritime, la limitation et la destruction des foyers épidémiques par la désinfection des locaux et des objets souillés par les malades.

Ce sont là des principes essentiels de l'hygiène grâce auxquels on arrivera à diminuer la morbidité, c'est-à-dire le nombre des maladies observées dans une proportion relativement considérable. On respecte et on conserve ainsi le capital humain qui est la plus précieuse des richesses nationales. La réalisation des prescriptions de l'hygiène dépend surtout du bon vouloir des municipalités et de la surveillance des agents du pouvoir central. Dans notre projet de loi, le premier article porte que les maires prendront un arrêté en vue des applications de l'hygiène dans leur commune.

Cet arrêté portant règlement municipal prescrira toutes les mesures conformes aux instructions ministérielles déterminées sur l'avis du Comité consultatif d'hygiène de France. »[5]

La seconde délibération sur ce projet de loi à la Chambre Haute ne suivra pas de façon immédiate la première. Elle n'aura lieu que le 11 décembre 1900. Le sujet ne passionne ni le public ni les municipalités qui portent des critiques assez vives ! Dans ces mesures, les communes concernées par la question craignent de nouvelles charges financières, avec l'obligation de travaux d'assainissement, qu'elles ne considèrent pas prioritaires au regard de problématiques plus importantes et plus urgentes à régler. Les petites communes ne voient pas quant à elles — « Comment elles pourraient financer de pareils travaux sans aides du département ? ou de l'État ? » — Cette question sanitaire vient surprendre la tranquillité des municipalités et des citoyens résidents. Sur le plan national, il faut préciser que ce projet de loi tombe relativement mal ; dans la période même du conflit colonial de la France vis-à-vis de l'Angleterre, au regard de la situation critique à Madagascar, occasionnant des pertes humaines considérables de soldats décimés du seul fait des épidémies du paludisme qui ont eu pour conséquences sanitaires l'envoi immédiat des troupes médicales sur place afin de soigner le contingent, privant de cette façon la moitié des effectifs médicaux sur le plan national. La situation d'incidence diplomatique n'est pas négligeable. Et par suite, ce conflit, va tout simplement imputer les finances de l'État. Cet épisode de l'histoire coloniale ne doit pas être occulté[6]. Dans ce projet de loi (du côté Sénat)

---

[5] Journal officiel, Sénat, *Compte rendu de la séance* du 2 février 1897, session ordinaire, première délibération, p.69.

[6] Madagascar devient colonie française, en 1896, après une succession de coups de force sur fond de guerre civile. L'entente cordiale entre la France et l'Angleterre sera signée, en 1904, mettant fin à un très long conflit qui a opposé pendant des siècles les deux puissances coloniales. Il faut signaler que durant une bonne partie du XIXe siècle (après la récupération de la Guyane, de la Martinique, de la Guadeloupe, de la Réunion,

nous précise le Dr en médecine Alcide Treille les élus perçoivent une recrudescence insurmontable du fonctionnarisme d'État entraînant un alourdissement des dépenses publiques à la charge des départements et des communes[7]. Ils y voient également une mise en danger des libertés individuelles avec la volonté d'instaurer un contrôle par des inspecteurs sanitaires au domicile des particuliers. Certains législateurs dénoncent donc l'inutilité de redéfinir l'organisation des structures sanitaires en cas d'épidémies puisque l'article 97 de la loi de 1884 régulant le pouvoir des maires dans les municipalités suffit à prévenir et à assurer la salubrité des communes. Enfin est-il bien utile de dresser la liste des maladies épidémiques auxquelles sont applicables les dispositions de la loi ? Lorsque, aucune distinction entre les maladies contagieuses et les maladies épidémiques, n'est apportée ? Le Dr Treille commente à ce propos :

> « Il y a des maladies contagieuses à des degrés très divers, mais qui ne sont qu'à l'état sporadique, et il y a des maladies épidémiques qui ne sont pas contagieuses du tout, par exemple l'*influenza*, à la contagion de laquelle pour mon compte, je ne crois pas. »

Si le corps médical législateur (diaboliquement empêtré dans des querelles scientifiques) n'approuve pas les mesures d'hygiène préventive formulées en projets de loi à l'époque, comment pourrait-il convaincre ses homologues parlementaires qui ne sont pas médecins, des nécessités d'une telle application ??? Deux personnages du milieu de la médecine et de l'hygiène (Commissaires au Gouvernement) viendront éclairer le Gouvernement en tant que conseillers émissaires. Il s'agit du Dr Paul Camille Hippolyte Brouardel, Professeur de médecine légale à la Faculté de médecine de Paris, Membre de l'Académie de médecine et du préfet Henri Charles Monod, Directeur de l'Assistance publique et de l'Hygiène au ministère de l'Intérieur et associé libre de l'Académie de médecine. Comment ne pas les évoquer ?

Au cours de la discussion du budget de l'Exercice 1900, une commission de trente-trois membres appelée « *commission d'hygiène publique* » est nommée le 4 décembre 1900. À cette occasion, l'urgence est déclarée et

---

des comptoirs d'Inde et du Sénégal par Louis XVIII avec deux nouveaux traités de Paris en 1814 et 1815) la France va devenir la deuxième puissance coloniale du monde jusqu'en 1962. Il n'est pas étonnant qu'elle emploie de gros moyens pour mettre fin à certains conflits gênants qui dérangeraient ses affaires. Cf. É. BOURGEOIS, *Manuel historique de politique étrangère. Empires et nations : la politique mondiale (1878-1919)*, Paris, éditions Belin, 1932.

[7] Journal officiel, Sénat, *Compte rendu de la séance* du 16 décembre 1897, session ordinaire, première délibération, p.1430.

rend immédiate la discussion à la Chambre [8]. Les membres de la commission procèdent à des visites sur le terrain (laboratoires d'analyse, manufactures, fabriques en tous genres…) pour réfléchir aux conditions d'amélioration et d'organisation des services de l'hygiène. À la séance du 22 novembre 1900, le Dr Lachaud annonce par exemple qu'il va rédiger une proposition de loi pour l'installation d'appareils de désinfection dans les villes. Il soumettra son travail à la Commission[9]. Le Sénat délibère entre temps (le 11 décembre 1900), une deuxième fois, sur le projet gouvernemental. Certains sénateurs — reprochent le trop long délai qui s'est écoulé entre les deux délibérations — signalant le renouvellement du personnel et le non-rappel du texte présenté antérieurement à la Chambre Haute. La commission d'étude abroge la loi de 1850 sur les logements insalubres et impose aux communes de 50000 habitants de créer un bureau d'hygiène. Le rapporteur de la commission d'examen, le Dr Victor Cornil, fait remarquer qu'il est difficile de maintenir la commission des logements insalubres puisqu'elle n'a jamais fonctionné si ce n'est que dans quatre ou cinq villes précisant qu'à Paris le Conseil municipal et l'administration parisienne en demandent la suppression définitive[10].

La délibération commence par redéfinir le cadre des opérations en redistribuant : 1° Le texte primitif de la commission ; 2° le texte voté par le

---

[8] Cette commission d'hygiène publique comprend trente-trois membres :
1er bureau : Déribéré-Desgardes (magistrat), Gacon (médecin), Pourteyron (médecin) ;
2e bureau : Herbet (médecin), Borne (médecin), Lerolle (avocat) ;
3e bureau : Delbet (médecin), Thierry Delamour, Robert (médecin) ;
4e bureau : Henri Ricard (médecin, Côte-d'Or), Ermant (architecte), Amodru (médecin),
5e bureau : Villejean (médecin), Morel (médecin), Gautret (propriétaire);
6e bureau : Bachimont (pharmacien), Audiffred (avocat), Léon Melliet (enseignant du supérieur, directeur d'asile) ;
7e bureau : Émile Dubois (médecin, Seine), Krantz (ingénieur des manufactures de tabac), Stanislas Ferrand (architecte) ;
8e bureau : Ferroul (médecin), Aymé baron de la Chevalière (propriétaire), Néron-Bancel (propriétaire) ;
9e bureau : Limouzain-Laplanche (médecin), Chopinet (médecin), Vazeille (médecin) ;
10e bureau : Laboisière (profession non connue), Rouland (avocat), Malaspina (propriétaire) ;
11e bureau : Vaillant (médecin), Lachaud (médecin), Colliard (négociant en bières).
Plus de la moitié de la commission est composée de médecins.

[9] Archives Nationales, carton C/5660. Procès-verbal de la commission d'étude.

[10] Cf. I. CAVÉ, « La question des logements insalubres et les classes ouvrières au Parlement français au XIXe siècle : de 1850 à 1902 », intervention aux journées d'étude de Jujurieux (département de l'Ain) Soieries Bonnet sur le thème d'étude « Habiter l'usine, 1770-2000 ». Publication d'ouvrage collectif, Conseil général de l'Ain, à paraître fin 2016 (édité en anglais).

Sénat en février et décembre 1897 ; 3° le texte nouvellement soumis. L'enjeu du débat est cette fois de savoir, si la liberté illimitée du propriétaire, doit ou non prévaloir sur l'intérêt et les droits de l'universalité des citoyens ? Il s'agira de déterminer, également, par qui les dépenses de ces services d'hygiène seront financées ? Les communes ? Les départements ? Ou l'État ?

Le rapporteur de la commission souhaite mettre fin à la discussion du premier article du projet relatif à l'arrêté municipal pris par le maire touchant au règlement sanitaire. Ce règlement sanitaire vise à stopper les maladies transmissibles, à déterminer les mesures de désinfection et les prescriptions propres à garantir la salubrité des maisons et de leurs dépendances, tout particulièrement l'adduction d'eau potable et l'évacuation des eaux usées. Pour que l'autorité municipale sache qu'il existe des maladies contagieuses et transmissibles dans sa commune, il faudra qu'elle en soit prévenue par la déclaration des médecins et pour que cette déclaration puisse être effectuée, il sera (selon le rapporteur de la commission le Docteur Cornil) nécessaire qu'une liste des maladies transmissibles soit établie. Les articles 2 et 3 sont relatifs aux pouvoirs du préfet remplaçant le maire défaillant et usant de son autorité pour imposer à une commune un règlement élaboré par lui. Si le maire n'a pas rédigé de règlement municipal il lui en sera imposé ou conseillé un par l'autorité centrale, c'est-à-dire par le préfet agissant au nom du Gouvernement. Le Comité consultatif d'hygiène publique de France tiendra à la disposition des municipalités des projets de règlement. Le Dr Cornil commente :

> « Il ne faut pas croire que les règlements municipaux doivent toujours être conçus sur le même modèle, car il y a une très grande différence entre les besoins de la salubrité dans une grande ville, dans une ville de moyenne importance, ou dans une petite commune. Il faudra une série de modèles pouvant servir dans ces différents cas. *(sic)* »[11]

L'article 4 définit les codes d'établissement des listes des maladies épidémiques ou transmissibles. Les mesures proposées dans ce texte de loi visent à soustraire la population aux risques d'épidémies liés à l'insalubrité notamment des habitations. La question de la vaccination n'est pas encore évoquée.

De retour à la Chambre des députés, le 3 décembre 1901, toute la partie en cours de réflexion portant sur la création des six inspecteurs adjoints à l'inspection générale des services sanitaires est supprimée par la

---

[11] Journal officiel, Sénat, *Compte rendu de la séance* du 11 décembre 1900, session ordinaire, 2e délibération p.954.

commission d'examen[12]. Le projet de loi en cours d'élaboration donne tout pouvoir aux autorités locales. Le maire après avis de son conseil doit établir un règlement sanitaire communal déterminant les mesures de salubrité, fixant les obligations de désinfection, la destruction des objets contaminés (effets personnels du malade, habitat, etc.) réglant l'importante question des eaux potables : celle de l'évacuation des eaux résiduaires... Le préfet collabore à l'œuvre municipale, la suit et la complète à l'occasion. Tout ce qui est peut être utile dans les lois antérieures (et spécialement dans celle de 1884) reste en vigueur. Cette législation veut donner une cohérence aux mesures de prévention et de soins afin d'établir un véritable code d'hygiène et de salubrité publiques jusqu'ici manquant.

Une déclaration d'urgence et l'adoption du nouveau projet de loi révisé par la Chambre sont approuvées le 16 décembre 1901. Le projet sera présenté une dernière fois à la Chambre Haute le 21 janvier 1902. S'ensuivra une première délibération le 30 janvier 1901. L'adoption de l'ensemble du projet de loi relatif à la protection de la santé publique aura lieu à la Chambre des députés le 4 février 1901 et sa promulgation au Journal officiel le 15 février 1902.

Le problème de la vaccination est évoqué dans l'article 6 du projet de loi[13]. Il représente un des points importants du projet tant il y a des désaccords sur le sujet. Les discordances scientifiques, puis le programme de vaccination en lui-même, posent les questions suivantes : Par qui ? Comment et quelle population, faudra-t-il, vacciner ? Le sénateur médecin Alcide Treille propose un amendement (1re délibération, 31 janvier 1902) :

> « Aucun élève ne sera admis dans une école publique ou privée avant d'avoir présenté un certificat de vaccine. La vaccination et la revaccination sont

---

12 Commission chargée d'examiner le projet de loi, adopté avec modifications par le Sénat, ayant pour objet la protection de la santé publique. 3 décembre 1901. Rapport présenté par le Dr Borne, (I n°2807), Chambre des députés, septième législature. Cette commission est composée de : MM. Émile Dubois (Seine), *président* ; Henri Ricard (médecin), Villejean (médecin), Borne (médecin), *vice-présidents* ; Ferroul (médecin), Vazeille (médecin), Morel (médecin), secrétaires ; Déribéré-Desgardes, Bachimont (pharmacien), Audiffred, Léo Melliet, Stanislas-Ferrand, Aymé baron de la Chevrelière, Néronclencel, Limouzain-Laplanche (médecin), Chopinet (médecin), Labussière, Rouland, Malaspina, Vaillant (médecin), Lachaud (médecin).

13 Article 6 dont le texte est le suivant : « La vaccination antivariolique est obligatoire au cours de la première année de la vie, ainsi que la revaccination au cours de la onzième et de la vingt et unième année. Les parents ou tuteurs sont tenus personnellement de l'exécution de ladite mesure. Un règlement d'administration publique, rendu après avis de l'académie de médecine du comité consultatif de France, fixera les mesures nécessitées par l'application du présent article. »

obligatoires pour tout homme appelé sous les drapeaux et pour tout employé ou agent d'administration publique, dans les établissements relevant de l'administration de l'État, des départements ou des communes, notamment en cas d'épidémie ou de menace d'épidémie de variole.

Pour les particuliers et les militaires, avant leur incorporation, la vaccination ou la revaccination pourra toujours être pratiquée par le médecin de la famille. Le certificat délivré par ce praticien sera dispensé du timbre et fera foi.

La variolisation ou inoculation de la variole est interdite.

Aucune personne atteinte ou ayant été atteinte récemment de variole ne pourra être admise dans les voitures publiques, circuler ou être transportée dans un véhicule quelconque, sans certificat d'un médecin indiquant les précautions à prendre ou faisant connaître que la circulation du convalescent n'offre aucun danger pour la santé publique.

Les interrogations sur la programmation de la vaccination et de la revaccination fusent [14] ! Le médecin, sénateur, Treille s'interroge publiquement avec les questions suivantes. Comment ? Sous quelle forme ? Obligerez-vous, les citoyens, à se faire vacciner ? La vaccination après avoir été obligatoire sera-t-elle en même temps gratuite ou non ? Un corps médical de vaccinateurs sera-t-il formé ? Faudra-t-il encore consacrer des finances pour la création de ce service ? Certains parlementaires contestent le principe même de la vaccination notant des accidents et des complications observés dans la vaccination animale et qui pourraient éventuellement se reproduire sur l'homme. Le Dr Treille retire son amendement. La discussion se poursuit sur l'ensemble des autres articles du projet de loi. Personne ne remet en cause le caractère obligatoire de la désinfection pour les maladies contagieuses. Reste à savoir, juste comment et par qui, la vaccination, doit être appliquée ? Le projet prévoit « qu'elle ne sera appliquée administrativement que sur la demande du médecin traitant ou lorsque celui-ci n'aura pas déclaré avoir fait prendre lui-même les mesures nécessaires. »

Le rapporteur, de la Commission au Sénat, commente[15] :

« Cette rédaction me paraît légèrement contradictoire avec l'obligation de la désinfection ; si l'on attendait la demande du médecin traitant, il pourrait arriver qu'on n'y procédât jamais. Le médecin doit toujours faire la

---

[14] L. CHABANNES (Dr), *La vaccination et la revaccination obligatoires*, Lyon, Impr. de A. Vingtrinier, 1872.

[15] Rapport du Dr Cornil sur le projet de loi adopté par la Chambre des députés, adopté avec modifications par le Sénat, modifié par la Chambre des députés, ayant pour objet la protection de la santé publique (21 janvier 1902, Journal officiel, *Documents*, p.13 ou (Impression n°14. Première délibération).

déclaration des maladies épidémiques qui tombent sous son observation, et l'envoyer à la préfecture de police, à Paris, aux maires des communes dans les départements. C'est après cette déclaration que la désinfection intervient. Qui applique la désinfection ? À Paris, c'est la préfecture de la Seine ; c'est la préfecture de police, pour les communes suburbaines de la Seine. Et voici comment elle se pratique.

Au reçu d'une déclaration, un employé du service de désinfection de la Seine est envoyé à l'habitation de la personne morte ou atteinte d'une maladie infectieuse. Si les parents du décédé ou du malade consentent à ce que la désinfection soit faite au moyen des procédés en usage dans le service de la ville de Paris et de la Seine, on envoie de la préfecture une voiture avec des employés qui pulvérisent des liquides désinfectants sur les parois des chambres, lavent les parquets, empaquettent les linges souillés, la literie et les transportent à une station municipale où ces objets passent à l'étuve. C'est là ce qui se fait à Paris. Nous demandons qu'il soit procédé de la même façon dans toute la France, aux frais des communes qui ont un service de désinfection, un bureau d'hygiène, ou aux frais du service départemental pour les autres communes.

Ce service sera délicat à organiser ; c'est le conseil général de chaque département qui en règlera le fonctionnement. De plus, dans chaque département, en outre du service départemental, il y aura des villes qui possèderont un bureau d'hygiène, une étuve, un appareil pour la désinfection, et qui pourront desservir autour d'elles les communes voisines.

Ainsi dans ce département de l'Allier, que j'ai l'honneur de représenter au Sénat, cinq villes possèderont des bureaux d'hygiène et, en outre, il existera un service départemental. Le conseil général a facilement rattaché toutes les communes du département à l'un ou à l'autre des bureaux d'hygiène.

L'existence des bureaux d'hygiène départementaux ou urbains fera-t-elle disparaître les industries privées qui font aujourd'hui la désinfection ? Celles-ci seront-elles immédiatement remplacées par le service officiel ? En aucune façon, et nous ne supprimons pas les industries privées. »

Et le souci permanent pour ces législateurs est de savoir quels sont les moyens les plus efficaces pour procéder à la désinfection des services municipaux ou compagnies de désinfection privées et sous-jacents. Le problème du coût, comme le souligne, le sénateur Charles Prévet (Sénat, 1re délibération, 21 janvier 1902) est le suivant :

« Certains procédés de l'industrie privée peuvent être supérieurs à ceux employés par la ville de Paris, et M. le rapporteur vient de déclarer qu'aucun procédé ne serait exclu quand il serait reconnu efficace. Je ne crois pas que le projet qui nous est soumis ait pour effet de supprimer l'industrie privée. Ce qui me préoccupe, c'est la question budgétaire.

Le projet a pour effet – à Paris notamment – de créer des services municipaux extrêmement onéreux pour les contribuables. À Paris, ces services ne coûtent pas moins de 568 000 francs aux contribuables parisiens. Il y a des villes, comme Marseille, au contraire, où nous trouvons l'industrie privée remplaçant absolument les services municipaux, à la grande satisfaction de la municipalité, du corps médical et des intéressés.

Je demande donc que lorsque l'efficacité d'un procédé aura été constatée par le corps médical – car je me rappelle le mot de M. le commissaire du Gouvernement, il disait : « Il ne faut pas qu'il y ait une hypocrisie dans la désinfection et très certainement, lorsque la ville de Paris fait pulvériser du sublimé, c'est quelquefois une hypocrisie et non pas une réalité de désinfection » – je demande qu'il soit bien entendu que les municipalités ne feront le service de la désinfection qu'autant qu'aucune industrie privée ne voudra en prendre la charge, en d'autres termes qu'on ne fera supporter aux contribuables les dépenses d'une institution de ce genre que s'il est impossible d'en assurer le fonctionnement d'une autre manière.

En un mot, je voudrais que le service pût se faire de trois façons : ou par des services publics ou par des services privés qui donnent des garanties, ou bien même, car il y a des villes de France où cela a été fait, par des concessions, pour des durées déterminées, à des sociétés privées auxquelles on imposerait à la fois des tarifs et l'obligation de désinfecter gratuitement les indigents. On pourrait ainsi assurer tous les services sans faire tomber sur les municipalités et les contribuables des charges trop lourdes.

Je demande donc à M. Le Commissaire du Gouvernement de vouloir bien venir déclarer que les autorités du Ministère de l'Intérieur auront le devoir, non seulement de ne pas décourager les industries naissantes … »

Vinrent ensuite les discussions sur les pénalités à infliger à tous ceux qui dérogeraient à la réglementation ou aux personnels médicaux, qui compromettraient par acte médical, la santé d'autrui. Enfin, la réglementation sera plus tolérante vis-à-vis de la corporation de chiffonniers qui manipulent les détritus parce que leur profession le réclame au quotidien pour leur activité de recyclage des tissus, des papiers et autres déchets particulièrement microbiens ainsi que des occupants de très modestes habitats dits « cabanes-abris ». Ces familles (parmi les plus modestes) ne peuvent être relogées. Les sanctions seront plus clémentes.

II. Deux visées de la législation sanitaire

A/ Assainissement des logements insalubres : Loi de 1850 relative aux logements insalubres

Le rapport du Dr Langlet à la Chambre des députés (le 13 juillet 1892) doit rendre compte à la fois des propos de la commission d'étude dépêchée sur le projet de loi relatif à *la protection de la santé publique* et les propositions de loi de M. Édouard Lockroy relatives : 1° à l'organisation des services de l'hygiène publique ; 2° à l'assainissement des logements et habitations insalubres ; 3° la proposition de loi de Messieurs Jules Siegfried, Labrousse et plusieurs de leurs collègues sur l'organisation de l'administration de la santé publique[16]. La reprise de la loi de 1850 relative aux logements insalubres s'inscrit dans la réflexion du projet de loi plus global à propos de la santé publique puisqu'elle touche à la fois au programme de lutte contre la contagion que le Gouvernement souhaite dorénavant mettre en place. Si une habitation abrite un malade contagieux ou si cette habitation n'est pas entretenue conformément aux règles d'hygiène rudimentaires, elle représente un foyer potentiel de contagion des virus aux individus du milieu environnant. Une eau potable souillée en raison d'un dépôt d'immondices ou d'un tas de fumier campé devant la maison peut provoquer la transmission d'une typhoïde au voisin, doté de la même source d'alimentation en eau potable, qui contractera le virus lorsqu'il fera usage de cette eau. Il est donc question d'éviter, ces maladies transmissibles, en remédiant, aux facteurs d'insalubrité.

Il existait bien une législation, en matière d'insalubrité des logements, dès 1850, en réponse à l'épidémie de choléra de 1849. Cependant, hormis dans deux ou trois grandes villes, elle est restée lettre morte ! Pourquoi cette loi du 13 avril 1850 sur l'assainissement des logements insalubres n'a-t-elle pas été effective ? Tout simplement parce que les hygiénistes de l'époque (malgré leur organisation en conseils départementaux) ne disposent d'aucun moyen de faire respecter les règles communes. Incontestablement le texte de loi présente des défaillances. Le Conseil municipal d'une commune n'est pas obligé de nommer une commission de logements insalubres. Le député, Martin Nadaud, dans sa proposition de loi sur le sujet donne les chiffres suivants : « En 1858, précise-t-il, le ministère de l'Agriculture et du Commerce adresse aux préfets du défaut de l'application de la loi en signalant qu'il n'existe que 500 commissions sur 27000 communes qui pourraient régler ces problèmes d'habitations insalubres. » *(sic)*[17] En 1878, le Ministère en dénombre plus que 9 ! Il faut en déduire un sérieux problème ! Et dans ce même rapport d'étude (daté de 1885),

[16] Chambre des députés, annexe au procès-verbal du 13 juillet 1892 (Impression n°2334). Commission d'examen composée des Messieurs Lockroy président, Langlet (médecin) secrétaire, Taudière, Reybert (médecin), Michou (médecin), Viger (médecin), Desmons, Charles Roux, Siegfried, Antoine Perrier (Savoie), Trélat (médecin), Maruéjouls, Labrousse (médecin), Goirand, Herbet (Ain) (médecin), Félix Mathé (Seine), Duchasseint, Chautemps (médecin), Ernest Lafont (médecin), Boulanger-Bernet, Dron (médecin). Il faut noter une nouvelle fois 10 médecins sur 21 membres.

[17] Impression n°199, Chambre des députés, annexe au procès verbal de la séance du 10 décembre 1885, p.4.

présenté à la Chambre, le député Wolowski[18], n'hésite pas à dénoncer une certaine incohérence de ses homologues parlementaires :

> « Vous ne mettez aucune ressource à la disposition des commissions des logements insalubres que vous voulez instituer et vous vous refusez à comprendre dans ses attributions les ateliers et les manufactures. Voilà pourquoi j'ose affirmer que les mesures que vous nous proposez sont très insuffisantes. »[19]

Les parlementaires de la IIIe République objectivant de manière durable et sincère l'organisation des institutions d'hygiène, la lutte contre les maladies épidémiques et la baisse de la mortalité, sont quelques-uns à déposer des propositions au sujet de l'assainissement des logements et habitations insalubres dès 1882[20]. Y sont mentionnés une proposition en 1885 du député Martin Nadaud défenseur de la cause ouvrière ; un projet de loi en 1887 du ministre du Commerce et de l'Industrie Édouard Lockroy ; puis une proposition de loi en 1889 sur le sujet avec Édouard Lockroy qui redevient député[21]. Tous parmi eux — reconnaissent les failles de la loi du 13 avril 1850 — en dénonçant le manque de personnel compétent pour imposer les mesures de salubrité ! Dans son projet de loi[22], le ministre du Commerce et de l'Industrie Édouard Lockroy commente par ces propos[23] :

> « En France, sur 36 000 communes, 29 000 n'ont ni docteur ni officier de santé ; et les personnes qui, en dehors du corps médical, pourraient être compétentes, ne voudraient pas accepter de faire partie d'une commission qui les mettrait en lutte avec les intérêts voisins journaliers. Il faut, pour atteindre le but, une commission étrangère à la localité, ayant compétence et n'étant pas suspecte d'obéir à d'autres sentiments que ceux de la salubrité

---

18 Présenté précédemment dans le cadre de la loi de 1892.

19 *Op. cit.*, p.4.

20 D'après le cahier de compte rendu de la commission d'examen de la modification de la loi du 13 avril 1850 sur l'assainissement des logements insalubres à la Chambre.

21 *Archives Nationales*, carton C/3382. La Commission d'étude est nommée à la Chambre, le 7 février 1882, avec pour membres : 1er bureau : Treille (médecin), 2e bureau : Couturier (médecin), 3e bureau : Maurel, 4e bureau : Pellet (Marcellin), 5e bureau : Maze (Hippolyte), 6e bureau : Belle ; 7e bureau : Donnet (médecin) ; 8e bureau : Brugere ; 9e bureau : Nadaud (Martin) ; 10e bureau : Rondier ; 11e bureau : Casimir Périer (Paul). De même qu'à cette même période, il s'est organisé une commission d'étude relative à l'utilisation des eaux d'égout de Paris et à l'assainissement de la Seine à la Chambre des députés le 10 mars 1885. Archives Nationales, carton C3385, comprenant les députés membres suivants : Remoiville, Langlais (médecin), Floquet, Barodet, Hippolyte Maze, Bourneville (médecin), Escande (médecin), Hervé Mangeon *président*, Lebaudy, Escanyé.

22 Séance du 13 janvier 1887 de la Chambre.

23 Projet de loi, Chambre des députés, séance du 13 janvier 1887 (Impression n°1418), p. 2.

> publique. Les conseils et les commissions d'hygiène peuvent seuls remplir ces diverses conditions. Il y a donc lieu de revenir sur ce point à l'organisation créée par le décret du 18 décembre 1848. »

Le ministre fait un certain nombre de recommandations. Il faut donner, déclare-t-il, à ces organismes, des moyens de contrôle par l'existence d'inspecteurs de l'hygiène publique. Il faut simplifier les procédures d'exécution des mesures reconnues par les pouvoirs sanitaires. Il faut donner à l'autorité compétente (lorsque les épidémies surgissent) les moyens d'agir rapidement ! Par ailleurs, il faut mettre en place tout un règlement qui veille aux normes de construction et d'entretien des immeubles. Le ministre du Commerce et de l'Industrie donne cet exemple :

> « Un vice de construction peut transformer la villa la plus élégante en un foyer d'infection. La famille de l'un des membres de la Chambre a été victime au Havre d'un accident de cette nature. La disposition malheureuse d'une fosse d'aisance souillant l'eau de la fontaine vient de faire naître à Pierrefonds, dans un groupe de trois maisons très propres en apparence, un foyer de dix-huit fièvres typhoïdes : sur vingt personnes constituant trois familles, dix-huit ont été frappées ; une de ces familles, composée de huit personnes, a eu sept de ses membres atteints de fièvre typhoïde, et quatre ont succombé en dix jours. Depuis 1873, des fièvres typhoïdes s'étaient développées presque tous les ans dans ces immeubles. Personne n'étant chargé de surveiller les services de l'hygiène, aucune mesure n'a été prise jusqu'au jour où a éclaté ce désastre. »

Il est intéressant de noter que la loi sur l'organisation des services d'hygiène reprend une partie la loi du 13 avril 1850 par ses articles 13,14,15, au sujet des garanties des propriétaires. Si les initiatives parlementaires semblent parfois dispersées parce que les thématiques traitées dans les propositions et les projets de loi ne sont pas toujours regroupées, l'exemple donné ici montre bien qu'il faut une cohérence de propositions entre les différents acteurs de cette politique d'hygiène publique : les institutions d'hygiène en concertation avec les autorités administratives locales, départementales et nationales, comme en témoignent les discussions du projet sur la protection de la santé publique, adopté par le Sénat le 5 juillet 1901, après deux délibérations. Chaque partie instituée désignée a ses propres responsabilités. Les acteurs impliqués sont dépendants les uns des autres. À commencer par :

1. Le Maire

Article premier

Dans toute commune, le maire est tenu, afin de protéger la santé publique, de déterminer, après avis du Conseil municipal et sous forme d'arrêtés municipaux portant règlement sanitaire :

1° Les précautions à prendre, en exécution de l'article 97 de la loi du 5 avril 1884, pour prévenir ou faire cesser les maladies transmissibles, visées à l'article 4 de la présente loi, spécialement les mesures de désinfection ou même de destruction des objets à l'usage des malades ou qui ont été souillés par eux, et généralement des objets quelconques pouvant servir de véhicule à la contagion ;

2° Les prescriptions destinées à assurer la salubrité des maisons et de leurs dépendances, des voies privées, closes ou non à leurs extrémités, des logements loués en garni et des autres agglomérations quelle qu'en soit la nature, notamment les prescriptions relatives à l'alimentation en eau potable ou à l'évacuation des matières usées.

2. Le Préfet

Article 2

Les règlements sanitaires communaux ne font pas obstacle aux droits conférés au Préfet par l'article 99 de la loi du 5 avril 1884 […] Article 99 – Les pouvoirs qui appartiennent au maire, en vertu de l'article 91, ne font pas obstacle au droit du préfet de prendre pour toutes les communes du département ou plusieurs d'entre elles, et dans tous les cas où il n'y aurait pas été pourvu, par les autorités municipales, toutes mesures relatives au maintien de la salubrité, de la sûreté et de la tranquillité publique. – Ce droit ne pourra être exercé par le préfet à l'égard d'une commune qu'après une mise en demeure au Maire restée sans résultat.

Article 3

En cas d'urgence, c'est-à-dire en cas d'épidémie ou d'un autre danger imminent pour la santé publique, le Préfet peut ordonner l'exécution immédiate, tous droits réservés, des mesures prescrites par les règlements sanitaires prévus à l'article premier. L'urgence doit être constatée par un arrêté du maire, et, à son défaut, par un arrêté du Préfet, que cet arrêté spécial s'applique à une ou plusieurs personnes ou qu'il s'applique à tous les habitants de la commune.

3. Le Comité consultatif d'hygiène publique de France

Article 4

La liste des maladies auxquelles sont applicables les dispositions de la présente loi sera dressée, dans les six mois qui en suivront la promulgation, par un décret du Président de la République rendu sur le rapport du ministre de l'Intérieur, après avis de l'Académie de médecine et du Comité d'hygiène publique de France. Elle pourra être révisée dans la même forme.

La concertation des institutions d'hygiène publique avec l'Administration est absolument nécessaire. C'est la raison pour laquelle la loi en 1902 de la santé publique représente un principe régulateur du fonctionnement de ces organisations.

En parallèle à ces travaux parlementaires, il existe d'autres initiatives législatives qui viennent en aide aux individus les plus modestes avec les propositions relatives aux habitations ouvrières prônant notamment la construction de maisons salubres et économiques pour lutter contre le dénuement des plus démunis et pour améliorer la salubrité publique[24]. Une question très débattue dans le cadre de l'exposition universelle de Paris qui a donné naissance en 1889 à la *Société française des habitations à bon marché* et qui tombe à point nommé avec ce projet de loi rapporté à la protection de la santé publique ! La grande industrie provoque un fort exode rural vers les villes, ayant pour lourdes conséquences l'accumulation des bidonvilles, des abris précaires et un marché des logements locatifs hors de prix. La population urbaine qui était en 1846 de 24% de la population globale est de 35% en 1892. L'agglomération parisienne qui représentait en 1801 un quarante-troisième de la France en est venue à représenter un treizième et menace d'ici peu d'en représenter le dixième ! De 1876 à 1881, la capitale a

---

[24] Impression n°1940, Chambre des députés, séance du 5 mars 1892 à l'initiative de Messieurs les Députés Jules Siegfried, Aynard, Émile Trélat (médecin), Fanien, Delmas, Guieysse, Léon Say, Charles Roux, Le Myre de Vilers prince d'Arenberg, Maurice Sibille, Lebon, Mesureur, Comte de Kergolay, Camille Krantz, Fidèle Simon, Duval, Antoine Perrier (Savoie), Julien Goujon, Leche-Vallier, Morillot, Ernest Lafont, Muller, Audiffred, Chautemps (médecin), Maruéjouls, Georges Levet, Joseph Reinach, Burdeau, Doumer, Louis Million, Georges Berger, Desmons, De Kerjégu, Rambourgt, Loreau, De Terves, Legras, Gervais, Goirand, Seignobos, Raiberti, Cornudet, Labussière, De Montsaulnin, Montaut (Seine-et-Marne), Lasserre, Duruy-Dutemps, Francis Charmes, Saint-Romme, Mir, Langlet (médecin), Rivet, Macherez, Georges Leygues (Lot-et-Garonne), comte Greffulhe, Braud, Jacques, Henri Mathé, Peytral (médecin), Bezanson, Fougeirol, Hély D'Oissel, Cabart-Danneville, Des Rotours, Jules Jaluzot, Bory, Gaillard (Oise), Charles Dupuy (Haute-Loire), marquis de Moustier, Thierry-Delanoue, Laurençon, Bartissol, G. Trouillot, Gacon.

reçu tous les ans par voie de naissances et surtout d'immigration un afflux de 55000 à 60000 nouveaux habitants, une annexion équivalente à l'une des villes telles que Brest, Orléans, Tours, Nîmes, Montpellier ou Dijon[25].

Des assurances sociales en lien avec le projet de logements à bon marché émanent de toute cette réflexion politique qui est liée à la question sociale en général et qui répond surtout aux besoins de la population la plus faible avec en l'occurrence le projet de loi sur les caisses de prévoyance sociale et de retraites. Les législateurs pensent qu'avec ce projet de protection de santé publique, il deviendra possible d'aseptiser le pays et d'éduquer la population, en inculquant aux habitants des classes modestes, les rudiments d'éducation des conditions d'hygiène touchant à leur environnement quotidien. « Tout immondice », « tout miasme » est facteur de propagation des maladies vagabondes des faubourgs au cœur des demeures bourgeoises. Il faut savoir que les colonies de rongeurs participent à la propagation des éléments pathogènes. Les travaux de Pasteur ont confirmé l'intérêt d'une politique sanitaire. Il n'est pas trop difficile (désormais dans les années 1890) pour les parlementaires de se convaincre des bienfaits d'une telle organisation ! L'argumentation sur le sujet va bon train à la Chambre (en 1892), ainsi, le Dr Langlet commente-t-il[26] :

> « Dans les grandes villes, la mortalité est plus élevée que dans les petites ; et, dans les grandes villes, les quartiers ouvriers sont plus éprouvés que les quartiers aisés. À ce point de vue, le rôle et l'intervention de l'État, vis-à-vis des personnes qui ne peuvent pas se défendre elles-mêmes, qui n'ont ni les ressources ni les moyens, sont absolument indiqués. Il faut que l'État, dans les écoles, les ateliers, les maisons et sur la voie publique, intervienne pour empêcher les causes de la déperdition de la population ; il faut qu'il fasse en sorte qu'elle ne se heurte pas à celle de ces causes qu'elle ne peut éviter par elle-même et qui contribuent à altérer la santé, à détériorer la constitution d'un certain nombre d'individus, et finalement à les mettre à la charge de l'assistance publique, à moins qu'elles ne les aient fait mourir auparavant.
>
> Je désire attirer tout particulièrement votre attention sur la situation sanitaire des grandes villes, notamment dans les quartiers populeux. Je prends Paris comme exemple. La mortalité par arrondissement à Paris, était, en 1891 : dans le 8e arrondissement, de 10 p.1000 - je néglige les fractions - tandis que dans le 14e arrondissement elle atteignait 32 p.1000, ce qui revient à dire que la mortalité, dans un quartier ouvrier, est trois fois plus considérable que dans un quartier où règne l'aisance.
>
> Je sais qu'il y a à cela des causes un peu multiples. Ce n'est pas l'état sanitaire seul qui est cause de la mortalité considérable : l'aisance, la mauvaise

25 Rapport de la Chambre des députés séance du 5 mars 1892 (Impression n°1940).

26 Rapport de la Chambre des députés, 13 juillet 1892, par le député-médecin Langlet (Impression n°2334).

nourriture, l'excès de travail sont aussi des circonstances dont il faudrait tenir grand compte ; mais il n'est pas douteux que l'état sanitaire y entre pour une part considérable, et cela est démontré par l'étude détaillée des maladies qui sévissent sur ces quartiers.

Si je prends quelques autres villes, Marseille, par exemple, voici ce que je lis dans un rapport de M. Roux sur un projet d'assainissement de cette ville que nous avons adopté il y a quelque temps, à l'époque du choléra de 1885 :

« Le nombre des décès a été le plus considérable dans ces quartiers mal tenus, aux rues étroites, tortueuses, bordées de maisons très élevées, dans lesquelles est entassée une population nombreuse appartenant aux classes pauvres. »

M. de Montriches, dans un congrès, confirmait cette idée en ces termes : « La mortalité varie en sens inverse des travaux d'assainissement, que l'on envisage la mortalité générale ou qu'on la répartisse entre les divers quartiers de la ville. »

Nous retrouvons ces mêmes faits – et nous avons donné la preuve dans les diverses grandes villes de France.

Les chiffres sont également concluants pour Lyon ; et cependant dans cette ville la mortalité est relativement faible, avantage dû, sans doute, aux deux grands cours d'eau qui la traversent et peut-être aussi aux conditions du travail, qui sont un élément essentiel à ce point de vue. Au Havre, il en est de même.

À Rouen, ce sont les quartiers de Marseille et de Saint-Sever qui sont les plus atteints : le premier, plus malsain par lui-même, le second où habite la population industrielle chez laquelle les conditions hygiéniques sont moins bonnes. »

Selon le témoignage d'un médecin hygiéniste, le Dr O. Du Mesnil, dans la *Revue d'hygiène et de police sanitaire* (1882, p.956) :

« Pendant toute la durée des grands travaux de Paris et même durant les quelques années qui l'ont précédée, alors qu'il s'agissait de préparer l'opinion à la transformation de la ville, on a beaucoup parlé de la nécessité d'améliorer les quartiers pauvres, de distribuer largement partout l'air et la lumière, de faire jouir enfin du bénéfice des conquêtes récentes de l'hygiène cette couche de la population parisienne qui depuis des siècles s'étiole dans les bas-fonds de la grande cité.

Quelque vingt ans se sont écoulés depuis cette époque, et sans nier, ce qui serait puéril, l'importance des travaux accomplis, nous venons aujourd'hui, nous plaçant exclusivement sur le terrain de l'hygiène et de la médecine sociale, appeler l'attention sur un certain nombre de faits d'observation récente.

Ils établissent, suivant nous, combien, malgré les améliorations souvent plus apparentes que réelles apportées dans les conditions hygiéniques des habitations parisiennes en général, il reste encore à faire pour que la situation soit acceptable par des hygiénistes dans de nombreux quartiers de la capitale.

Les grandes voies ouvertes sur tous les points de l'ancien Paris ont eu pour résultat d'amener plus d'air et de jour au centre de l'agglomération et d'autre part le développement simultané de la canalisation des eaux, du réseau des égouts, ont manifestement assaini toutes les habitations, dans le voisinage des travaux effectués. Mais, si un peu plus de mesure n'eût pas nui parfois dans l'exécution de certains de ces travaux, il est surtout un côté de la question qui a été négligé dans ces grandes opérations de voirie, et cette omission est, selon nous, la cause des maux dont nous souffrons aujourd'hui.

Quand il s'est agi du percement du boulevard Saint-Michel ou de l'ouverture de l'avenue de l'Opéra et de la disparition de la butte des Moulins, on ne paraît pas s'être préoccupé de ce que deviendrait toute cette catégorie d'habitants pauvres qui vivaient dans les demeures sordides du vieux Paris alors que, par suite de l'expropriation des immeubles sacrifiés, ils seraient mis en demeure de chercher ailleurs un abri.

De là deux faits également graves au point de vue de la salubrité des habitations parisiennes. Le premier, c'est que l'encombrement dans les logements d'ouvriers a augmenté.

Si certains travaux permettent à ceux qui s'y livrent de résider loin de leur atelier, ou de leur chantier, il est au contraire beaucoup de professions qui exigent l'habitation de celui qui les exerce à proximité de son travail.

Et alors des propriétaires et des logeurs peu scrupuleux, profitant de l'écart notable qui se produisait subitement entre l'offre et la demande, ont, les uns, converti en logements, des boutiques, des ateliers, des remises ; les autres, en divisant, subdivisant les chambres ou chambrées existantes dans leurs installations primitives, tous en surélevant les prix de location, multiplié les foyers d'insalubrité sur tous les points.

L'autre conséquence également funeste de cette imprévoyance a été l'édification sur des terrains vagues, à la limite de l'ancienne enceinte d'une quantité énorme de constructions improvisées sans aucune préoccupation que celle de se créer immédiatement un asile. La densité extrême d'une population misérable dans ces immeubles, l'absence de toute prévoyance en ce qui concerne l'hygiène dans leur installation, les ont rapidement transformés en foyers de putréfaction ; on n'a donc pas diminué en réalité l'insalubrité des maisons de Paris, on s'est borné à déplacer le foyer et à l'écarter plus ou moins loin des centres primitifs, assurant ainsi des travaux pour un demi-siècle aux commissions des logements insalubres de l'avenir. »

Corroborant les propos des médecins et des politiques, nous ne pouvons pas résister à citer quelques extraits de ces tableaux sociaux d'habitat[27] :

> « Aux environs de Saint-Médard, le tableau n'est pas moins triste. M. d'Haussonville, que nous continuons à prendre pour guide, nous décrit ces logements presque toujours réduits à une seule pièce : « Quelques-unes de ces chambres sont situées de plain-pied avec le sol et ne reçoivent de lumière que par une porte vitrée dont les carreaux cassés sont souvent remplacés par de vieux journaux. On ne peut aérer la pièce qu'en tenant la porte ouverte, et comme il n'y a pas de cheminée, c'est sur le pas de la porte qu'il faut faire la cuisine. Ces cavernes obscures se payent encore 150 francs par an ; pour avoir deux pièces, il faut aller au-delà de 200 francs ; aussi pareil luxe est-il fort rare. »
>
> M. Picot dans son beau livre *Un Devoir social et les logements d'ouvriers,*[28] n'est ni moins précis, ni moins sombre. « Franchissez, dit-il, le seuil d'une de ces maisons ; pénétrez dans l'allée étroite et sombre ; vous serez pris à la gorge par une odeur fétide, produite par les ordures ménagères et les latrines ; en avançant à tâtons, vos pieds heurtent contre les premières marches de l'escalier ; si vos mains s'appuient sur le mur, vous le sentirez froid et gluant. » « Des plombs partout démunis de leur hausse, ou des cuvettes à eaux ménagères non fermées, saturant d'émanations délétères l'atmosphère qu'on respire dans ces bouges. Pour augmenter le rendement des immeubles, les pièces ont été divisées ; parmi les cabinets loués, « les uns ne sont

---

[27] Source : « Les habitations ouvrières, leur situation, ses dangers, ses remèdes » par M. E. CHEYSSON, vice-président de la société des maisons ouvrières d'Auteuil, ingénieur en chef des ponts et chaussées, ancien directeur des usines du Creusot, *Revue d'hygiène et de police sanitaire,* 1886, p.662.

[28] Brochure Calmann Lévy, éditeur, 1885, p.18.

éclairés qu'en second jour ; les autres, quoique n'ayant pas de cheminée, ne sont éclairés que par des châssis dormants, de telle façon que l'air n'y est jamais renouvelé. » Il y a des chambrées où chaque locataire a 3 mètres cubes d'air, alors que le minimum doit être de 14…

L'odeur qui monte du sol prouve que la cour sert de réceptacle aux immondices jetées par les fenêtres et qui s'y putréfient à l'air libre. Dans ces bouges, le prix varie de 45 centimes à 1 franc la nuit, c'est-à-dire de 168 à 365 francs par an. »

Si, sortant des quartiers du centre, où la population est très dense, on se dirige vers la circonférence, on rencontre dans les terrains vagues, voisins des fortifications, des villages qui sortent de terre, comme des végétations parasites, et qui sont composés de huttes bigarrées, faites avec des débris de démolition. « Aucune canalisation des eaux – c'est encore M. Picot qui parle, - pas d'écoulements ni de fosses ; des cabanes en planches mal jointes, parfois de vieilles voitures de saltimbanques, sans roues, posées sur des tréteaux, forment l'abri où toute une population grouille dans l'obscurité humide d'un dédale de ruines. » Telle était la fameuse cité des Kroumirs qui a succombé sous les protestations de l'opinion publique ; telle est encore la cité Doré. »

La loi de 1850 n'a pas eu de succès, car elle était d'application plus restreinte que le projet de loi en cours d'élaboration. D'une part n'envisageant que les logements insalubres, elle ne s'appliquait qu'aux immeubles bâtis destinés à l'habitation et occupés par des locataires ou autres personnes et non par les propriétaires. D'autre part elle ne visait que les causes d'insalubrité dépendant du fait même du propriétaire ou ce qui est la même chose inhérentes à la propriété. Le projet actuel rend obligatoire la salubrité des habitations. Le maire doit établir un règlement municipal de salubrité qu'il doit faire appliquer lorsqu'un logement ou une habitation ne répond pas aux critères de réglementation. Le préfet prend la relève si la municipalité fait défaut. La législation de 1884 portant sur les pouvoirs des maires stipule en effet dans ses articles 97 et 99 que la police municipale a pour devoir d'assurer la salubrité générale et le maire avec ou sans l'aide du préfet paraît armé de pouvoirs nécessaires pour protéger la santé publique. Il ne s'agit pas de faire des exceptions à la règle. L'obligation de réglementation s'adresse à tout type de villes et de communes, quelle que soit la taille de l'agglomération !

B/ Lutte contre les épidémies et les maladies contagieuses

Les fléaux des maladies épidémiques dites exotiques (parfois locales) mais surtout transmissibles, qui attaquent tragiquement les plus vulnérables, conduisent à mettre en place une police sanitaire. À peine créée l'Académie Royale de médecine se voit être confrontée à l'une des plus grandes polémiques politiques et médicales de l'époque, au sujet de la nature contagieuse ou infectieuse de l'épidémie de fièvre jaune, qui se déclare en Espagne à partir de 1817[29]. Bernard-Pierre Lécuyer explique : « La lutte contre les épidémies au moyen de cordons sanitaires, des quarantaines et des lazarets repose évidemment sur l'hypothèse selon laquelle ces maladies sont contagieuses, c'est-à-dire se transmettent soit par contact direct, soit – car les théories sont multiples, confuses et ne présentent pas la simplicité que leur attribuent trop souvent leurs adversaires de l'époque (principalement certains hygiénistes) et leurs historiens actuels – par un agent exogène qui sert de lien et propage l'affection. Les mots abondent d'autant plus que les conceptions sont moins précises. On parle de germes, d'articles, de semences, d'animalcules, de miasmes. On utilise, aussi, le concept de « virus », agent mystérieux de l'opération désignée de façon courante sous le terme de « contage ». Ce concept « recouvre les poisons morbides qui communiquent facilement, par simple contact, certaines maladies contagieuses ; on en distingue une dizaine : virus de la morve, de la pustule maligne, de la pourriture d'hôpital, de la rougeole, de la scarlatine, de la rage, de la syphilis, de la gale, de la vaccine et de la variole. Il n'existe pas vers 1820 – et toujours pas vers 1840-1850 de preuves décisives. » Deux courants circulent, parmi les médecins. Les contagionnistes qui pensent que les maladies épidémiques se transmettent d'homme à homme et les infectionnistes qui proposent selon Lécuyer « un programme optimiste et intervionniste : enrayer toute panique, combattre le découragement et l'ivrognerie, procéder à des inspections exceptionnelles et à des nettoyages approfondis, enlever les immondices, contrôler les fontaines, s'attaquer aux miasmes et aux exhalaisons, à l'encombrement et à l'insalubrité, distribuer des vivres et des vêtements aux nécessiteux, protéger les beaux quartiers et les bonnes familles, en assainissant les taudis et en favorisant la liberté des échanges commerciaux.[30] »

Les autorités administratives ne savent pas comment lutter contre ces maladies pas plus que les conseils de salubrité ne maîtrisent encore les

---

[29] B. P. LÉCUYER « L'hygiène en France avant Pasteur » dans le livre collectif de Claire Salomon-Bayet, *Pasteur et la Révolution pastorienne*, Paris, Payot, 1986, p.65.

[30] B. LÉCUYER in Jacques Léonard, *La médecine entre les savoirs et les pouvoirs, op.cit.* p.157.

principes de désinfection qui vont apparaître en 1847 avec l'obstétricien hongrois Semmelweis à Vienne, préconisant de se désinfecter les mains avant de procéder aux accouchements. Puis en 1870 avec le Professeur de clinique chirurgicale anglais Joseph Lister (qui à la suite des travaux de Pasteur sur la théorie des germes) pense que la présence du pus dans une plaie n'est pas un facteur de cicatrisation, mais une preuve de la putréfaction des tissus. Pour se débarrasser des infections que Lister attribue à des particules présentes dans l'air ambiant il vaporise les plaies, les instruments et la salle d'opération avec du phénol. « L'antisepsie » est née et devient communément pratiquée dans les années 1880. Les travaux de Pasteur et de Koch sur les micro-organismes responsables des maladies infectieuses valident la pratique hygiéniste de désinfection, en cas de maladies infectieuses. Et les hygiénistes n'auront pas de mal à se convaincre de toutes ces découvertes scientifiques, comme nous le précise Gérard Jorland, dans son livre *Une société à soigner* :

> « Pasteur entra au Conseil de salubrité de la Seine en 1876 et au Comité consultatif d'hygiène publique de France en 1882, parce que c'était le milieu dont il avait besoin pour appliquer sa théorie de la fermentation aux animaux, d'abord (le charbon), puis à l'homme (la rage). Car pour ce faire, il devait s'assurer la collaboration de vétérinaires et de médecins qu'il pouvait côtoyer professionnellement exclusivement dans les institutions hygiénistes. [...] En ce qui concerne la rage, le Comité consultatif d'hygiène publique de France avait lancé en 1850, une grande enquête sur cette maladie atroce. Jusqu'en 1876, les *Annales* reproduisirent ses rapports de synthèse. L'enquête consistait d'abord à recenser les cas et à déterminer des aspects mal établis de la maladie, comme la durée de l'incubation qui posait évidemment d'inextricables problèmes sociaux. Rien n'est résulté de cette enquête, les conseils de salubrité départementaux n'ayant pas réussi à rassembler tous les cas ni même la plupart, du fait que les médecins restaient tenus par le secret médical. Et pourtant elle ne fut pas inutile, bien au contraire, puisqu'elle eut pour effet de concentrer les recherches de Pasteur sur cette maladie, dont le virus était susceptible d'atténuation selon sa méthode. Autrement dit, la rage se présentait comme modèle de maladie pour laquelle un vaccin pourrait être manufacturé. »[31]

[31] Chapitre 10, « Une société à soigner », p.231 (Paris, Gallimard, 2010).

Dans le projet de loi de 1902, en cours d'élaboration[32], vont inscrire l'obligation d'une part de déclaration des maladies contagieuses et infectieuses (ce qui n'est pas encore le cas malgré la loi du Dr Chevandier sur l'exercice de la médecine en 1892[33]) et d'autre part de vaccination et de revaccination contre la variole. En attendant ces grandes découvertes scientifiques qui accréditent l'existence et l'activité des hygiénistes finiront par leur donner raison dès ces années 1890. Ils imposeront la nécessité d'instaurer une véritable politique de santé sous forme de loi en 1902. Les hygiénistes pratiquaient tous la désinfection par des procédés plus ou moins efficaces de « fumigations chimiques », de nettoyage « à la chaux », « à l'eau savonneuse », à la « graisse », pour venir à bout de ces bactéries[34] !

** Les maladies concernées*

Apollinaire Bouchardat (1806-1886), Professeur d'hygiène de la Faculté de médecine de Paris et président de l'Académie nationale de Médecine — figure éminente du Conseil de salubrité de la Seine à partir de 1852 — au cours d'un rapport en date du 16 mai 1879 apporte son éclaircissement scientifique sur la question[35] :

> « Les maladies contagieuses peuvent être rangées en deux catégories : celles qui se sont présentées accidentellement dans les grands centres de population européenne (choléra asiatique, typhus fever, peste, fièvre jaune) et celles qui s'y montrent d'une façon permanente (fièvre typhoïde, variole, rougeole, scarlatine, affections diphtériques, septicémie chirurgicale ou puerpérale, etc.).
>
> « Quand les premières maladies apparaissent, le Conseil de salubrité règle les précautions hygiéniques qui doivent être adoptées. Pour les affections contagieuses permanentes, beaucoup de faits

---

32 Les parlementaires ayant plus ou moins assimilé les principes de la microbiologie.

33 Loi du 30 novembre 1892 sur l'exercice de la médecine contient l'article 15 : « Tout docteur, officier de santé ou sage-femme est tenu de faire à l'autorité publique, son diagnostic établi, la déclaration des cas de maladies épidémiques tombées sous son observation et visées dans le paragraphe suivant :

« La liste des maladies épidémiques, dont la divulgation n'engage pas le secret professionnel, sera dressée par arrêté du ministre de l'Intérieur, après avis de l'Académie de médecine et du Comité consultatif d'hygiène publique de France. Le même arrêté fixera le mode des déclarations des dites maladies. »

34 Lire l'article sur la notion de « désinfection » dans le *Dictionnaire de médecine*, Adelon, Béclard, Bérard, 2e édition, 1846, 30 volumes.

35 Cité dans le rapport général sur les travaux du Conseil d'hygiène publique et de la salubrité de la Seine de 1878 à 1880, Paris, janvier 1884 (chapitre III) p.36.

d'observation nous ont appris ce qu'il convient de faire pour en restreindre les ravages. »

Quelques chiffres sur quelques-unes d'entre elles viennent illustrer le malaise[36]. Plusieurs tableaux sont donnés par le Dr Gustave Lagneau dont le premier suit :

Tableau II – Décédés par maladies épidémiques dans le département de la Seine, à Paris, dans les hôpitaux civils et militaires en 1884

	Décédés dans le Département de la Seine	Décédés à Paris	Décédés dans les hôpitaux civils	Décédés dans hôpitaux militaires
Fièvre typhoïde	2004	1619	598	79
Variole	91	75	21	-
Rougeole 1742	1533		319	4
Scarlatine	184	160	22	4
Coqueluche	538	464	33	-
Diphtérie	2592	2091	959	4
Choléra asiatique	1096	1096	587	16
Dysenterie, diarrhée cholérique, choléra nostras	400	380	21	8

L'auteur commente :

« Si, en 1884, dans le département de la Seine, les décès par fièvre typhoïde, par variole, par coqueluche, se sont montrés un peu moins nombreux que l'année précédente, contrairement, ceux par diphtérie, par scarlatine et par rougeole, ont été en plus grands nombres. En outre, le choléra a régné épidémiquement, mais heureusement dans des proportions beaucoup plus restreintes que dans les épidémies cholériques antérieures.

Les décès par fièvre typhoïde, de 3462 en 1882, sont descendus successivement à 2479 et à 2004 en 1883 et 1884. Les décès par variole, de 1182 en 1881, sont arrivés en décroissance continue aux

---

[36] Source : Conseil d'hygiène publique et de la salubrité du département de la Seine, *Rapport sur les maladies épidémiques observées en 1884*, et rapports annexes, Paris, Imprimerie Chaix, 1886.

nombres de 733 en 1882, de 529 en 1883 et seulement de 91 en 1884. Ce dernier nombre est remarquablement faible. Malgré l'imperfection des vaccinations, il semble que la variole tende à disparaître. La coqueluche qui, en 1883, avait causé 810 décès, n'en a plus causé que 538, nombre cependant encore notable pour une affection généralement considérée comme bénigne.

Les décès diphtériques, de 2538 en 1883, se sont élevés au nombre de 2592 en 1884. La diphtérie reste toujours la maladie épidémique la plus meurtrière dans le département de la Seine. La scarlatine qui, en général en France, détermine peu de décès, a cependant fait succomber 184 personnes en 1884, au lieu de 114 en 1883. La rougeole continue à devenir une affection de plus en plus redoutable. De 1009 en 1881, les décès rubéoleux se sont successivement élevés à 1099 en 1882, 1254 en 1883 et 1742 en 1884. Depuis quelques années, la rougeole est une de nos graves maladies épidémiques. Après la diphtérie, après la fièvre typhoïde, la rougeole, par sa gravité, arrive au troisième rang.

Tableau III – Décédés par maladies épidémiques à Paris en 1880, 1881, 1882, 1883 et 1884.

	1880	1881	1882	1883	1884
Fièvre typhoïde	2120	2121	3352	2060	1619
Variole	2260	1041	661	458	78
Rougeole	986	925	1018	1058	1533
Scarlatine	356	447	158	91	160
Coqueluche	521	489	205	664	454
Dipthérie	2153	2326	2390	1951	2091
Dysenterie, choléra nostras	18	28	12	39	380
Choléra asiatique-	-	-	-	-	987

« Parmi les maladies épidémiques les plus meurtrières en 1884, sur 10 000 habitants de Paris la diphtérie en a fait périr 93, la fièvre typhoïde 72, la rougeole 60 et le choléra 44. En comparant ces mortalités proportionnelles, on s'étonne de la crainte exagérée dont s'était prise la population parisienne durant cette légère épidémie

> cholérique. Le souvenir des formidables épidémies antérieures, particulièrement de celle de 1832, épouvantait les Parisiens[37]. »

La déclaration par le médecin ou l'officier de santé ou la sage femme (article 15 de la loi du 30 novembre 1892) des cas de maladies épidémiques va être rejeté en masse, par le personnel médical au nom du secret professionnel, dont la violation peut entraîner des poursuites correctionnelles sans parler des dommages et des intérêts qui peuvent être dus aux tiers lésés. Les parlementaires réinscrivent cette obligation dans le cadre de ce projet de loi de protection de santé publique. Le corps médical toujours réticent face à ces quelques mesures finit par se résigner ! En 1895, à la Chambre Haute, le Commissaire du Gouvernement Henri Monod déclare :

> « Je vous demande la permission de faire encore une autre remarque. Toutes ces maladies évitables : la fièvre typhoïde, la variole, la phtisie, contre lesquelles nous pouvons faire dans le même sens un effort considérable et prochain, toutes ces maladies frappent, quatre fois sur cinq, des individus n'ayant pas vingt-cinq ans, qui n'ont pas encore créé une famille ou qui, s'ils en ont créé une, laissent leur femme et leurs enfants à la charge de la commune. Il y a là, au point de vue de la dépopulation de la France qui nous inquiète tous, une situation particulière ; rien que par la phtisie on perd par an en France 125 000 hommes, une vingtaine de mille par la fièvre typhoïde, et une quinzaine de mille par la variole. Ne croyez pas que cette mortalité effrayante se produise dans les grandes villes seulement ; dans les petites villes, la mortalité atteint souvent un chiffre très élevé, plus élevé que dans les grandes cités assainies. »

Dans son ensemble le projet de loi (qui est en cours de préparation) entend faire imposer un règlement sanitaire. Chaque commune, devra se doter de façon systématique, d'un règlement sanitaire. En cas d'épidémie des arrêtés particuliers sont pris d'urgence et des mesures extraordinaires peuvent être imposées par le pouvoir central. Si la statistique de la mortalité n'est pas satisfaisante pendant trois années consécutives dans une commune, une enquête en recherchera les raisons pour y parer d'urgence. Les déclarations obligatoires sont les suivantes : 1° La déclaration par les médecins et sages-femmes ; 2° La désinfection qui sera pratiquée par les services municipaux ou départementaux ; 3° La vaccination antivariolique

[37] S'ajoute l'annexe II : des cas de maladies transmissibles signalés à la Préfecture de police pendant le mois de septembre 1903 par application de la loi du 15 février 1902 portant sur la protection de la santé publique. Elles sont les suivantes : « fièvre typhoïde, typhus exanthématique, variole et varioloïde, scarlatine, rougeole, diphtérie, suette militaire, choléra, peste, fièvre jaune, dysenterie, infections puerpérales et ophtalmie des nouveau-nés, méningite cérébro-spinale. La liste des maladies citées est extensible et réfère à ces mêmes maladies contagieuses existantes dans les années 1880.

et la revaccination à onze ans et à vingt-et-un ans. Le mode d'application de ces prescriptions et la *liste des maladies contagieuses* seront établis – selon les rapports et arrêtés du ministère de l'Intérieur – après avis de l'Académie de médecine et du Comité consultatif d'hygiène publique de France. La réglementation devra être détaillée du captage des sources, de l'achat d'un périmètre de terrain suffisant pour éviter toute pollution. L'interdiction de l'épandage des matières organiques et du forage des puits dans ce périmètre sera imposée. Enfin il y aura une possibilité d'acquérir une source par décret d'utilité publique. Enfin, l'article 28 du projet de loi prévoit heureusement toutes les précautions pour garantir contre tout danger de contamination cette branche importante de l'alimentation publique[38]. Les mesures prises par les législateurs de la IIIe République pour ce projet deviennent cette fois particulièrement draconiennes et nous pouvons comprendre pourquoi il est fondamental de légiférer sur cette réglementation. Lorsque nous savons qu'un réseau d'alimentation en eau potable contaminée peut faire des milliers de victimes ou lorsque les

---

[38] *Immeubles* – Autorisation nécessaire pour toute construction nouvelle dans les villes au-dessus de 20 000 habitants. Dans le cas d'immeuble bâti ou non, réputé ou signalé comme dangereux, le maire ou le préfet ordonnera une enquête effectuée par une commission sanitaire qui statuera sur les travaux d'urgence ou sur l'interdiction de tout ou partie de l'immeuble. Les recours des intéressés et les sanctions à intervenir ont été prévus. *Administration sanitaire* – Le préfet avec le Conseil général organisera le service dans chaque département : 1° Conseil d'hygiène départemental (10 à 15 membres) ; 2° Commission sanitaire par circonscription (5 à 7 membres). Ces corporations seront consultées sur l'application de la loi et généralement sur toutes les questions intéressant la santé publique. Enfin, le Comité consultatif d'hygiène publique, tranche les questions litigieuses en dernier ressort et prépare les réglementations spéciales pour l'application des différents articles de la loi. *Dépenses* – Les frais d'organisation des services de désinfection et les dépenses nécessitées par les applications législatives en général seront répartis entre les communes, les départements et l'État. Des taxes de remboursement seront établies par un règlement d'administration publique. *Pénalités* – Le projet prévoit, enfin, toutes les sanctions désirables et suffisantes pour assurer le fonctionnement normal et régulier de la loi. Le service sanitaire de Paris comprend deux catégories d'attributions ; les unes concédées d'après la nouvelle loi au Préfet de la Seine, les autres maintenues au Préfet de police qui reste le président du conseil d'hygiène et de salubrité de la Seine, conformément à la législation existante. *Nécessité de la nouvelle loi.* Après cet exposé sommaire, chacun pourra reconnaître qu'une fois ce projet voté, la France possédera enfin à son tour, un véritable code d'hygiène et de salubrité publiques au lieu de son ancienne législation rudimentaire incohérente et le plus souvent insuffisante et inapplicable. Aussi sera-t-il très facile de combler, peu à peu, les lacunes, d'apporter modifications et perfectionnement au fur et à mesure des indications fournies par l'usage, la vigilante observation des faits et l'expérience de chaque jour (Impression n°2807), rapport du médecin député Borne, Chambre des députés, 3 décembre 1901. La loi est promulguée, au *Journal officiel,*[2] le 19 février 1902.

excréments humains ou animaux non contenus dans des espaces réservés à cet effet et répandus sont dangereusement pathogènes, il devient raisonnable et responsable pour les autorités publiques de prendre des mesures de prévention et d'hygiène pour éviter ces catastrophes dangereuses.

Globalement les médecins devaient comprendre, très rapidement, le plan d'action et la nécessité d'une politique de santé publique – à l'époque où il est encore difficile de se servir des découvertes du milieu microbien de Pasteur (parce que Pasteur à lui-seul ne va pas découvrir la bactériologie, la virologie des maladies infectieuses d'un seul coup !) – même si certains parmi ces médecins n'étaient pas hygiénistes et se montraient frileux à l'égard du caractère contagieux et infectieux de certaines maladies. Paradoxalement, ces médecins seront les premiers témoins des bienfaits de la désinfection par la baisse de la mortalité, des malades soignés dans les hôpitaux. La loi de 1902 qui porte sur l'obligation pour le médecin de déclarer les maladies contagieuses est moins drastique que la loi allemande à ce sujet. Le médecin français ne déclare ces cas d'infection que lorsque le diagnostic est certain comme le précise un auteur dans le journal *Le Matin* (Dr Ox, 27 janvier 1903) notant que « le médecin français peut se retrancher derrière son ignorance et arguer qu'il n'a pas reconnu la maladie.» Les médecins qui étaient « contre ce principe d'obligation de déclaration » peuvent de cette manière contourner la législation. Le journaliste dénonce le caractère d'atteinte à la liberté du citoyen lorsque par exemple le contaminé est à la recherche d'un emploi ou d'un logement alors qu'il est fiché par les autorités locales comme un « pestiféré » ! Il est fort probable que certains législateurs ont dû y penser. Ce qui contraint – comme le précise le journaliste du Matin : « à se rendre pour les tuberculeux, au sanatorium forcé, à temps ou à perpétuité. Mais ce sanatorium, puisque l'État l'impose, faut-il encore qu'il le fournisse et qu'il y loge à ses frais l'armée des tuberculeux. La déclaration obligatoire, c'est donc le sanatorium obligatoire gratuit. »

Ainsi, les épidémies frappent de plein fouet la France dont la plus connue dans l'histoire sociale du XIXe siècle est celle du choléra particulièrement sévère en 1884. Maladie infectieuse et contagieuse qui provient de Cochinchine[39] selon le médecin parlementaire de la Creuse qui déclare en 1884 ceci :

---

[39] Propos du Dr législateur Marie LACÔTE dans son étude intitulée : *Du choléra et de sa prophylaxie* (Paris, J.-B. Baillière et fils, 1884). S'ouvre ici une toute première et unique digression d'intérêt de la connaissance médicale qui pourrait renvoyer à la question

« Le 23 juin dernier, une nouvelle terrible s'abattait sur la France : le choléra était à Toulon ! La veille, il avait fait quatorze victimes. Quelques jours plus tard, il était à Marseille, où vers le milieu de juillet, il tuait jusqu'à 75 personnes par jour, tandis qu'à Toulon il en mourait 40 sur une population réduite à environ 20 000 habitants. Puis nous voyons l'épidémie s'étendre peu à peu, lentement d'ailleurs, et sans faire de grands ravages, aux villages environnants, ensuite gagner Aix, Arles, où elle persiste, Nîmes et Grenoble, où elle s'éteint presque aussitôt grâce à l'énergie des mesures prises, enfin les départements de l'Ardèche, de l'Hérault, de l'Aude et des Pyrénées-Orientales.

La marche et le caractère de la maladie, les témoignages unanimes des savants français, MM. Brouardel, Proust, Strauss et celui du

---

suivante. Quelle est « la provenance originale » de cette épidémie contagieuse ? La remarque ne semble pas au goût des préoccupations des discussions scientifiques bienséantes de l'époque ! Cependant il est intéressant de noter, qu'il existe dès 1831, un rapport d'étude d'*Alexandre Moreau de Jonnès* à propos du *choléra morbus* présent en Inde et au Moyen-Orient (rapport adressé au conseil supérieur de santé qui fait connaître les positions de ce scientifique dès 1820). En 1849, un médecin d'origine londonienne, *John Snow*, désigne l'eau, comme unique responsable de transmission de la maladie dans un ouvrage intitulé : *On the Mode of Communication of Cholera* faisant prendre des mesures draconiennes par les autorités anglaises qui décrètent que l'eau à consommer devra être filtrée par des sables lents. Puis en 1883, par mesure de prévention, les gouvernements français et allemand envoient des délégations scientifiques, en Égypte, face à une nouvelle épidémie qui sévit de peur qu'elle n'arrive sur le continent européen ! La délégation française « Pasteur » composée, respectivement, de Roux, de Nocard, de Strauss et de Thuillier s'efforce de reproduire la maladie chez l'animal. L'opération est impossible. Les animaux sont, naturellement, réfractaires à la maladie. C'est en 1887 qu'il reviendra l'identification de la maladie par *Robert Koch* et *Gafky* adressant un compte rendu détaillé des voyages entrepris en Inde, en Égypte... dans l'étude *Arbeiten aus dem Kaiserlichen Gesundheitsamte* (publié en 1887). Bien que deux années, plus tôt, le Catalan *Jaime Ferràn* prend l'initiative du premier vaccin anticholérique par une première campagne de vaccination humaine à grande échelle. Donc, la question de l'origine géographique de la maladie n'est, ici, que secondaire ! Il semblerait que les scientifiques du XIXe siècle, cherchent, avant tout à identifier les origines du mal bien avant de savoir où la maladie peut frapper. Si le sujet du choléra passionne il suffit de se reporter aux seules 15 096 références bibliographiques produites au cours du XIXe siècle toutes répertoriées sur *Gallica* (moteur numérique de la Bibliothèque Nationale de France). Vous voyez que la production scientifique de l'époque atteste des grands intérêts portés à la recherche médicale sur une seule maladie ! Pour ma part je renvoie à la publication du récit distrayant de Pasteur et de ses colistiers par et Maxime Schwartz (ancien directeur général de l'Institut Pasteur) et Annick Perrot, aux éditions Odile Jacob, en 2013 (ouvrage de 272 pages) qui rappelle la belle aventure de Pasteur, Roux, Yersin, en microbiologie.

docteur Koch ne permettent pas de conserver le moindre doute quant à la nature du mal. *C'est bien le choléra,* le vrai, le choléra asiatique et non la cholérine sporadique ou *nostras*[40].

Il est intéressant de voir, comment les auditeurs avertis de l'époque lors de cette conférence, réagissent avec quelques interrogations :

« *Des vaisseaux de Cochinchine ont-ils été admis immédiatement dans le port de Toulon sans subir de quarantaine ?* – Oui, sans aucun doute, tel fut le cas du *Shamrock,* entré en rade le 23 avril et celui de la *Sarthe.*

- Mais ils avaient une patente nette !

- Cela se peut : mais écoutez cette histoire empruntée à l'article *Choléra,* dans le *Nouveau dictionnaire de médecine et de chirurgie pratiques,* tome VII, page 348 : « le 28 juin 1865, arrivait à Constantinople, la frégate à vapeur le *Moukbiri-Surur* partie d'Alexandrie où sévissait le choléra, comme le portait la patente de santé. Elle avait mis cinq jours à faire la traversée sans relâcher dans aucune échelle, par conséquent sans communiquer avec aucune localité contaminée. Les règlements lui donnaient donc droit à la libre pratique, en admettant qu'elle n'eût pas eu de malades à bord pendant le voyage. Telle fut, en effet, la déclaration du capitaine et du médecin. En conséquence, le *Moukbiri-Surur* fut immédiatement admis à débarquer ses passagers, et une partie de l'équipage descendit à terre.

« La déclaration du capitaine et du médecin était fausse.

« Une enquête démontra que déjà, au départ d'Alexandrie, s'étaient manifestés à bord de la frégate quelque cas de diarrhée, qui se répétèrent pendant la traversée. Ces cas cependant étaient légers. Les détroits avaient été déjà franchis, on était dans la mer de Marmara, lorsque deux individus, atteints de diarrhée, moururent avec les symptômes du choléra et furent jetés à la mer.

« Le soir même de son arrivée, le navire avait débarqué à l'hôpital de la marine 12 malades atteints de diarrhée, et l'un d'eux mourut dans la nuit, du choléra, ainsi que le constata le médecin de l'hôpital. » Dès lors, la ville tout entière fut infectée.

---

[40] Sous les auspices de la Députation de l'Hérault et des autorités municipales, au théâtre de Béziers, le Dr Lacôte pharmacien de première classe, membre du Conseil d'hygiène et de salubrité de la Creuse, auteur : *Du choléra et de sa prophylaxie*, Paris, J.-B. Baillière et fils, 1884.

Loin de nous la pensée de tirer de ce fait des conclusions applicables à la *Sarthe* ou au *Shamrock*. Mais en des matières si graves, c'est le devoir de l'autorité d'aller au fond des choses, et même brutalement, sans autre souci que celui de l'intérêt public dont la garde lui a été confiée. »

Le meilleur traitement que préconise le Dr Lacôte c'est le traitement préventif, celui qui permet d'éviter le mal ! Et il précise que si les quarantaines n'avaient pas été efficaces c'est parce qu'elles n'avaient pas été exécutées. Il préconise *le sulfate de cuivre* comme solution désinfectante adéquate. « Le sulfate de cuivre occupe un rang très élevé parmi les composés doués du pouvoir de prévenir et de suspendre la putréfaction des substances d'origine animale. C'est avec juste raison qu'il a été préconisé par les conseils d'hygiène pour arrêter la pullulation des bactéries. Le sulfate de cuivre possède une action antiseptique un peu supérieure à celle des acides salicyclique et benzoïque ; mais il est deux fois plus désinfectant que l'acide thymique, trois fois plus que l'acide phénique, enfin dix fois plus que l'hydrate de chloral et les sels de protoxyde de fer. » [41]

Voyons du côté de la *Société de médecine et d'hygiène professionnelle,* les discussions, sur le sujet[42]. En 1832, 1849, 1854, tous les égouts se déversaient dans la Seine. Il devait exister (à ce moment !) un ruisseau de microbes. Saint-Denis qui buvait de l'eau de Paris contracta le choléra, mais Versailles qui buvait de l'eau puisée à la Seine par la machine de Marly ne l'eut pas. Le médecin parlementaire Després ne croit pas, au caractère contagieux, de la maladie :

> « Cette théorie n'est faite que pour semer partout la terreur. Si le choléra était contagieux, aussi contagieux qu'on veut bien le dire et le répéter, comment la maladie s'éteindrait-elle ? Voyez les affections contagieuses, telles que la rougeole, la scarlatine, la variole ; elles ne s'éteignent jamais complètement. Vous ne me convaincrez jamais et je persisterai à croire à la non-contagion du choléra. Il ne ressort de tout ceci qu'une chose, c'est que la médecine est un art conjectural, sujet à de continuelles variations. »

Et la discussion qui se poursuit ne manque pas de vivacité. Le Dr Laborde intervient :

> « Il n'est pas de question plus difficile que celle de l'immunité. On a remarqué que les vidangeurs, les croque-morts et les médecins sont les plus épargnés dans les épidémies. Je laisse de côté les deux premiers groupes et ne prends que les médecins. Pourquoi cette immunité relative ? Est-ce parce

---

[41] Académie de Médecine, le 25 septembre 1883, Bouley présente le travail du Dr Miquel : « *De l'asepticité des sels de cuivre* » (conclusions).
[42] *Revue d'hygiène et de police sanitaire*, 1884, p.707.

> qu'ils sont plus familiers avec les précautions d'hygiène ? Je ne le crois pas, c'est sur le terrain de l'immunité que nous devons surtout porter notre action. Je demande enfin à mon savant collègue et ami, M. Grancher, s'il pense que le bacille virgule est le véritable bacille du choléra. »

L'émérite médecin-législateur — Paul Bert présent à cette réunion — s'étonne qu'il ait pu rencontrer des confrères opposés à la théorie de la non-contagiosité ! De lui, il est écrit au Journal officiel, la chose suivante :

> « Monsieur Paul Bert, examinant les divers modes de transmission, vient à parler de la désinfection des fosses d'aisances et à ce propos, il se demande si le microbe ne peut pas pénétrer par l'anus ; il trouve là un milieu alcalin favorable à son développement. On sait que M. Koch a insisté sur ce point que la croissance des bacilles du choléra ne se fait que dans des substances nutritives à réaction alcaline ; une faible trace d'acide libre s'oppose à leur développement, aussi dans l'estomac normal sont-ils détruits. Il est regrettable que dans les expériences qui ont été faites, on n'ait pas pratiqué des injections rectales pour chercher à transmettre le bacille par cette voie. – M. Paul Bert insiste sur la transmission des maladies contagieuses par les sources. Il rappelle ce qui s'est passé pour l'épidémie de fièvre typhoïde, qui a sévi à Auxerre. Le faubourg de la ville, la prison, la caserne, l'asile d'aliénés dont les conditions hygiéniques étaient loin d'être parfaites, furent épargnés parce qu'ils étaient alimentés par une autre source que la ville. » Autre médecin législateur présent, le Docteur Ulysse Trélat, commente : […] « Du reste, M. Després (médecin- législateur), ne croit qu'à l'inoculation, il ne croit pas à autre chose, il ne croit à aucun des progrès réalisés contre la septicémie, l'infection purulente, la fièvre puerpérale. Il suffit d'avoir constaté 10 exceptions pour infirmer un million de faits positifs et authentiques. »

À travers cet échantillon de polémiques entre médecins parlementaires et membres de la Société d'hygiène professionnelle, on voit que tout le monde ne tombe pas d'accord sur le caractère contagieux du choléra. Alors comment peuvent-ils approuver les mesures proposées (dans le cadre de cette future loi de 1902) qui auraient pour objectifs de régler, ces problèmes, de santé publique ? Les hygiénistes de l'époque sont tout de même convaincus du caractère contagieux. Ils pensent que le linge, les effets qui ont appartenu à un cholérique, sont contagieux au plus haut degré si un service de désinfection n'a pas fait son travail. La Revue scientifique de la

France et de l'étranger donne quelques chiffres supplémentaires officiels des décès cholériques dans le département de la Seine[43] ;

Paris	7626
Arrondissements de Saint-Denis et de Sceaux	3145
Militaires	686
Étrangers au département de la Seine	63
Total	11520[44].

De nouveau avec la vague d'épidémie qui sévira en France en 1873 deux figures éminentes de l'Académie de médecine de Paris : les Professeurs Paul Brouardel et Antonin Proust seront désignés délégués par le ministre du Commerce, pour procéder à une enquête sur la nature du choléra et sur l'origine de la maladie. Toujours dans cette même revue, le Docteur A. Cartaz rédige une étonnante conclusion : « Il me paraît inutile d'indiquer ici les mesures hygiéniques à prendre en vue de se préserver du choléra. Le Comité d'hygiène les fait publier dans tous les journaux. Ce qu'il y a de plus sûr, c'est de vivre calme et tranquille, sans changer son régime habituel, ne pas se fatiguer, ne pas se surmener, ne pas s'effrayer surtout. La peur a un retentissement fâcheux sur les entrailles ; elle met l'organisme tout entier dans un état de dépression à la fois psychique et physique qui le rend plus apte à contracter les maladies. Gardons-nous de la crainte, vivons de la vie ordinaire et espérons que nous éviterons l'apparition de ce visiteur dangereux. »[45]

Contrairement aux idées communément reçues, les maladies infectieuses, dites *infantiles,* ne sont pas si inoffensives qu'elles y paraissent ! C'est ce

---

43 *Revue des cours scientifiques* (3e série), dirigée par Charles Richet, 4 août 1883. Il est porté un article sur l'hygiène par le Professeur de la faculté de médecine de Paris Bouchardat sur les cinq épidémies de choléra à Paris. Étant données la fréquence et la diversité des sources sur le sujet nous nous rendons bien compte de la gravité de la question à la période donnée.

44 *Documents statistiques et administratifs concernant l'épidémie de choléra de 1854*, comparée aux précédentes épidémies cholériques qui ont sévi en France. Paris, Imprimerie impériale, 1862. Ce recueil volumineux contient d'excellents documents statistiques.

45 *Id.* « *Documents statistiques et administratifs concernant l'épidémie de choléra de 1854* », Paris, Imprimerie impériale, 1862.

qu'affirme un autre rapport sur la rougeole à Paris établi par le Conseil d'hygiène et de salubrité du département de la Seine qui écrit ceci (1885)[46] :

> « La rougeole est nécessaire et elle n'est pas grave. Voilà deux idées, encore essentiellement populaires aujourd'hui, qui s'opposent à ce que l'initiative individuelle réalise aucune mesure prophylactique. Ces idées sont absolument fausses : la rougeole est une fièvre accidentelle, nuisible et qu'il faut faire son possible pour prévenir. Elle n'est pas grave, dit-on : or, sur 57 024 décès qu'il y a eu à Paris en 1883, 1058 sont dus à la rougeole, ce qui fait une proportion de 18,55 pour 1000 ou bien près de 2 pour 100. Sous ce rapport, la rougeole est infiniment plus bénigne : en admettant que sa contagion soit plus facile, ce qui est le cas, la gravité décroît à mesure que l'âge avance. » [...] Si l'on prend la proportion du nombre de décès causés par la rougeole sur 100 000 habitants, on trouve qu'en 1865, cette proportion était de 18,8 tandis qu'en 1883 elle était de 47,1. Il y a donc aujourd'hui presque trois fois plus de décès qu'il y en avait il y a vingt ans. »

Encore une fois, le rapport d'étude insiste sur l'isolement des individus contaminés pour éviter la transmission de la maladie et sur la gravité de la rougeole chez les jeunes enfants. Le Pr. Brouardel[47] contribue lui aussi à établir le taux de mortalité des maladies transmissibles en donnant entre autres une note dans les *Annales d'hygiène publique et de médecine légale* sur la mortalité par maladies épidémiques à Paris entre 1869 et 1879[48]. Il s'appuie sur les *Bulletins de statistiques municipales de la ville de Paris*, sous la direction du Dr Bertillon, en précisant que les Parisiens paient un très lourd tribut victimes par exemple de fièvre typhoïde et de diphtérie. Il communique, également, les chiffres des victimes de la variole et de la scarlatine. Il commente :

> « Nous avons cherché combien un groupe de 100 000 habitants de Paris perdait de ses membres par chacune de ces maladies, en calculant pour chaque année d'après la formule suivante, la population totale perdant tant de ses membres, combien en perdent 100 000 individus ou « D » représentant le nombre de décès et « P » le chiffre de la population correspondant à chaque année

---

[46] Intitulé : *La rougeole à Paris, ses progrès incessants, sa mortalité et la nécessité de mesures prophylactiques*, Paris, Imprimerie Chaix, 1885. Le rapporteur désigné est le Dr Auguste Ollivier, page 4.

[47] Nommé, Commissaire du Gouvernement, pour ce projet de loi.

[48] Série 03, n°8 (Paris, Jean-Baptiste Baillière, 1882) p.562.

$$\frac{D \times 100000}{P}$$

Et nous avons obtenu les résultats suivants :

1 Fièvre typhoïde

Années	Nombre des décès	Décès pour 100 000 hbts	Moyenne
1869	993	53,4	
1872	938	49,0	
1873	952	49,2	48,4
1874	823	42,1	
1875	1048	53,2	
1876	2032	102,2	61,4
1877	1201	58,9	
1878	857	41,1	
1879	1101	51,6	
1880	2120	97,3	96,5
1881	2133	95,8	

Or, ces chiffres, montrent bien la croissance de la maladie. Les hygiénistes surveillent de très près les courbes démographiques car lutter contre la mortalité à tous les âges (surtout chez les jeunes en âge de procréer et les enfants en bas âge) fait garantir le taux de croissance démographique de la nation française. La *Revue d'hygiène et de police sanitaire* de l'année 1884 rapporte ainsi que le « Dr Javal[49] cherche à démontrer d'abord que les intérêts de la France et surtout ceux de son extension coloniale exigent une augmentation de population, et que l'augmentation de natalité conduirait plus sûrement à ce résultat qu'aucune mesure d'hygiène publique. Il établit ensuite que ce sont par les effets de la restriction volontaire que la natalité diminue » et, ajoute-t-il que, « la répartition des impôts contribue en effet, sous toutes les formes, à rendre plus lourde la charge d'une famille nombreuse. Les prestations frappent les jeunes gens avant l'âge adulte ; les portes et fenêtres sont un impôt sur l'air et la lumière, dont le poids s'aggrave à mesure que l'accroissement de la famille oblige le père à

[49] Législateur médical, 1870-1914.

occuper un plus vaste appartement ; la patente elle-même, s'appliquant au loyer de l'habitation personnelle, est, pour une bonne part, proportionnelle aux charges et non pas aux ressources du contribuable. »[50] Ces propos, sont-ils, ceux, de l'homme politique inquiet ? De la vigueur de la population française ou faut-il y voir avant tout ceux de l'homme de médecine convaincu des actions profitables des hygiénistes sur la santé de la population ? Ou peut-être le médecin hygiéniste parlementaire à la fois ? Le remède de prophylaxie curative ne relève pas seulement des mesures d'hygiène à prendre mais de toute une série d'autres mesures sociales. La loi de 1902 doit pourtant les prendre en considération… toutes à la fois. Le chapitre II porte en effet sur les immeubles, imposant des normes d'architecture à respecter touchant à la ventilation, à l'aération, à l'éclairage de l'habitat[51]. La taxe sur les portes et les fenêtres appartiendra au régime du passé. Éducation de la population encourageant la procréation, lutte contre les maux d'une société en prohibant l'alcool, la prostitution, le vagabondage (…) organisation des services d'hygiène, lutte contre les maladies infectieuses et assainissement des voies publiques et de l'habitat, l'obligation de vaccination, toutes ces mesures concourent à panser en quelques façons, les plaies des carences démographiques.

** Les moyens de lutte*

Depuis très longtemps confrontés à ces situations de vagues épidémiques, les hygiénistes veillent à la prévention et aux traitements des maladies infectieuses avec notamment une des plus vieilles épidémies mondialement et historiquement connue ; il convient de citer la PESTE. Seulement il faut attendre la découverte de la microbiologie avec Pasteur pour comprendre la nature, le fonctionnement et la reproduction de ces particules pathogènes et surtout leur caractère de transmission démontrant que les maladies sont la conséquence de la présence de ces micro-organismes (travaux de Pasteur, 1877-1895). À ce sujet, l'Académie nationale de Médecine, réagit très vite quand le sujet est abordé. Tel avec ce membre médecin physiologiste français Marey qui écrit :

> « Les auteurs qui rattachent l'origine des épidémies à un principe insaisissable, à un *quid divinum*, ceux qui les attribuent à quelque influence cosmique, concluent forcément à l'impossibilité de rien

[50] In la *Revue d'hygiène et de police sanitaire* (6e série, 1884, p.963). Faut-il ajouter la communication du docteur en médecine, le parlementaire Javal, parue dans la *Revue scientifique* (1er novembre 1884, p.564).

[51] Archives départementales du Nord, 1997, *L'aventure des villes, 1850-1950*, La chambre de Commerce et d'Industrie de Lille-Roubaix-Tourcoing.

faire pour en arrêter la marche. Mais ceux qui adoptent la théorie des germes ont tous cette conviction qu'on peut empêcher, dans bien des cas, la dissémination de ces germes, et peut-être leur développement. Je ne doute pas que nos savants collègues MM. Pasteur, Davaine, Bouley, et tous ceux qui partagent leurs idées ne réunissent pas à formuler bien vite un programme pour l'étude méthodique des épidémies et une série de prescriptions d'hygiène et de prophylaxie. »[52]

Des études de terrain sont, depuis longtemps réalisées, rapports sur les populations ; climat ; commerce ; industrie. Marey soupçonne le facteur atmosphérique de l'air comme porteur et transmetteur du germe. Il précise en effet (1878) :

> « Les procédés de l'air, qui réussissent si bien, dans certains cas, à arrêter le passage de ces germes, ne pourraient-ils être essayés pour tenter de fournir un air impunément respirable à ceux qui sont forcés de vivre dans les salles des malades ? Ces germes atmosphériques, ne pourrait-on pas les empêcher de se disperser dans l'air, les immobiliser par ces procédés auxquels a recouru Tyndall dans ses belles recherches d'optique [...] Il ne m'appartient pas de rechercher quels seraient les moyens possibles de diminuer les chances de contagion, mais il me semble qu'on pourrait aisément formuler une série de prescriptions auxquelles on n'astreindrait personne, mais qui seraient peut-être accueillies avec reconnaissance par ceux qui sont appelés à soigner des gens atteints de maladies contagieuses. »

De sa lorgnette d'aujourd'hui, le lecteur contemporain, peut se distraire de ces discours de savants à tâtonner dans la méconnaissance aveuglée des réalités auxquelles ces scientifiques n'ont pas encore accès. Mais ce même lecteur est en droit d'apprécier les compétences de ces illustres chercheurs avec leurs expertises pertinentes, leurs sens de l'observation aiguisée et leurs cognitions cérébrales intuitives, particulièrement affûtées, qui font d'eux les grands clairvoyants de l'Humanité. La preuve vient ici en témoigner. À cette occasion le projet législatif de 1902 souhaite renforcer la prévention et le traitement de ces maladies contagieuses. C'est, pourquoi, il soumet l'obligation de déclaration *des cas atteints* par les médecins (après diagnostic par ces derniers) pour enrayer la propagation et soumettre les cas à l'étude scientifique. Par ailleurs, le Parlement souhaite mieux structurer et définir le pouvoir des autorités locales pour renforcer l'efficacité de la lutte contre le

---

52 É. J. MAREY, « Discussion sur les mesures définitives contre les épidémies », in le *Bulletin de l'Académie de médecine*, 1879, 2e série, tome VIII, n°9, pp.171-182.

mal. Ce sont les objectifs primordiaux de ce projet de texte de loi sur la protection de la santé.

La communauté scientifique par les interrogations que la société lui soumet en la matière et par ses percées spectaculaires se retrouve plongée au cœur de la scène politico-médico-sociale. Les hommes politiques n'ont plus qu'à suivre le mouvement. Les médecins-législateurs pourront imposer la cadence. En effet, il suffit d'une proposition déposée sur l'insalubrité des logements (première mesure législatrice postérieure aux prouesses scientifiques) pour mettre en ébullition toute la communauté parlementaire. Les résultats sont fulgurants. Dorénavant, à la fin du XIXe siècle, tout le monde est convaincu du bien-fondé de ces découvertes. Malheureusement il n'existe pas de programmes de diffusion reproductibles en laboratoire de ces maladies infectieuses endémiques. Les hygiénistes[53] sont impuissants à résoudre l'ensemble des pathologies présentes. Ils dégagent outils et méthodes de travail mais ils dépendent surtout du corps médical et scientifique pour penser et agir. Et ensuite pour alerter et convaincre la communauté parlementaire de légiférer en faveur d'une politique d'une santé publique. Ils agissent, au cas par cas, au gré de la « vague pathogène » qui s'offre et ils ont un choix redoutable entre les maladies telles que variole, choléra, fièvre typhoïde, suette militaire, scarlatine, pellagre, dysenterie, méningite cérébro-spinale, érysipèle, oreillons, coqueluche, tuberculose, ophtalmie des nouveau-nés, rougeole, phtisie pulmonaire et ainsi de suite la liste est loin d'être exhaustive. Les microbiologistes ont du souci à se faire (quelle déferlante !) Alors, naturellement, certains hygiénistes vont prétendre que telles méthodes de traitement sont plus efficaces les unes que les autres. Ils ne possèdent pas la recette miracle pour enrayer les maux. Pourtant la loi de 1902 (avec sa panoplie de mesures de préventions, de cures et de sanctions…) va permettre d'améliorer de façon considérable le sort de la santé hygiénique de la population française. Les quelques mesures sanitaires déjà mises en vigueur qui précèdent au texte de 1902 à l'issue des connaissances scientifiques le prévalent en appui de sources chiffrées[54]. En attendant de trouver une réponse commune à toutes les maladies contagieuses : les médecins, les hygiénistes, les médecins hygiénistes, les

---

53 Médiateurs des sphères médicales et politiques de ce siècle.

54 En mettant en place le service municipal de désinfection les hygiénistes parviennent à des résultats significatifs. En 1892, la mortalité totale de Paris fut de 54536 représentant 22,47 morts par 1000 habitants. En 1898, la mortalité n'a plus atteint que 18,27 pour 1000 habitants, soit un abaissement de plus de 4 points. Source : Revue Municipale, *Recueil d'Études sur les Questions édilitaires*. Rédacteur en chef, Albert Montreuil, n°108, tome III, samedi 18 novembre 1899, p.1707.

parlementaires médecins, les législateurs hygiénistes (une fois que toutes les combinaisons possibles ont été retournées…) se transmettent l'information de la dernière connaissance scientifique et les réalités d'enquête sur le terrain à partir des observations consignées. Pour les épidémies originaires des pays exotiques, le processus de « quarantaine » est déclenché, dans la zone portuaire, où les cargaisons contaminées sont déchargées. Les individus porteurs de l'infection sont immédiatement retenus sur le bateau, isolés jusqu'à l'attente des services de désinfection. Quant à l'habitat des individus, les recommandations sont très simples. Ce sont celles, que nous rappelle, l'hygiéniste A. Durand-Claye (1841-1888) ingénieur en chef du service de l'assainissement à la ville de Paris :

> « Dans la maison, les principes sont simples : dès qu'une matière est produite, il faut l'expulser, sans la laisser séjourner dans l'habitation. Pour les ordures ménagères, le service se fait actuellement d'une manière relativement satisfaisante, grâce aux récipients mobiles et à l'enlèvement méthodique. Les eaux pluviales et ménagères, les matières de vidange sont généralement mal aménagées. Ce qu'il faut, c'est à chaque orifice d'évacuation, l'eau en quantité suffisante ; puis un appareil d'occlusion simple et efficace, le siphon hydraulique, inflexion suffisamment accusée du tuyau d'évacuation. La canalisation doit être simple en tracé et en élévation, communiquant largement à la partie supérieure avec l'atmosphère, de manière à aspirer à chaque évacuation de l'air pur et frais qui baigne le flot liquide et combattre dès le point de départ la fermentation par l'oxydation […] Avant la jonction avec la canalisation publique, égout ou conduite, un dernier siphon hydraulique assure la maison contre tout retour d'air contaminé.
>
> Ces règles sont générales et s'appliquent à toutes les eaux usées à sortir de l'habitation ; elles s'appliquent naturellement aux vidanges, dont l'importance est, au moins en ce qui concerne les cubes, relativement minime. En moyenne, par jour, une personne adulte produit 1^{k},26 d'excréments, dont 1^{k}, 17 (93 %) de liquide et 0,09 (7%) de solides. Pour l'ensemble de Paris, c'est un cube total journalier de 2782 tonnes dont 2599 de liquides et 183 seulement de solides. Les égouts roulent par jour près de 380 000 mètres cubes ; on voit que l'ensemble des vidanges ne forme pas un volume égal au 1/100 du flot des égouts ; les solides sont moins de 1/1000. […] La tinette-

filtre se développe chaque jour davantage[55] ; c'est encore un récipient dans la maison, qui infecte le sous-sol et exige de fréquentes et gênantes manipulations ; mais ses trous laissent passer les liquides et une bonne partie des solides ; c'est un mauvais *tout-à-l'égout* ; mais la tinette n'exclut plus l'eau de l'habitation ; c'est un avantage sur la fosse fixe. »[56]

Le système d'égout de Paris a pris au cours du XIXe siècle une extension et une ramification considérables (m'appuyant sur une étude de 1884) :

« Paris compte actuellement 833 702 mètres d'égouts, 47 399 mètres de branchements de bouches, 36 382 mètres de branchements de regards, 257 713 mètres de branchements particuliers, soit un réseau souterrain de 1 175 196 mètres. L'entretien de ce vaste réseau coûte 365 000 francs par an. Le curage en est fait par 940 égoutiers, avec un matériel considérable. 20 bateaux-mouches et 56 wagons-vannes nettoient automatiquement les cuvettes des collecteurs ; une boule mobile entretient le libre passage au double siphon du pont de l'Alma. On extrait 38,178 mètres cubes de sable directement des égouts, et 50 000 à 80 000 mètres cubes en Seine du débouché des collecteurs. »[57]

Pas toujours visible, à l'œil du promeneur de la ville, il convient d'affirmer que les questions de salubrité sont omniprésentes dans le quotidien citoyen. Des structures de nettoyage sont indispensables et mises en place au XIXe siècle, tel ce gros intestin d'évacuation des eaux-vannes et

---

55 « Tinette » : « Récipient généralement en tôle servant au transport des matières fécales, faisant office de fosse d'aisances mobile. **Prononc. et Orth.**: [tinɛt]. Att. ds *Ac.* dep. 1694. **Étymol. et Hist.** 1. Dernier tiers XIIIe s. *tinete* « petite cuve » (*L'Oustillement au vilain* ds *Poèmes sur les biens d'un ménage*, éd. V. Nyström, Ib, 230, p. 70); 2. 1639 « tonnelet dont le fond est plus large que haut pour le transport du beurre salé ou fondu » (*Ordonnance sur les gabelles*, art. 26 ds HAVARD t. 4); 3. 1751 « beurrier » (*Livre-journal de Lazare Duvaux*, éd. L. Courajod, t.2, p.106); 4. 1832 « baquet servant au transport des matières fécales » (RAYMOND). Dimin. de *tine**; suff. *-ette* (*-et**). Fréq. abs. littér.: 19. Bbg. CHAUTARD Vie étrange Argot 1931, p.494. — QUEM. *DDL* t.17. Dictionnaire électronique du *Trésor de la Langue française* :
[http://atilf.atilf.fr/dendien/scripts/tlfiv5/advanced.exe?8;s=2707346220]

56 *Revue d'hygiène et de police sanitaire*, Paris, G. Masson, 8e année, 1886, pp.618-619.

57 Ibid. p.620. Actuellement la structure est ouverte au public donnant la possibilité de visiter le réseau d'égout. Les commentaires sont assurés par les égoutiers de la ville de Paris. Métro : « Alma-Marceau », Paris 7e Arrondissent. Ce lieu fait plonger le visiteur au cœur de la grande œuvre hygiéniste du XIXe siècle qui va avoir beaucoup de mal à s'affirmer entre la période de l'entre deux guerres 1914-1918 et 1939-1945.

des eaux usées de la ville de Paris, appelé « *système du tout à l'égout* », qui draine les tonnes de déchets vers l'extérieur de la capitale[58]. Dans le projet sur le texte de loi de 1902, des articles font mention des obligations de nettoyage, de désinfection, des bâtiments publics comme les casernes, les écoles, les prisons et les hôpitaux. Des procédés de désinfection sont alors mis au point. Telles ces étuves de désinfection par la « vapeur surchauffée » conçues par le Conseil supérieur de santé de la marine et mis en place dans les hôpitaux coloniaux à l'occasion de l'épidémie de fièvre jaune qui a sévi au Sénégal à plusieurs reprises (en 1830, 1837, 1859, 1866, 1867, menaces en 1872, enfin 1878…)[59]. Techniques mises au point en 1882 comme le rapporte le Professeur d'épidémiologie d'hygiène et de médecine légale au Val de Grâce le Dr Vallin (l'un des fondateurs de la *Revue d'hygiène et de médecine légale*) membre de l'Académie nationale de Médecine et membre des comités techniques de santé et de l'intendance.

> « La première pensée fut pour les études à air chaud qui venaient d'être installées à Paris et ailleurs ; mais le Conseil supérieur et son président, M. Rochard, dont vous connaissez tous la haute compétence, s'aperçurent dès les premières études que, pour atteindre avec certitude les germes pathogènes, il fallait porter l'air à des températures auxquelles il détruit les fibres végétales et animales. Or, ce ne sont pas les moyens de destruction du matériel d'hôpital qui manquent, et il était véritablement bien superflu de recourir à des appareils coûteux pour amener cette destruction que la désinfection a précisément pour but d'éviter. La vapeur surchauffée épargnant bien davantage les fibres qui composent les tissus et la literie, c'est à elle que l'on songea tout de suite à recourir. Mais alors il fallait employer la vapeur à une tension supérieure à la pression atmosphérique et c'est cette nécessité qui a conduit à donner à l'étuve la forme adoptée aujourd'hui. Il convient de dire également que les études entreprises, dès 1881, n'ont abouti au marché conclu par l'administration avec M.

---

58 En 1854, le Préfet de la Seine, Haussmann et le Directeur du Service des Eaux, l'ingénieur Belgrand, appuyés par Napoléon III, établissent et font approuver par le Conseil Municipal un programme d'alimentation en eau de Paris et d'évacuation des eaux usées dont la réalisation va s'échelonner jusqu'en 1924. Il s'agit du tout-à-l'égout de la ville de Paris.

59 Cf. A. REYNAUD (médecin de la marine), *Étude sur les épidémies de fièvre jaune au Sénégal*, Paris, imprimerie de Collombon et Brulé, 1882, p.19.

Le Blanc qu'au mois de septembre 1882. Il fallait tenir compte encore d'autres nécessités. »[60]

À mesure que les savants progressent dans leur laboratoire de recherche, avec microscopes, verreries, réactifs, procédés de coloration des bactéries, puis photographies, procédés d'observation et d'analyse toujours en cours de perfection ; la cartographie microbienne se complète et les moyens de désinfection se perfectionnent dans la seconde moitié du XIXe siècle.

** La compagnie des « découvreurs » en microbiologie*

Le Professeur d'anatomie-pathologie à la Faculté de médecine de Paris, membre de l'Académie de médecine Victor Cornil (de surcroît parlementaire) et Victor Babes Professeur d'histologie pathologique à l'Université de Budapest ont publié un ouvrage portant sur les bactéries (1886). Les maladies pestilentielles des sociétés européennes y sont apportées à l'origine des contrées exotiques[61]. Très tôt la médecine occidentale tente d'appréhender les origines de ces maladies. Par exemple les maladies infectieuses sont également inconnues tant elles relèvent des particules nocives (invisibles à l'œil nu) et qui s'apparentent aux maladies pestilentielles, tant elles se transmettent aussi, par voie directe ou indirecte, à l'homme et surtout qu'elles frappent un collectif de population. Tant elles représentent également, des dommages irrémédiables, touchant à la survie même des populations humaines. Dans tous les cas ce sont des préoccupations sociales et morales qui ne laissent pas dans l'indifférence les pouvoirs politiques parce qu'elles touchent à l'équilibre fonctionnel d'une société. Quel que soit le mode de vie des sociétés humaines, le principe même d'organisation de la société consiste à veiller toujours et dans toutes les situations aux éventuels périls et dangers auxquels le groupe est exposé. Si le groupe communautaire est menacé par la famine, la maladie, la guerre… les autorités désignées pour assurer la pérennité du groupe veilleront et agiront pour le préserver. Dans tous les cas, l'État représente les gardiens du Temple et la Science est désignée garante à veiller sur la bonne santé des disciples du Temple. Alors voyons à présent — comment ces particules invisibles « émoustillent » à la fin XIXe siècle les esprits savants — gravitant autour du génie Louis Pasteur observateur et

---

60 Communication du docteur Vallin relative à « Quelques expériences sur les études à désinfection relative à quelques expériences sur les étuves à désinfection dans les hôpitaux de Paris », Revue des *Annales d'hygiène publique et de médecine légale*, série 3, n°11. Paris, Jean-Baptiste Baillière, 1884, p.255.

61 A. V. CORNIL et V. BABES, *Bactéries, et leur rôle dans l'anatomie et l'histologie pathologiques des maladies infectieuses,* Paris, Félix Alcan, 1886, 2e édition, 873 pages.

cultivateur entraîné de toutes ces molécules pathogènes mortelles. Personnage de la Science sans lequel une politique de santé publique à la française (il faut bien le souligner !) n'aurait jamais vu le jour à la fin du XIXe siècle. Les auteurs racontent que la découverte d'un ferment organisé dans la fermentation du vin par Cagnard-Latour et le rôle des micro-organismes dans la maladie du vin, dans la fabrication et la conservation de la bière, dans les maladies du vers à soie consigné par Pasteur ont permis d'étendre l'expérimentation scientifique et médicale à la physiologie pathologique :

> « Davaine et Rayer, rapportent Cornil et Babes, avaient, en 1850[62], constaté la présence de bâtonnets, dans le sang des animaux morts du charbon ; Pollender[63] les avait décrits un peu plus tard et bien étudiés. Davaine, par de nombreuses et irréfutables expériences, établissait que le charbon est une maladie bactéridienne. La méthode de culture des micro-organismes inaugurée et perfectionnée par le génie de Pasteur apportait à la doctrine bactérienne de la fermentation et des maladies virulentes la certitude la plus absolue. Pasteur obtenait en effet des cultures successives et absolument pures de micro-organismes dans lesquelles il ne pouvait subsister aucune trace du liquide virulent qui accompagnait primitivement les bactéries, et, avec ces bactéries isolées de toute substance étrangère, il reproduisait telle maladie virulente donnée. »

Grâce à leurs investigations, Koch et Pasteur, complètent, les recherches de Davaine sur le charbon. Pasteur a établi le rôle des micro-organismes dans la pyémie, la septicémie et la putréfaction permettant de reproduire le modèle d'observations au choléra des poules. Ce qui lui a valu la découverte de l'atténuation des virus du charbon, du choléra des poules, de la rage, du rouget du porc. Les auteurs précisent aussi que ces expérimentations ont donné une confirmation de l'importance du rôle des micro-organismes dans la pathogénie des maladies aiguës infectieuses telles que la variole, la rougeole et la diphtérie, mais aussi dans le cas des maladies aiguës et chroniques dans lesquelles la contagion était plus soupçonnée que démontrée. Les auteurs du livre rapportent que les expériences d'un certain nombre de chercheurs, tels que Davaine sur l'étiologie du charbon, de Coze et de Feltz sur la présence des infusoires dans les maladies infectieuses, de Billroth sur le streptocoque[64], d'Ogston sur le staphylocoque[65], travaillant

---

62 Comptes rendus de l'Académie des Sciences.

63 *Caspers Vierteljahrsscrift für ger. Medicin,* 1855, t.VIII, p.103.

64 *Untersuchengen über die Vegetationsformen von Coccobacteria septica.*

tous sur les notions de « septicémie » et de « pyémie » dans diverses espèces animales ont contribué aux découvertes de la bactériologie.

En vingt ans durant la période « d'incubation littérale » du texte de contenance juridique de 1902, les progrès scientifiques deviennent, fulgurants, permettant de cerner le caractère contagieux "d'un certain nombre de pathologies" transmissibles à l'Homme. Les hygiénistes étudient des systèmes d'enrayement et de lutte contre les maladies nocives qui se transmettent de corps à corps par l'intermédiaire d'un médiateur comme l'air, le moustique, l'animal ou le végétal, l'ingestion alimentaire, la salive ou la transmission de germes pathogènes circulant par voie de canalisation, d'alimentation en eaux potables ou d'évacuation ou par le truchement possible des immondices stagnants, des miasmes croupissants ou des sols souillés, affectant de cette façon des milliers d'individus (si aucun obstacle à caractère d'endiguement ne se dresse sur le parcours des bactéries et des microbes). Ce sont toutes les bonnes raisons pour lesquelles, les hygiénistes, vont combattre durement les idées reçues à propos du caractère relatif et secondaire d'une propreté physique et morale et la lenteur des élus politiques à devoir mettre en place une politique de santé dans cette seconde partie du siècle. Il convient d'affirmer que la Science reste nébuleuse sur la question infectieuse jusqu'à Pasteur et ses collaborateurs — avec les travaux sur la maladie du vers à soie (1865), le filtre et l'autoclave (1876), le choléra des poules (1879), la vaccination (1881), la rage (1881), la première vaccination sur l'homme (1885). À partir de 1880 les médecins parlementaires ou les parlementaires non-médecins (récepteurs-décodeurs de ces messages) appuyés par la communauté scientifique, étant pour beaucoup d'entre eux hommes de médecine, de politique et d'hygiène, vont tenter d'organiser les institutions hygiénistes de façon optimale. Puis à partir d'une approche médicale, à dimension de salubrité publique, ils n'hésitent pas à prendre des mesures et des moyens de traitements préventifs et curatifs des maladies infectieuses imposant l'obligation de *déclaration* et la *vaccination contre la variole* pour répondre aux vagues d'épidémies de celles-ci[66]. Le non-contagionisme est la doctrine dominante pendant la plus grande partie du siècle, hormis pour certaines maladies transmises par contact, comme la syphilis et la variole, pour

---

[65] *The british medical Journal*, mars 1881.

[66] La variole : seule maladie pour laquelle pendant tout le XIXe siècle, il est appliqué le processus thérapeutique de vaccination. Pasteur invente le vaccin contre la rage dans les années 1880, en 1885, mais la rage n'est pas une maladie épidémique ; la vaccination en est thérapeutique et non préventive. À l'extrême fin du siècle qui renvoie au commencement du XXe siècle le vaccin qui va suivre est le vaccin contre la diphtérie.

lesquelles le corps médical et le corps parlementaire pensent imposer à la population l'obligation de vaccination. Un des seuls moyens thérapeutiques pensés par l'innovation de la recherche médicale à mettre en œuvre qui semble efficace pour venir à bout de ces deux maladies[67].

Si la maladie est provoquée par un germe conformément à la théorie de Pasteur alors elle est contagieuse par transmission du germe. Dans le cadre de ce projet de loi, « vaccination » signifie « vaccination contre la variole » ; « contagion » signifie « démonstration du corps médical à prouver qu'il s'agit d'une maladie à virus, bacille ou bactérie ». Désormais, avec l'application de la loi de 1902, la Préfecture de police par l'organe du chef de la deuxième division dépose sur le bureau du *Conseil d'hygiène et de salubrité du département de la Seine,* la statistique des cas de maladies contagieuses

---

[67] Nous savons que les scientifiques de l'époque tâtonnent en matière d'étiologie des maladies infectieuses. Ce qui conduit la science à des confusions d'identification des maladies (notamment entre typhus et fièvre typhoïde au début XIXe siècle), tout en restant convaincue du caractère contagieux, du mal épidémique. Toute la communauté scientifique, bien au-delà des frontières hexagonales, est agitée par la question comme le commente le Professeur Brouardel avec une publication sur *la fièvre typhoïde* (Paris, J.B. Baillière, 1895) en écrivant ceci : « L'étiologie de la fièvre typhoïde passait au second plan à cette époque (1829-1851) d'identification anatomique et clinique. La doctrine contagionniste de Gendron, Bretonneau, puis Piedvache, resta sans écho devant l'opposition de l'école de Paris. En 1853 parut en Angleterre le premier essai de Budd, bientôt suivi des études étiologiques de Murchison, et ainsi se trouva inaugurée avec éclat cette série de travaux relatifs aux causes de la fièvre typhoïde, qui devait aboutir aux études biologiques d'Eberth, Gafky, et au grand mouvement contemporain relatif à la doctrine de la transmission par l'eau, qui, si elle n'est pas née en France, mais en Angleterre, a du moins trouvé chez nous toute l'ampleur de son développement, et a forcé l'attention du public au grand profit de la prophylaxie. » Ces résultats d'observation et d'analyse ont conduit aux mesures préventives touchant à l'assainissant du logement, des voiries de la cité, que l'on retrouve dans le texte de 1902. Les hygiénistes ont parfaitement compris le processus de fonctionnement, de ces maladies, grâce aux travaux de Pasteur s'échelonnant entre 1876 et 1885. À partir de là, les hygiénistes, les médecins- hygiénistes, interfèrent dans les travaux de leurs collègues de laboratoire et se rassemblent à l'Académie de Médecine, à l'Académie des Sciences, en congrès, en conférences médico-socio-politiques… et surtout, restent à demeure d'études sur le terrain, pour observer, comprendre et mettre au point les moyens et les méthodes d'hygiène qui pourraient être les véritables dispositifs d'une santé publique. La question d'actualité parlementaire est posée dans les années 1880 (reprenant initialement la loi de 1850 au sujet des logements insalubres et de la nécessité d'organiser des services d'hygiène publique avec le député Édouard Lockroy secondé de ses collègues de la Chambre des députés : Jules Siegfried, Labrousse proposant une réflexion sur l'organisation de l'Administration de la santé publique. Sénat, séance du 2 février 1897, première délibération sur le projet de loi adopté par la Chambre des députés ayant pour objet la protection de la santé publique, *Journal officiel*, p.77.

déclarées au service des épidémies. Et lorsque le service de désinfection se rend au domicile d'un contaminant, il se voit remettre au résident une notice libellée par le Comité de perfectionnement du Service municipal de désinfection à condition toutefois que le service de désinfection existe. Ce qui est bien loin d'être le cas pour les communes et villes de France dans cette seconde partie du siècle. La loi de protection de santé publique prévoit ces moyens et ces structures de traitement prophylactique (article 7)[68]. C'est en cela qu'il est possible d'affirmer que la loi en 1902 couronne l'ensemble de la législation de santé publique tant elle vise à organiser les actions ; les institutions d'hygiène en appui avec l'administration locale et à veiller sur le sort des populations exposées aux problèmes de santé physique et d'hygiène mentale. C'est un devoir presque moral, pour l'État, comme le déclare Henri Monod[69] venant éclairer le Parlement en tant que *commissaire du Gouvernement* à la séance du 2 février 1897 de la Chambre Haute :

> « En France comme dans tous les pays, nous sommes solidaires de la salubrité les uns des autres, il ne s'agit pas simplement de la contagion se transmettant d'une commune à une autre commune ; tous les Français étant soumis au service militaire, il se produit un échange incessant des maladies qui règnent dans les communes entre les habitants de celles-ci et les soldats dans la caserne et réciproquement. Tous les médecins militaires : MM. Dujardin-Beaumetz, Collin et les autres, tous ont insisté énormément pour les mesures sanitaires qu'on prend dans les grandes villes soient appliquées également dans les campagnes, parce que c'est des campagnes, bien souvent, que viennent les épidémies de diphtérie dans les casernes, d'où les soldats les reportent dans leurs foyers lorsqu'ils y retournent. Il y a un échange incessant. Nous devons donc, dans la mesure du possible, faire nos efforts pour assainir également les petites communes.
>
> Il semble très tyrannique qu'on ne puisse pas construire une maison sans soumettre le plan à l'autorité municipale. Je ne m'oppose pas à ce qu'on modifie le texte de la loi, mais je demande qu'on le modifie de façon à

68 Article 7 – La désinfection est obligatoire, pour tous les cas des maladies prévues à l'article 4 ; les procédés de désinfection devront être approuvés par le Ministre de l'Intérieur, après avis du Comité consultatif d'hygiène publique de France. Les mesures de désinfection sont mises à exécution, dans les villes de 20000 habitants et au-dessus par les soins de l'autorité municipale, suivant les arrêtés du maire, approuvés par le Préfet et, dans les communes de moins de 20000 habitants, par les soins d'un service départemental. Les dispositions de la loi du 21 juillet 1856 et des décrets et arrêtés ultérieurs, pris conformément aux dispositions de ladite loi, sont applicables aux appareils de désinfection. Un règlement d'administration publique rendu, après avis du Comité consultatif d'hygiène publique de France, déterminera les conditions que ces appareils doivent remplir au point de vue de l'efficacité des opérations à y effectuer.

69 Haut-fonctionnaire et visionnaire actif pour la mise en place de la santé publique en France au XIXe siècle et dans les débuts du XXe siècle.

donner satisfaction aux intérêts de l'hygiène. Il arrive souvent qu'on se trouve en présence d'un logement qu'il est absolument impossible d'assainir. Cela se produit fréquemment pour les maisons d'ouvriers situées dans les faubourgs… (*Exclamations sur divers bancs.*) »

Tous les facteurs sociomatériels et politico-scientifiques avec les connaissances et les outils d'hygiène publique expérimentés (et acquis depuis plus d'un siècle) sont rassemblés dans ce projet de loi selon la volonté des hygiénistes à faire émerger une politique de santé publique.

** L'article premier de la loi de 1902*

Il faut déclarer que la première mesure de la loi du 15 février 1902 confère aux maires des communes le pouvoir sanitaire concernant la déclaration d'une épidémie et l'obligation de rendre salubres les habitations, les voiries, l'alimentation en eau potable. En France, le maire est le premier et le principal protecteur de la santé publique. Chaque commune sera dotée d'un règlement sanitaire que le maire devra faire appliquer. Tout l'édifice du texte de loi de la protection de la santé repose en effet sur l'application de ce règlement sanitaire. Si le maire faillit dans sa tache, il appartiendra au préfet d'appliquer la loi. De crainte que le premier risque sa popularité, le second sa situation (en imposant à leurs administrés des mesures coûteuses) ; la loi prévoit toute une série d'institutions sanitaires, veillant, à ce qu'ils ne s'en dérobent pas. Le texte est le suivant :

« Article premier – Dans toute commune, le maire est tenu, afin de protéger la santé publique, de déterminer, après avis du Conseil municipal et sous forme d'arrêtés municipaux portant règlement sanitaire :

1° Les précautions à prendre, en exécution de l'article 97 de la loi du 5 avril 1884, pour prévenir ou faire cesser les maladies transmissibles, visées à l'article 4 de la présente loi, spécialement les mesures de désinfection ou même de destruction des objets à l'usage des malades ou qui ont été souillés par eux, et généralement des objets quelconques pouvant servir de véhicule à la contagion ;

2° Les prescriptions destinées à assurer la salubrité des maisons et de leurs dépendances, des voies privées, closes ou non à leurs extrémités, des logements loués en garni et des autres agglomérations quelle qu'en soit la nature, notamment les prescriptions relatives à l'alimentation en eau potable ou à l'évacuation des matières usées. »[70]

---

70 Ces mesures ont été votées en 1902 et pourtant une étude scientifique en 1909 du docteur en médecine Édouard Imbeaux (ingénieur et fondateur de l'hydrogéologie)

Cette première mesure a été discutée par quatre fois au Parlement (une première fois le 26 juin 1893 à la Chambre par Édouard Lockroy et au Sénat le 2 février 1897 par Lefèvre (enseignant) et le Dr Cornil). Le 8 décembre 1900 par A.Treille (médecin), Labbé (médecin), Cornil (médecin), de Carné (propriétaire agricole), Brouardel (médecin désigné en cette période commissaire du gouvernement), Pichon (médecin) – Le 20 décembre 1900 par Pichon (médecin), Cornil (médecin), Waldeck-Rousseau (avocat), Alcide Treille (médecin), Milliès-Lacroix (négociant), de Carné (propriétaire agricole), Dellestable (médecin), Leydet (industriel).

Le Sénat a adopté à l'unanimité la mesure par : 216 voix « pour » - 7 voix « contre » (nombre de votants 223, majorité absolue 112).

À partir d'un examen des détails du vote, les résultats sont les suivants, en fonction de la profession du sénateur et de son appartenance à un groupe politique extra-parlementaire [71]. Les sources des informations consignées s'appuient sur les collections des « *dictionnaires biographiques* » de la Bibliothèque du Sénat par défaut d'une demande de renseignements directement adressée aux Archives départementales de France. Un courrier a été adressé en mars 2011. La requête s'est arrêtée le 3 juin 2013 avec une dernière réponse des Archives départementales des Ardennes. Sur 223 sénateurs, j'ai reçu la confirmation des parcours professionnels et politiques pour la moitié d'entre eux soit 110 (notés ci-dessous par un astérisque).

---

révèle ceci. Sur 643 communes françaises, de plus de 5000 habitants, 320 d'entre elles ne disposent pas d'égout, 257 d'entre elles possèdent des égouts pluviaux (doté d'un système archaïque, incomplet et défectueux) et 66 d'entre elles seulement (10% du nombre total) appliqueront le système du « tout-à-l'égout », de façon incomplète, puisque des hygiénistes contemporains au XXe siècle n'approuveront pas encore le bien fondé de certains procédés d'installation en référence aux fosses fixes, aux tinettes mobiles et autres techniques d'alimentation et d'évacuation des eaux. Source : Stéphane FRIOUX, *Les batailles de l'hygiène. Villes et environnement de Pasteur aux Trente Glorieuses*, Paris, Puf, 2013, p.224. Il ne faut donc plus s'étonner de la lenteur parlementaire (extraordinaire !) des trois décennies de la IIIe République à décider les procédures d'une jurisprudence plus qu'indispensable à la société.

[71] Dont les sigles abrégés suivent ci-dessous. Les sénateurs peuvent appartenir à plusieurs groupes à la fois.

C.G : Centre gauche comprend un total de 26 membres entre 1894 et 1897.

G.R : Gauche républicaine	91 membres
U.R : Union républicaine	120 membres
G.D : Gauche démocratique	89 membres
G.A : Groupe Agricole	167 membres

Sources : A. Grenier, *Nos sénateurs – biographie de nos sénateurs,* 1894-1897, Paris, Flammarion. *Le Sénat illustré*, 1894-1897, Paris, La nouvelle revue française illustrée.

Répartition des groupes extra-parlementaires ayant voté en faveur de la loi de 1902 lors du dernier scrutin au Sénat exprimée en %

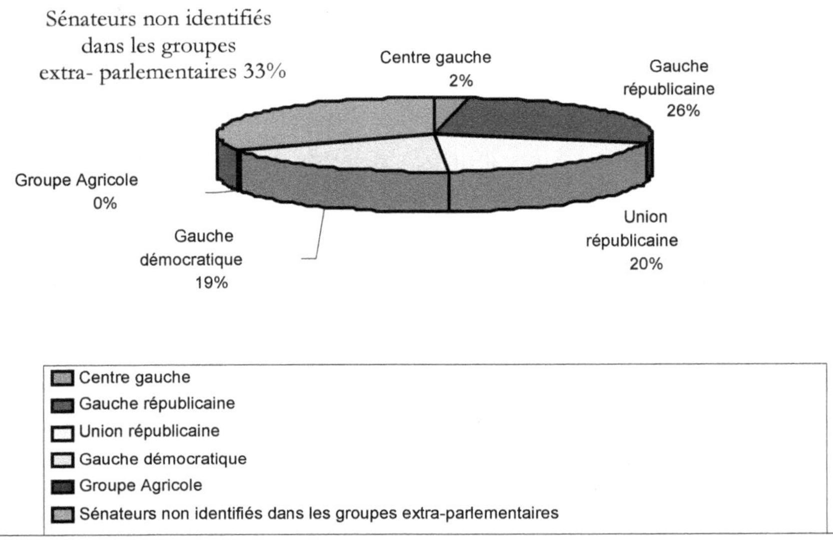

Centre Gauche

- 5 sénateurs sur un total de 26 membres du Centre gauche auraient voté en faveur de l'article premier dont :

- 3 professions juridiques
- 1 médecin
- 1 écrivain

Gauche républicaine

45 sénateurs sur un total de 91 membres de la Gauche républicaine auraient voté en faveur de l'article premier dont les principales professions représentées sont les suivantes :

- 19 professions juridiques
- 7 industriels
- 7 médecins
- 6 propriétaires

- 4 enseignants
- 2 militaires

Union Républicaine

31 sénateurs sur un total de 120 membres de l'*Union républicaine* auraient voté en faveur de l'article premier dont les principales professions représentées sont les suivantes :

- 11 professions juridiques
- 9 médecins
- 3 propriétaires
- 1 exploitant agricole
- 5 négociants, industriels
- 2 enseignants

Gauche Démocratique

32 sénateurs sur un total de 89 membres de la *Gauche Démocratique* auraient voté en faveur de l'article premier dont les principales professions représentées sont les suivantes :

- 7 professions juridiques
- 3 fonctionnaires, administrateurs
- 10 médecins
- 5 propriétaires/exploitants de la terre
- 2 journalistes
- 5 négociants/fabricants/artisans

Groupe Agricole

8 sénateurs sur un total de 167 membres du *Groupe Agricole* auraient voté en faveur de l'article premier sur le projet de loi de 1902 dont les principales professions représentées sont les suivantes :

- 4 professions juridiques
- 1 médecin
- 1 propriétaire agricole
- 1 ambassadeur

Professions des sénateurs non mentionnées dans les groupes extra-parlementaires :

- 14 médecins
- 15 avocats et professions juridiques
- 7 propriétaires
- 8 chefs d'entreprise-industriels-commerçants
- 4 enseignants

Sénateurs qui ont voté contre l'article premier du projet de loi de protection de la santé publique de 1902 (scrutin du 8 décembre 1900 au Sénat)

7 sénateurs ont voté contre dont les principales professions représentées sont les suivantes :

- 3 propriétaires
- 2 avocat et profession juridique
- 1 médecin
- 1 ingénieur

Composition des groupes parlementaires ayant voté contre la loi de 1902 en faveur de la protection de la santé publique lors du dernier scrutin à la Chambre Haute

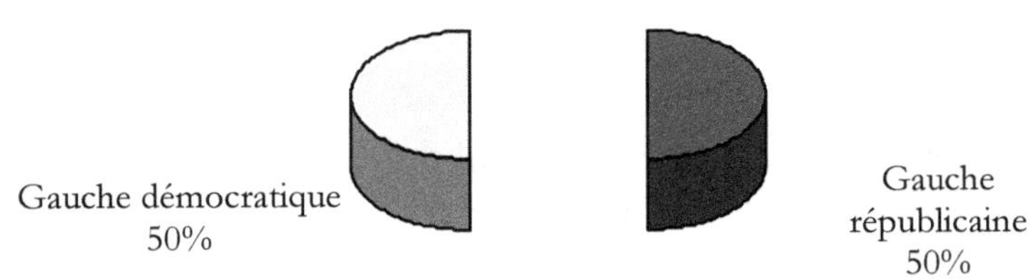

Aucun sénateur du Centre gauche ni de l'Union républicaine ni du Groupe agricole n'a voté contre l'article premier. En revanche

Gauche républicaine

2 sénateurs sur un total de 91 membres auraient voté contre l'article premier dont les principales professions représentées sont les suivantes :

1 ingénieur

1propriétaire, fonctionnaire.

Gauche démocratique

2 sénateurs sur un total de 89 membres auraient voté contre les mesures de l'article premier dont les principales professions représentées sont les suivantes :

1 avocat

1 médecin

Les sénateurs n'ayant pas pris part au vote sont au nombre de 57 (nombre incluant les sénateurs en congé) identifiés dans les groupes extra-parlementaires. Ce sont les suivants :

8 Centre gauche

19 Gauche républicaine

2 Union républicaine

8 Gauche démocratique

16 Groupe agricole

2 sénateurs de la gauche républicaine, 1 du Groupe agricole et 1 dont le groupe extra-parlementaire n'a pas été identifié étaient en congé.

Tableau de la participation des Groupes extra-parlementaires présentée par catégories socioprofessionnelles les plus représentatives au sein des groupes ayant pris part au scrutin de vote du Sénat, en 1900, sur l'article premier du projet de loi portant sur la protection de la santé publique

Sénateurs ayant voté en faveur de la mesure (total : 216 voix du scrutin public)	**Sénateurs ayant voté contre la mesure (total : 7 voix du scrutin public)**
Avocats, professions juridiques : 44	Avocats, professions juridiques : 2
Médecins : 42	Médecins : 2
Propriétaires, propriétaires agricoles : 22	Propriétaires, propriétaires agricoles : 2
Chefs d'entreprise, industriels, commerçants 25	Chefs d'entreprise, industriels, commerçants 0
Enseignants : 10	Enseignant : 0
Fonctionnaires, administrateurs : 3	Fonctionnaire, administrateur : 0
Journalistes : 2	Journaliste : 0
Militaires : 2	Militaire : 0
Ambassadeur : 1	Ambassadeur : 0
Écrivain : 1	Écrivain : 0
Ingénieur : 0	Ingénieur : 1

Le total du nombre des votants par catégories socioprofessionnelles au sein du Sénat (tous groupes extra-parlementaires confondus) est le suivant :

- 46 avocats et professions juridiques
- 44 médecins
- 25 industriels, chefs d'industries, commerçants
- 24 propriétaires/propriétaires agricoles
- 10 enseignants.

Toutes ces catégories sont les plus représentatives d'un vote au Sénat porté en faveur des premières mesures de police sanitaire. D'une part il faut remarquer que les professions médicales sont autant participantes que les professions juridiques à voter en faveur de la législature, et que d'autre part, les propriétaires, les propriétaires agricoles, sont à 22 représentants votant pour la mesure contre 2 représentants de la catégorie à voter contre. Attention de ne pas associer cette catégorie professionnelle agricole à l'appartenance du *Groupe Agricole*. Contrairement à ce que l'on pourrait penser le *Groupe Agricole* reçoit dans son cercle d'adhésion des médecins, des avocats, des industriels et peu d'agriculteurs, finalement, si l'on s'en réfère aux données précédentes.

Le Sénat a voté en faveur de ces premières mesures de police sanitaire. Les catégories d'avocats et professions juridiques suivies à titre respectif de celles des médecins, des industriels-chefs d'entreprise-commerçants, des propriétaires-propriétaires agricoles et des enseignants sont les plus représentées dans ce vote[72]. Les informations proviennent directement des sources d'époque consultées à la Bibliothèque du Sénat.

---

[72] Aucun document probant en référence à l'activité extra-parlementaire politique de cette fin du XIXe siècle n'a été trouvé lors de mes différents inventaires bibliographiques. Il faut attendre, les débuts du XXe siècle, pour entendre parler de « groupes politiques » de formation nominative et qu'en attendant cette homologation officielle, les parlementaires se rassemblent à l'extérieur des sphères politiques pour former des groupes d'appartenance réfléchissant à des questions qui les préoccupent ; des sujets qui sont en cours d'élaboration au Parlement. Certains groupes ne sont pas tous concernés par toutes les propositions ou projets de loi déposés au Sénat. C'est pourquoi il n'apparaît que deux exploitants agricoles ayant pris part au vote ! Il est important de préciser que ces groupes nommés, correspondent ici, aux groupes extra-parlementaires propres du Sénat. Les députés qui siègent au Palais Bourbon peuvent appartenir eux à des groupes différents (notés *en italiques* ici) : *Groupe des Républicains progressistes* (238 membres), Groupe radical-socialiste (104 membres), Groupe de la Gauche démocratique (97 membres), Groupe de l'Union progressiste (95 membres), Groupe des Républicains indépendants (58 membres), *Groupe Socialiste* (37 membres), *Groupe antisémite* (23 membres), Groupe Agricole (223 membres), *Groupe Colonial* (117 membres), *Groupe Viticole* (63 membres). Cf. sources d'informations de 1898, bibliothèques parlementaires. Il faut noter que le Groupe Agricole est aussi fortement représenté, de manière respective, dans les deux chambres. Le « Groupe Colonial » et le « Groupe Viticole » jouent un rôle assez important en matière de pression à la Chambre pour les intérêts des affaires coloniales et le gros lobby de la production viticole, en France, qui a rencontré de sérieux problèmes avec la maladie du phylloxéra relative à la vigne. Il resterait à réaliser des études sur l'existence de ces groupes. Comprendre, par exemple, un peu mieux, pourquoi les enjeux et les éventuelles influences de ces groupes peuvent directement interférer sur le travail législatif en cours d'élaboration. Ces assemblées sont à distinguer des groupes internes aux Chambres, désignés « Groupes parlementaires », pour reprendre le vocabulaire désigné de l'époque qui devient officiel à partir de 1901. Avant cette date, il est difficile de parler « d'*assemblées politiques officielles* » des Chambres. Les parlementaires se réclament d'appartenance soit à un leader, soit à un souverain ou soit à une famille de corps... Donnant ainsi, une étiquette, qui permette d'afficher une tendance politique dont chaque candidat potentiel nommé se réclame au cours d'une campagne électorale. Dès 1870, la volonté de s'identifier à « un personnage leader » ou à « une famille de corps politique » est très forte. Le passage à un nouveau régime politique ; modèle de l'empire, à un modèle de république, par exemple, provoque des bouleversements qui perturbent les candidats à envisager d'assumer leurs fonctions de représentants législateurs. Pour l'épreuve de l'élection, les candidats postulants vont s'organiser en comités électoraux. Les convictions personnelles d'identification à un « personnage charismatique » à un « leader » ou à un « symbole » existent depuis la nuit des temps. Pour des raisons d'enjeu démocratique sous la IIIe République, le fonctionnement des Chambres n'accorde pas de place à de

L'analyse du scrutin par l'appartenance à un groupe extra-parlementaire[73] n'apporte pas beaucoup d'éclairage. En consultant le détail des professions exercées par les sénateurs adhérents aux groupes extra-parlementaires, il est intéressant de noter une représentation et une participation des médecins majoritaires aussi importante que la représentation et la participation des avocats et des professions juridiques. Dénotant pour la question posée la même composition qu'à la Chambre. Ce sont les professions juridiques qui prédominent parce qu'elles maîtrisent la juridiction. Et ce sont donc les professions médicales qui vont prendre part au vote parce qu'elles vont répondre à la grande question sanitaire de protection de la santé. Les propriétaires, les propriétaires agricoles se sentent concernés par la mesure également parce que les décisions d'attribution de pouvoirs aux collectivités locales les concernent, pouvant desservir leurs affaires, leurs statuts ou nuire à l'inverse à leurs biens patrimoniaux. Les chefs d'entreprise, industriels, commerçants, artisans ou manufacturiers sont particulièrement concernés au regard des réglementations et des mesures sanitaires qui seront prises par le maire et qui peuvent toucher à leurs domaines d'activités. Il resterait à affiner l'analyse en ajoutant d'autres critères d'observations comme celui de l'appartenance à des institutions hygiénistes chez les médecins par exemple ou l'appartenance des sénateurs à des communes rurales ou urbaines. La visée initiale de ces groupes politiques extra-parlementaires consistait à s'organiser pour peser dans les débats et le fonctionnement des chambres. Ce qu'ils ne pouvaient entreprendre au cœur de la vie parlementaire même parce que la réglementation des chambres ne permettait pas le regroupement par affinités politiques.

---

telles institutions au cœur des hémisphères du pouvoir législatif. Ce n'est qu'en 1901 qu'apparaît le premier parti politique français le *parti radical* et en 1905 la création de la *SFIO* (deux partis de gauche). La droite (elle) s'organise plus tard. Il faudra attendre l'article 4 de la Constitution française du 4 octobre 1958 prévoyant les droits des partis (liberté de formation, organisation des élections, garantie du pluralisme) puisque la loi Le Chapelier de 1791 interdisant les associations favorise l'individualisme en politique. Sous la IIIe République il faut attendre la loi Waldeck-Rousseau des années 1880 pour voir un retour au droit de réunion. Cf. M. DUVERGER, *Les partis politiques*, Paris, Librairie Armand Colin, 1976, collection « Points-Essais », 557 pages.

73 Contrairement à ce qu'on aurait pu penser !

SECTION III

CHAPITRE 1

UNE « LOI POIDS-LOURD » DANS LA LÉGISLATION SANITAIRE À L'ISSUE DES TRENTE PREMIÈRES ANNÉES DE LA TROISIÈME RÉPUBLIQUE

I. Organisation des services de la santé publique – Tentative de création d'un ministère de la santé publique[1]

L'idée de réclamer une organisation de l'administration spéciale, répondant aux besoins de l'hygiène publique, n'est pas nouvelle en soi ! Depuis 1870, les sociétés scientifiques réclament des modifications dans les lois sanitaires déjà mises en place. En 1872, le Dr Armaingaud au premier congrès de l'*Association française pour l'avancement des sciences,* demandait la réorganisation des conseils d'hygiène et la création d'un personnel sanitaire[2]. En 1890 lors d'un autre congrès (organisé par ce même organisme) le Dr Napias appelait de ces vœux que ces questions sociales préoccupantes que constituaient la durée du travail des femmes et des enfants, la loi du 15 février 1902 relative à la protection de la santé publique[3], les accidents et les assurances, les industries insalubres et dangereuses, la salubrité de la maison, de l'atelier, de la commune, l'assainissement des villes fassent l'objet d'une

---

[1] À titre pratique consulter la chronologie sur l'organisation nationale sanitaire (I. CAVÉ, *Les médecins-législateurs et le mouvement hygiéniste sous la IIIe République*, 1870-1914, Paris, EHESS, 2013, annexe 14 volume de la thèse).

[2] Notée « AFAS ». Créée en 1872 l'AFAS est fondée à l'initiative d'un groupe de savants parmi lesquels on trouve Claude Bernard, Louis Pasteur, Paul Broca, Charles Combes, Alfred Cornu, Charles Delaunay, Charles Friedel, Armand de Quatrefages, Adolphe Wurtz. Sur les trente-deux membres initiaux de l'AFAS, vingt sont membres de l'Institut ou de l'Académie de médecine. Quatre sections animent la structure : sciences mathématiques, sciences physiques et chimiques, sciences naturelles et sciences économiques. L'hygiène sera classée dans les sciences économiques. Cf. la source in Marc Renneville, « Politiques de l'hygiène à l'AFAS (1872-1914) » de l'ouvrage collectif de P. BOURDELAIS, *Les hygiénistes, enjeux, modèles et pratiques* (chapitre 4) Paris, Belin, 2001.

[3] Récapitulatif chronologique de la loi annexe 2 du livre.

législation de protection sociale. La loi du Dr Liouville à propos de la vaccination obligatoire allant jusqu'à une première délibération à la Chambre a caboté en 1881. La proposition du député Martin Nadaud sur l'assainissement des logements insalubres[4] n'a pas pu être discutée et devint caduque en 1885. La question de la protection de la santé se voit donc posée par la proposition de Siegfried (ancien ministre et de ses collègues) relative à l'administration de la santé dont la discussion d'urgence est déclarée après la première délibération à la Chambre ; les 26 et 27 juin 1893. Comme dans l'habitude, aucun compte rendu de séance et aucune pièce d'archives ne viennent à expliquer l'abandon si inattendu des initiatives parlementaires en cours d'élaboration !!! L'explication éventuelle qu'il faut apporter doit se trouver dans le quotidien des chambres, avec le renouvellement des législateurs, le changement de législature ou les préoccupations de l'actualité politique ; laissant tout naturellement sur le bord du chemin les questions en cours de traitement. Du point de vue réglementaire et formel, il faut savoir que ces initiatives ne sont jamais vouées à l'abandon complet. Elles finissent toujours par revenir sur la table de la présidence des chambres (par les mêmes auteurs de proposition) qui font de longues carrières parlementaires et qui réitèrent leurs propositions lorsque ces initiatives des législateurs ne sont pas tout simplement reprises à leur compte par le Gouvernement. Alors devenue « projet de loi », la proposition ou l'initiative formulées par le législateur prend une tout autre dimension !

Si le Gouvernement modifie peu ou prou les propositions initiales, les législateurs devront émettre de nouvelles propositions pour faire passer leurs idées. Ou ils pourront intervenir à tout moment dans les discussions en formulant des amendements pour contrer les idées du Gouvernement lorsque celles-ci sont contraires à leurs souhaits. En 1889, le projet de santé est repris d'un côté par É. Lockroy et de l'autre côté par J. Siegfried avec des propositions touchant pour chacune d'elles à l'administration de la santé publique ; fixant ainsi les pouvoirs des conseils d'hygiène à divers degrés et créant des agents spéciaux sous l'appellation « inspecteurs » (nouveauté première de cette organisation). Le Gouvernement fut séduit par ces propositions et proposa à son tour, un projet, plus complet. La commission d'examen désignée pour les étudier attendit ce projet qui fut déposé à la Chambre le 3 décembre 1891. Cette commission d'examen comportant initialement onze membres fut portée à vingt-deux membres et

[4] Donnant lieu à un rapport d'étude présenté à la Chambre par le député Maze en 1883.

définitivement constituée le 22 février 1892 pour remettre à la présidence de la Chambre un rapport par le député médecin Langlet[5].

Il est bon de préciser que le gouvernement va renforcer la législation sanitaire en donnant davantage de pouvoirs aux collectivités locales en vue de l'assainissement des communes et des habitations et aux conseils d'hygiène pour aider l'administration en matière de prophylaxie. Même si le Gouvernement n'a pas de vocation hygiéniste — à proprement parler — il a compris certains phénomènes de société sur lesquels il faut veiller. Prenons un exemple. Celui de la protection de la santé publique pour diminuer la mortalité afin d'assurer une croissance démographique faute d'une natalité suffisante. Le cher Dr Langlet fait remarquer :

> « Ainsi d'un côté, la santé publique est mieux assurée dans les campagnes, et c'est là que les naissances ont diminué le plus ; de l'autre, les populations s'accumulent dans les villes, et c'est là que les dangers pour la vie sont les plus grands [...] L'intensité du mouvement migratoire à l'intérieur de la France est telle qu'il est impossible de ne pas le signaler à propos de la salubrité des villes sur lesquelles il a une influence incontestable. »[6]

C'est pour cela que l'État veut prendre des mesures sanitaires relatives aux communes. 1°) Soit imposer l'obligation pour les communes de réaliser les travaux d'assainissement nécessaires avec leurs propres ressources matérielles et financières ou avec le concours du département et de l'État. 2°) Soit supprimer la loi de 1850 sur les logements insalubres en vue de la reformuler en articles de loi qui permettrait une meilleure application (en supprimant notamment les lourdeurs des formalités et les délais). 3°) Soit imposer la déclaration des maladies infectieuses. 4°) Soit rendre la vaccination obligatoire pour enrayer les épidémies de variole qui sévissent dans le pays. Chaque commune sera dotée d'un règlement sanitaire qu'elle devra appliquer. Chaque département sera doté d'un corps d'inspecteurs sanitaires qui devra être opérationnel par temps de crise sanitaire (alertes

---

[5] Rapport législatif (Impression n°2334). Chambre des députés, annexe au procès-verbal du 13 juillet 1892. La Commission d'examen pour ces questions comprend les membres suivants : Lockroy, *président*, Langlet *secrétaire* (médecin), Taudière, Reybert (médecin), Michou (médecin), Viger (médecin), Desmons, Charles Roux, Siegfried, Antoine Perrier (Savoie), Trélat (médecin), Maruéjouls, Labrousse (médecin), Goirand, Herbet (Ain) (médecin), Félix Mathé (Seine), Duchasseint, Chautemps (médecin), Ernest Laffont (médecin), Boulanger-Bernet, Dron (médecin). Presque la moitié de cette commission est représentée par le corps médical porté à réfléchir sur la loi d'envergure en matière de protection de la santé publique. Même si les membres sont tirés au sort et distribués par la voie du hasard la présence majoritaire de ces médecins au centre de cette commission d'examen ne peut être innocente.

[6] *Op.cit.* Dr Langlet, Rapport parlementaire I n°2334.

des autorités municipales, départementales, nationales et médicales ou remettre des mesures de précautions d'isolement, d'informations des conduites à tenir dans les collectivités ou les lieux concernés par l'épidémie contagieuse présente ou naissante) ou répondre à des situations d'examen médical visant l'insalubrité des populations.

Selon une enquête réalisée par la *Société d'hygiène publique* auprès des municipalités dans les années 1880 sur 588 villes françaises : 308, seulement, sont munies d'une distribution d'eau (à peine deux tiers, souligne le rapport !) et 397 villes sur ce total de 588 sont équipées d'un tout-à-l'égout. Nous comprenons mieux les mesures d'urgence. En première délibération, aux séances du 26 et 27 juin 1893, le rapporteur de la Commission d'étude à la Chambre, le Dr Langlet, intervient[7] :

> « Les projets et propositions de loi visant la santé publique ont été nombreux, et la commission de 22 membres à laquelle ils ont été envoyés a jugé indispensable de les grouper et de les réunir dans un projet d'ensemble qu'elle vous soumet aujourd'hui. [...] Il existe encore sur les maladies pestilentielles une loi draconienne de 1822, qui n'a été appliquée que dans des circonstances très exceptionnelles, en raison même de cette extrême rigueur, et on n'a pas pu l'appliquer à des maladies très diffusibles qui n'avaient pas été prévues par elle.
>
> La proposition de loi sur la vaccination a été présentée par mon excellent ami Liouville, qui faisait alors partie du Parlement. Votée par la Chambre en 1re délibération à une majorité considérable, cette proposition n'est jamais venue en 2e délibération.
>
> En 1883, Martin Nadaud a proposé de modifier la loi sur les logements insalubres. Le rapport de Maze sur cette proposition de loi n'est pas venu en délibération.
>
> En 1886, Siegfried a déposé une proposition de loi sur l'organisation du service de santé publique. Un rapport très remarquable a été fait par Chamberland et n'a jamais été discuté. Je donne à la Chambre quelques indications très courtes sur les dispositions générales du projet de la Commission. Ce projet vise, en réalité, des points assez différents : il vise l'assainissement des communes, l'assainissement des habitations, ainsi que les mesures sanitaires relatives aux personnes [...] Je n'examine pas le côté scientifique de la question : mais vous n'ignorez pas, messieurs, que la situation de la population en France n'est pas tellement favorable qu'il faille négliger aucune des mesures propres à diminuer la mortalité. [...] Au point de vue social de la conservation de nos populations ouvrières, aussi bien dans les campagnes que dans les villes, mais plus particulièrement dans les populations urbaines, il est important que des mesures d'hygiène soient prises [...] Dans les grandes villes, la mortalité est plus élevée que dans les

---

[7] Séance du 26 juin 1893, compte rendu in extenso - 98e séance, Journal officiel du 27 juin 1893, *Débats*, p.1823. L'urgence du projet est déclarée (p.788).

petites ; et, dans les grandes villes, les quartiers ouvriers sont plus éprouvés que les quartiers aisés.

À ce point de vue, le rôle et l'intervention de l'État, vis-à-vis des personnes qui ne peuvent pas se défendre elles-mêmes, qui n'en ont ni les ressources ni les moyens, sont absolument indiqués. Il faut que l'État, dans les écoles, les ateliers, les maisons et sur la voie publique, intervienne pour empêcher les causes de la déperdition de la population ; il faut qu'il fasse en sorte qu'elle ne se heurte pas à celles de ces causes qu'elle ne peut éviter par elle-même et qui contribuent à altérer la santé, à détériorer la constitution d'un certain nombre d'individus, et finalement à les mettre à la charge de l'assistance publique, à moins qu'elles ne les aient fait mourir auparavant. »

Nous le constatons, l'organisation d'une administration de la santé à partir de ce projet de loi, s'impose donc ! Le Gouvernement reprend les idées initiales de la proposition du député-médecin Liouville qui avait formulé le problème (en 1884) en trois points[8] :

Article 1 – Les divers services intérieurs d'hygiène et de salubrité publiques, actuellement répartis entre différents ministères, seront réunis dans une même Direction.

Article 2. – Un règlement d'administration publique déterminera le ministère auquel cette Direction sera rattachée, ainsi que l'organisation du personnel.

Article 3. - Le Gouvernement devra présenter, dans le plus bref délai, un projet de loi réglementant les mesures ordinaires d'hygiène et de salubrité publiques, ainsi que les mesures spéciales à prendre en cas d'épidémie.

De façon immédiate, la proposition du Dr Liouville, avait été appuyée par un rapport sur l'organisation départementale de la médecine publique présenté à la *Société de médecine et de chirurgie de la Rochelle*[9]. En 1884, l'heure des réformes sanitaires au Parlement, n'est pas venue ! Il fallut attendre les congrès d'hygiène, les créations nouvelles de journaux spéciaux et de sociétés d'hygiène pour que les revendications se fassent entendre dans les hémisphères des Chambres. Il fallut, aussi, que la société française subisse quelques épidémies supplémentaires de variole, de choléra, de varicelle ou de fièvre typhoïde au cours desquelles les organisations sanitaires et

[8] Proposition de loi relative à l'organisation d'une direction de la santé publique présentée par le médecin-député Henry Liouville, (Impression n°3017) Chambre des députés, procès-verbal de la séance du 21 juillet 1884. Cette mesure avait été renvoyée à la commission d'examen de la Chambre missionnée chargée de prendre les mesures de prévention et de soins contre le choléra. Cette proposition de loi n'est pas rapportée.

[9] Société savante active et influente.

administratives, débordées, ont cafouillé ! Les découvertes de la microbiologie (en particulier les travaux de Pasteur) n'étaient pas suffisamment assimilées par les élites politiques voire médicales. Le 4 juillet 1885 : Pasteur inocule, le premier vaccin de la rage, à un petit garçon mordu par un chien ayant contracté la maladie. Grâce à ce traitement, le garçonnet échappe au mal irrémédiable et fatal. Pasteur venait de réaliser, la première vaccination « artificielle », sur l'Homme. C'est aussi – à Pasteur et à ses élèves – que la société française doit une clarification en matière d'étiologie des maladies contagieuses. Par contre, mettre en place une administration sanitaire dans le pays relève d'une autre affaire. Ce n'est qu'au cours de la décennie suivante (des années 1890) que le Gouvernement est disposé à intervenir. Il faut peut-être donner du temps et du recul aux esprits humains pour comprendre — les mesures de réforme, d'organisation ou de changement — qui s'imposent à la société. Sans quoi le cours du temps reste immuable (...) En 1887, le rapport du député Chamberland (auparavant proche collaborateur scientifique de Louis Pasteur) au nom de la commission d'examen des projets de révision des services d'hygiène fait feu de tout bois pour convaincre ses collègues-législateurs. Ses arguments sont autant d'ordre médical que financier. Il écrit ceci : « Si l'on réfléchit que chaque décès correspond à dix cas de maladie environ, que chaque cas de maladie, sans compter les dépenses qu'il entraîne, correspond en moyenne à trente jours de perte de travail, la diminution de la mortalité dont nous venons de parler correspond à 30 millions de journées de travail. Les 100000 existences sauvées correspondraient elles-mêmes, à raison de 300 jours de travail par année, à 30 millions de journées. Ce serait donc un total de 60 millions de journées qui viendraient vivifier notre agriculture, notre commerce et notre industrie. N'oubliez pas ces chiffres, messieurs, au moment où on vous demandera de voter un crédit de quelques centaines de mille francs pour réorganiser les services de l'hygiène publique. »[10] Avec cette intonation l'assemblée parlementaire devrait parfaitement comprendre l'intérêt de telles réformes.

---

[10] Rapport Chamberland, Chambre des Députés, Impression n°2152 (1er décembre 1887, p.7). Le rapport de Chamberland a été distribué le jour de la rentrée du Parlement le 10 janvier 1888. Il résume la proposition de loi précédente déposée par Jules Siegfried et cinquante de ses collègues tendant à l'organisation de l'Administration de la santé en France. Ce rapport conclut à l'adoption d'une nécessité de création d'une *direction de la santé publique* comprenant les services d'hygiène et d'assistance, la réorganisation du Conseil supérieur d'hygiène publique, des conseils et commissions d'hygiène publique et la création d'un service d'inspection de la santé publique.

A/ D'un point de vue local, l'organisation sanitaire est à revoir

Les défauts de l'organisation se situent à tous les échelons de l'administration française. Par exemple chaque arrondissement français comprend deux institutions qui interviennent lorsqu'une épidémie se présente. 1° Les conseils d'hygiène. 2° Les médecins des épidémies. Le système n'est donc pas efficace ! La circulaire ministérielle de 1851 ayant pour objet de bien préciser les rapports de cette double institution donne l'avantage aux médecins des épidémies alors qu'ils n'ont pas connaissance des rapports d'étude réalisés par les Conseils d'hygiène. Aucune mesure coercitive n'est mise à la disposition d'aucun de ces deux organismes. En cas d'épidémie, il faut que le maire s'aperçoive qu'il y a dans sa commune plus de malades que d'habitude. Il s'informe ensuite auprès du médecin qui visite sa localité. Il doit aviser le sous-préfet qui doit décider si c'est bien la peine de déranger le médecin des épidémies et de causer des frais au département. Les conseils d'hygiène sont encore moins informés que les médecins des épidémies en temps de crise. Et leurs réunions espacées dans le temps ne sont pas propices à répondre au caractère urgent d'une question grave comme celle d'une crise épidémique.

L'idéal que les institutions hygiénistes réclament pour chaque commune serait un correspondant communal ou une commission cantonale qui avertit aussitôt le conseil d'hygiène, c'est-à-dire la Commission des épidémies[11] qui envoie un de ses membres en cas d'urgence pour rendre compte de la gravité des faits. Ensuite l'administration est prévenue si la situation d'urgence s'impose. Et selon les hygiénistes – en ce qui concerne les circonscriptions urbaines – il faudrait, nommer plusieurs médecins, chargés de centraliser tous les documents concernant les épidémies. Quant au dispositif à mettre en place pour combattre les maladies épidémiques transmissibles, le conseil d'hygiène publique aurait bien plus d'impact sur l'administration, bien plus de crédibilité auprès du public, qu'un seul fonctionnaire désigné aussi compétent qu'il puisse être. Le Dr Henry Liouville, envisage d'une manière générale, l'organisation de la médecine publique de la façon suivante[12] :

> « Nous posons en principe que dans chaque département il doit exister un service particulier d'affaires sanitaires et d'assistance relevant directement de la direction spéciale créée dans un seul ministère, de même que nous en trouvons un pour chaque branche

[11] Commission spéciale mise en place en temps de crises épidémiques.

[12] Proposition de loi, Chambre des députés (Impression n°3017) 21 juillet 1884.

> administrative soit dans les finances, soit dans les travaux publics, soit dans l'instruction, etc. et relevant de même du ministère correspondant et de chefs hiérarchiques. Le service des affaires sanitaires et d'assistance doit comprendre un personnel de direction et de surveillance et des conseils techniques. Réduit aux plus minimes proportions, le personnel actif doit comprendre par département un directeur-chef de service et deux inspecteurs placés directement sous ses ordres. Ces fonctionnaires nommés par le ministre, sont rétribués par les fonds d'État et doivent être choisis de manière à offrir toutes les garanties de compétences que demandent de semblables fonctions. Parmi les spécialités professionnelles, la médecine est évidemment celle qui est surtout indiquée, comme devant fournir le contingent le plus important de fonctionnaires de la médecine publique. [...] C'est donc parmi les médecins et les hygiénistes que l'on devra choisir les fonctionnaires de la médecine publique [...] Le service des aliénés est considéré comme un service modèle, les directeurs des circonscriptions sanitaires sont aussi des administrateurs. »

Au sein d'un conseil sanitaire formé dans chaque département, il y aura des commissions réparties en fonction des sujets à traiter qui comprendront :

1° Une commission des épidémies ayant pour mission de remplacer les médecins actuels des épidémies dans chaque arrondissement ;

2° Une commission de salubrité pour instruire les affaires concernant les établissements classés et examiner les demandes d'autorisation dès qu'elles se présentent ;

3° Une commission d'inspection des pharmacies, drogueries, épiceries et de débits de substances alimentaires, etc., agissant dans l'arrondissement ;

4° Une commission de l'enfance et de vaccine ayant pour mission d'éclairer les commissions locales de la protection de l'enfance, d'examiner les questions spéciales s'y rattachant, de veiller en outre à la conservation du vaccin.

Ces conseils sanitaires pourront répondre à un certain nombre de problèmes auxquels ces conseils seront régulièrement confrontés comme l'assainissement des localités. Les habitations infectées suspectes seront visitées par ces commissions à la demande du maire et des dispositions seront prises à l'issue de l'inspection. Les « *épizooties* » sont traitées par le service des vétérinaires cantonaux. Les conseils sanitaires sont informés mensuellement des affaires courantes par les rapports adressés au vétérinaire inspecteur départemental. La « *vaccine* » qui demande, d'une part, la conservation du vaccin ; d'autre part, sa propagation qui peut être assurée à l'aide des correspondants cantonaux et communaux. Une « *organisation des secours médicaux aux indigents* » : les correspondants cantonaux et communaux peuvent être appelés à intervenir soit comme conseils, soit comme praticiens. Les *Moyens d'améliorer les conditions sanitaires des populations* – La « *salubrité des ateliers* » : la commission spéciale de salubrité à ce sujet peut intervenir et rendre compte au conseil de ce qu'elle aura constaté ou s'il y a urgence à avertir l'administration. Les « *Questions relatives à l'hygiène de l'enfance* » selon les besoins et les nécessités topographiques, les correspondants cantonaux peuvent être investis de délégations particulières pour cet objet d'étude. L'« *inspection des pharmacies et des aliments* » suppose l'existence d'un laboratoire d'analyse à développer en fonction des besoins. Quant à l'« *amélioration des eaux minérales* » : leur contrôle revient de droit à la commission d'inspection des pharmacies ; l'examen de leurs vertus thérapeutiques relève du conseil qui statue. Les « *demandes en autorisation d'établissements* » : la surveillance des établissements classés par niveau de salubrité est réservée à l'inspecteur départemental de la salubrité. Cependant (et selon les cas) la commission pourra prendre la relève. Les « *grands travaux d'utilité publique* » : les affaires générales comme des problèmes de voiries ou d'assainissements concernant le conseil sanitaire sont étudiées par les commissions. Dans tous les cas, les maires restent investis du droit d'assurer la salubrité dans leurs communes respectives comme le leur confère l'article 97 de la loi du 5 avril 1884 sur la police municipale. Si les élus locaux manquent au devoir, ils devront être relayés par les préfets (article 99, loi du 5 avril 1884) qui sont autorisés à « prendre pour toutes les communes du département, ou pour plusieurs d'entre elles, et dans tous les cas où il n'y aurait pas été pourvu par les autorités municipales, toutes mesures relatives au maintien de la salubrité, de la sûreté et de la tranquillité publiques. Ce droit ne peut être exercé par le préfet à l'égard d'une seule commune qu'après une mise en demeure au maire demeurée sans résultat ». Si le maire et le préfet faisaient défaut au moment des crises sanitaires le Gouvernement prendrait des mesures nationales, en usant de la loi du 3 mars 1822, régissant les maladies pestilentielles.

Les législateurs du moment font remarquer qu'il faut renforcer ces lois, les mettre à exécution et mieux organiser les structures administratives concernées par l'hygiène et la santé publiques. Le député Chamberland rapporte :

« Or que se passe-t-il actuellement ? Les maires, n'ayant pas, en général, une compétence suffisante en matière d'hygiène, ne se préoccupent pas ou très peu de cette question ; les Préfets, n'étant pas renseignés sur les causes d'insalubrité qui existent dans une commune, ne peuvent user de leur droit de mettre le maire en demeure d'exécuter les travaux nécessaires ; enfin, le gouvernement n'ayant pas à sa disposition aucun agent spécial de renseignements, n'est prévenu, le plus souvent, de la présence d'une épidémie, que lorsque cette épidémie est déjà déclarée depuis plusieurs jours. À ce moment elle a pris un certain développement et il devient très difficile de l'arrêter. Nous avons donc pensé qu'il était nécessaire d'établir dans chaque département, auprès des Préfets, un agent autorisé de la santé publique qui veillerait à l'exécution des lois, s'enquerrait de la salubrité des différentes communes, et signalerait celles où des travaux seraient indispensables.

En même temps cet agent, auquel nous donnons le nom d'Inspecteur départemental de la santé publique, serait d'un précieux secours pour les maires qui désireraient le consulter sur les travaux de salubrité intéressant leurs communes. Enfin, cet inspecteur signalerait à l'administration compétente les cas de maladies contagieuses qui peuvent menacer toute une commune ou toute une région. [...] Dans les départements très importants, le projet prévoit le cas où il serait nécessaire d'adjoindre un sous-inspecteur à l'inspecteur départemental [...] Mais, quelles que soient l'autorité et la compétence de ces agents de la santé publique, il nous a paru nécessaire de placer à côté d'eux un Conseil de la santé publique qui comprendrait toutes les sommités médicales ou scientifiques du département, et devant lequel seraient discutées les questions de salubrité ne présentant pas un caractère d'urgence. Les réclamations produites par les particuliers ou les communes auxquels on imposerait certains travaux concernant l'hygiène seraient également examinées par ce Conseil. »[13]

Cette révision des services de l'hygiène publique permettrait de renforcer les « *bureaux d'hygiène* » des grandes municipalités chargés de rechercher les causes d'insalubrité et de proposer les moyens d'y remédier Nancy et Le Havre (1879), Rennes (1882), Saint-Étienne (1883), Amiens (1884), Pau (1885), Nice (1887), Rouen (1888), Toulouse et Grenoble (1889), Besançon et Lyon (1890), Boulogne-sur-Mer (1895), Lille (1897) en ont installé un. Structures qui n'existent pas dans les petites et moyennes villes par manque de moyens financiers pour rétribuer le personnel et assurer l'entretien des laboratoires indispensables au bon fonctionnement de ces bureaux d'hygiène.

[13] Rapport parlementaire (Impression n° 2152) p.15.

B/ Une organisation départementale et nationale

Le service sanitaire départemental est placé sous l'autorité du Préfet bien qu'il forme, un service distinct, directement rattaché à la direction ministérielle. Le personnel comprend :

1° Un personnel actif composé de : *un directeur, chef de service, deux inspecteurs*, l'un ayant en charge l'assistance, l'autre la police sanitaire. Ces fonctionnaires sont nommés par le ministre et rétribués sur les fonds d'État ;

2° Un conseil technique par arrondissement, prenant le titre de conseil d'hygiène ou de conseil sanitaire composé d'un nombre limité de membres, et constituant chaque année son bureau et se complétant s'il y a lieu, lui-même, d'un personnel temporaire de contrôle et d'exécution composé de commissions spéciales prises dans le sein des conseils sanitaires et désignées par eux, de correspondants cantonaux et communaux choisis également par les conseils ;

3° Des commissions administratives d'assistance, hospitalière et à domicile, nommées par les Conseils municipaux. Elles désignent à leur tour le personnel et les agents qu'elles emploient ;

4° De fonctionnaires attachés spécialement à tel établissement important comme un asile d'aliénés ou un lazaret et nommés directement par le ministre.

Au sein de chaque préfecture, il serait donc créé « *un bureau départemental* » chargé de l'administration quotidienne de tout ce qui relève de la santé publique sur l'ensemble du département. Le bureau devra veiller aux vaccinations, aux inspections scolaires. Il devra assumer un certain nombre de charges. 1 Enregistrer les causes de décès. 2 Prendre les mesures nécessaires en cas d'épidémies ou des cas isolés de maladies transmissibles. 3 Prescrire sous les conditions qui seront établies par la loi des travaux d'assainissement dans les villes ou dans les maisons. 4 Diriger le fonctionnement de la médecine des indigents. 5 Assurer l'exécution des délibérations du Conseil d'hygiène départemental et des commissions de circonscription. Le directeur du service centralise toutes les affaires sanitaires et d'assistance. En accord, avec l'Administration, il prend toutes les mesures urgentes assure l'exécution des décisions prises. Il sollicite de l'autorité préfectorale les arrêtés nécessaires et soumet à son approbation les affaires de son ressort. Le projet de loi qui porte sur la protection de la santé entend redonner une place centrale et majeure aux Conseils d'hygiène dont le rôle et les attributions ont été (dès leurs créations en 1848) trop négligés par les membres eux-mêmes qui les composaient en raison du caractère bénévole de leur activité au sein de ces structures. Les réunions devenaient au fur et à mesure disparates et les rapports d'études fournis par ces hygiénistes étaient à peine transmis au *Comité consultatif d'hygiène publique de France* ; institution de contrôle supérieure reconnue et consultée par l'État au même titre que l'Académie nationale de Médecine. Il faudrait que le fonctionnement de ces conseils réorganisés soit assuré par la présence de l'Inspecteur de la Santé publique qui saurait en encourager les membres.

Au-dessus de ces « conseils et commissions de la santé publique » fonctionnant dans les départements, les hygiénistes réclament un grand Conseil de la Santé publique similaire au *Comité consultatif d'hygiène publique de France* qui existe actuellement – centralisateur – les travaux des conseils et commissions des départements et donnant une organisation régulière et uniforme à l'hygiène publique. Le grand Conseil sera dirigé par un Directeur de la Santé publique. En 1887 certains membres de la commission d'examen de la Chambre chargée d'examiner cette organisation de la santé étaient favorables à la création d'un ministère de la Santé publique. Mais les législateurs ne les auraient pas suivis à cause des dépenses budgétaires supplémentaires. À défaut, ils ont pensé qu'il serait bon de rattacher cette Direction de la Santé au ministère de l'Intérieur ! Par ailleurs, ces mêmes législateurs devaient régler une autre question d'organisation ; celle de la fusion des deux services de l'hygiène publique et de l'assistance publique. Actuellement, d'une part, les services de l'hygiène publique c'est-à-dire les services dont les attributions sont de prévenir et d'empêcher la propagation des maladies relèvent du ministère du Commerce. D'autre part, les services de l'assistance publique c'est-à-dire les services qui comprennent les secours aux personnes malades ou nécessiteuses ressortissent du ministère de l'Intérieur. La Commission d'examen de la Chambre (en 1887) rapporte les motifs d'une fusion de ces services[14] :

> « 1° En général, les premiers malades atteints d'affections contagieuses sont portés dans les hôpitaux ; ce sont donc les services hospitaliers, lesquels dépendent de l'Assistance Publique, qui fourniront les premiers renseignements sur les cas d'invasion des maladies ;
>
> 2° L'Assistance Publique, en distribuant des secours aux indigents et aux nécessiteux, contribue très efficacement, ou au moins peut

[14] Rapport Chamberland (Chambre des députés, Impression n°2152, p.18).

contribuer très efficacement à empêcher la propagation des maladies. Elle peut, de plus, fournir des renseignements très utiles sur l'insalubrité des logements et des habitations dans lesquels se trouvent les indigents secourus ;

3° L'Assistance Publique est directement intéressée à empêcher la propagation des épidémies, car alors le nombre des malades admis dans les hôpitaux est moins élevé, et, partant, ses dépenses sont diminuées. Elle doit donc joindre, tout naturellement, ses efforts à ceux des agents de l'hygiène publique ;

4° Les inspecteurs des enfants assistés, ceux de la protection des enfants du premier âge, les inspecteurs des écoles, les médecins chargés de la médecine gratuite dans les campagnes, se trouvent, par la nature même de leurs fonctions, à même d'apporter d'utiles renseignements sur la salubrité des habitations qu'ils visitent ou des villages qu'ils parcourent. Ils pourraient même être chargés de faire des enquêtes. De plus, il est à espérer qu'un jour viendra où il sera possible de diminuer le nombre des fonctionnaires chargés des différents services, car, dans une même tournée, le même fonctionnaire peut remplir diverses missions. »

L'hygiène publique dépend du ministère de l'Intérieur en 1887. En 1893, le gouvernement propose un revirement d'organisation des services sanitaires. Soit de maintenir les services d'hygiène publique au ministère du Commerce puisque toutes les questions d'hygiène touchent directement au Commerce. Le directeur de la Santé publique est destiné à remplacer le Comité actuel de direction (institué en 1884) comité qui se compose de trois personnes : le Directeur du commerce intérieur au ministère du Commerce, le Président du Comité consultatif d'hygiène publique de France et l'Inspecteur général de ces services. Les législateurs de la commission (comme Chamberland à la Chambre) pensent en 1887 qu'il serait bon de n'avoir qu'une seule personne à la tête du « Conseil supérieur de santé publique » : soit le Directeur de la Santé placé directement sous les ordres du ministre, assisté de deux Inspecteurs généraux de la Santé publique, qui contrôleraient les mesures sanitaires, sur le plan national. Du point de vue des finances, la révision de l'organisation des services n'entraînerait pas de dépenses supplémentaires à celles qui existent actuellement ; à la différence cependant qu'il faut mettre à la charge de l'État, les appointements, les frais de tournées et de bureau, des agents de la Santé publique, auxquels viennent s'ajouter les dépenses de laboratoire près de l'administration centrale. Les dépenses de l'administration de la santé (citées par Liouville en 1884) se répartissent entre l'État et le département.

À la charge de l'État, les dépenses publiques seraient les suivantes :

1° Les frais de l'administration centrale et les dépenses du conseil supérieur de la santé publique, y compris les frais de jetons de présence

2° Le traitement des inspecteurs généraux, des inspecteurs départementaux et des sous-inspecteurs de la santé publique, ainsi que leurs frais de bureau.

À la charge des départements, les dépenses seraient les suivantes :

1° Des jetons de présence pour chaque membre et pour chaque séance

2° Des allocations diverses pour déplacements, expertises et études diverses

3° Des frais de bibliothèques, d'impression et de publication.

Enfin des dispositions spéciales seront réservées au département de la Seine. Un *conseil départemental de la santé* sera institué auprès de la Préfecture de police. Les attributions conférées aux préfets par la présente loi appartiennent dans le département de la Seine au Préfet de police. Celles qui sont conférées aux maires appartiennent dans la ville de Paris au maire de l'arrondissement, dont le territoire forme la majeure partie de la circonscription, où chaque commission de la santé publique a son siège. Un laboratoire sera créé auprès de la Direction de l'Administration de la Santé publique afin de poursuivre l'étude des maladies endémiques, épidémiques ou transmissibles et d'entreprendre toutes les recherches scientifiques nécessaires pour l'examen des questions qui rentrent dans les attributions de l'Administration de la santé. Il est placé sous le contrôle et la surveillance du conseil supérieur de la santé publique.

Cependant, elle est très longue à se mettre en place « Cette administration *dite* de la santé publique ! » L'Angleterre dispose d'une loi de protection de la santé depuis 1875. Ce dispositif ne va pas être facile à mettre au point pour le cas français ! Il faudra beaucoup de temps pour que les villes, entreprennent par exemple, les travaux d'assainissement qui peuvent être conséquents en matière d'œuvre et de budget. Il faut bien répartir les structures dans les tutelles ministérielles. Tout ce qui relève de l'assistance : comme les bureaux de bienfaisance, les services hospitaliers, les enfants assistés, les enfants protégés, les sociétés de secours mutuel dépendent par exemple du ministère de l'Intérieur. Il serait cohérent d'attribuer le service de l'hygiène publique au ministère de l'Intérieur. Si des travaux d'assainissement sont entrepris dans les communes et les villes, il y aura des dépenses communales, des dépenses départementales à contrôler et à imposer. Dans une communication prononcée — à l'occasion de l'Exposition internationale d'hygiène de Londres en 1884 — Henri Monod (alors Préfet du Calvados) s'interroge sur le point de savoir quelle autorité est en mesure d'assurer ce contrôle des dépenses ; de juger si elle doit on non être à la charge de la commune ou du département ? Il suggère que le ministre de l'Intérieur assure les opérations puisqu'il a déjà la surveillance de la comptabilité communale et départementale.

Si l'État, est convaincu par la réforme institutionnelle des années 1890, c'est grâce en partie à toute l'énergie déployée par les institutions hygiénistes à développer, diffuser leurs idées auprès des médecins, des administrations, des politiques par le biais des conférences, des revues et surtout des congrès internationaux qui animent le milieu durant toute la seconde partie du XIXe siècle. La France a été en effet la première à porter la question *des services publics d'hygiène et de médecine sur le terrain international* colportant ses informations par l'intermédiaire des Congrès. La première conférence sanitaire internationale s'est réunie à Paris en 1851. L'historienne Serenella Nonnis-Vigilante[15] a étudié la question des congrès internationaux d'hygiène. Elle commente :

> « Au cours du congrès de Paris de 1878, les nombreux médecins et universitaires progressistes, présents parmi les organisateurs, contribuent à officialiser l'instance de légitimation de l'hygiénisme à la fois au sein de la classe politique et parmi les représentants de la médecine libérale ; ces derniers étant hostiles à l'invasion de l'hygiène dans leur pré carré professionnel. L'objectif est d'obtenir des gouvernements libéraux une modification de la politique sanitaire et la création d'un binôme « hygiène et santé publique/hygiène et santé privée. » [16] Ces congrès sont l'occasion ajoute l'auteur que « l'événement implique aussi médecins, chimistes, bactériologistes, chercheurs moins connus de différentes disciplines qui, depuis quelques années, ont pris leurs distances avec les théories dominantes dans le milieu fermé des académies et ont adhéré, avec confiance et

[15] EHESS, Paris.

[16] Serenella NONNIS-VIGILANTE « Idéologie sanitaire et projet politique. Les congrès internationaux d'hygiène de Bruxelles » Paris et Turin (1876-1880), chapitre 11, in P. BOURDELAIS, *Les hygiénistes, enjeux, modèles et pratiques* , Paris, Belin, 2001, p.241.

espoir, aux postulats « nouveaux », dictés par l'idéologie hygiéniste et par la foi dans la recherche en laboratoire. »[17]

Dans les années 1890, la voie d'une législation de protection de santé collective est dorénavant toute tracée. Les travaux de Pasteur sont de plus en plus connus et reconnus. Le Gouvernement est persuadé en ce sens qu'il faut désormais instaurer une politique de santé collective en France si les problèmes de mortalité doivent être maîtrisés. En 1893 — alors que le Gouvernement reprend à son compte cette idée d'une administration de santé publique — le programme de la loi en cours d'élaboration comprendra des mesures concrètes à prendre concernant :

- la salubrité des habitations en veillant :

- à la hauteur des maisons,

- au nombre et à la hauteur des étages,

- à la dimension des pièces et leur aération ;

- à la dimension des cours et courettes ;

- à la disposition des cabinets d'aisances et aux tuyaux d'évacuation des eaux ménagères ;

- au branchement des égouts particuliers ;

- à la construction des foyers de chauffage, des conduits de fumées au point de vue des dangers d'incendie, etc.

Il conviendra également de comprendre dans le règlement les conditions indispensables pour l'assainissement des maisons déjà construites.

Concernant plus largement la salubrité de l'agglomération, il s'agira de veiller :

- à la propreté de la voie publique ;

- à l'écoulement sur la voie publique des eaux de toute nature ;

- au balayage ;

- aux dépôts de fumiers, d'immondices ;

- à la vidange des fosses d'aisances et l'épandage de matières ;

- au transport et dépôt des ordures ménagères ;

- à la tenue des abattoirs ou des tueries particulières ;

- à l'inspection des viandes ;

---

[17] Serenella NONNIS-VIGILANTE, *ibidem,* p.255.

- à la salubrité des comestibles mis en vente, etc.

Concernant la prophylaxie des maladies transmissibles suivant les moyens et les ressources dont elle disposera la commune assurera :

- les soins à donner au malade ;
- son isolement ;
- la désinfection de ses déjections, de ses linges, de ses vêtements, de tous les effets et objets d'usage ;
- son transport dans un hôpital ou dans une ambulance spéciale ;
- la désinfection des voitures ayant servi à son transport ;
- l'assainissement et la désinfection des locaux qui ont été habités par le malade.

Cet ensemble de mesures devait rendre efficace la nouvelle *Direction de la santé publique* et accréditer la nouvelle organisation des services d'hygiène par le texte de loi[18]. Nous devons, cette idée d'organisation des institutions concernées, au député-médecin le Dr Henry Liouville (1837-1887) qui a déposé le premier (le 21 juillet 1884) une proposition de loi sur le sujet. Reçu docteur de la Faculté de médecine de Paris en 1870, recevant une récompense pour ses travaux de thèse à l'Académie de médecine en 1872 il est nommé Chef de laboratoire à l'Hôtel-Dieu de Paris. En 1874, il devient Professeur agrégé de la Faculté de médecine de Paris. En 1875, il devient médecin des hôpitaux attaché au bureau central du laboratoire de l'Hôtel-Dieu. La médecine lui doit beaucoup de travaux portant sur l'hygiène, la physiologie, la médecine expérimentale, l'anatomie pathologique humaine et comparée ; recherches autant teintées de théories enseignées à ses étudiants à la Faculté de médecine de Paris que de visions pratiques et de connaissances du terrain mises au service de la performance médicale et thérapeutique ! En 1864 (alors qu'il n'est que jeune étudiant) il part en mission à l'étranger où il visite les ambulances austro-prussiennes et danoises de la campagne du Slesweig, les nouvelles installations hospitalières et les universités de la Russie, de l'Allemagne, de l'Italie et de la

---

[18] Par goût pour la parenthèse il faut noter que les services de l'hygiène publique ont dépendu du ministère de l'Intérieur, dès sa constitution en 1791, puis ils en furent distraits lorsque fut créé le ministère du Commerce et de l'Industrie en 1828. Ils revinrent, ensuite, à l'intérieur lorsque le ministère du Commerce fut supprimé pour être rendus à celui-ci lorsqu'on le rétablit. De 1831 à 1889, ces services restèrent au ministère du Commerce maintes fois remanié dans ses attributions et ses dénominations. Source de l'information : H. MONOD, *L'Hygiène publique*, chapitre IV. « La législation sanitaire de la France », p.315. Paris, Hachette, 1904.

Suisse. Il fait preuve d'un dévouement exemplaire face à l'épidémie de choléra qui sévit à Amiens en 1866 et d'initiatives remarquées de jeune interne dans le corps des ambulances pendant la guerre de 1870. Le Professeur de médecine Liouville a contribué grandement à la création des laboratoires annexés aux cliniques de la Faculté de médecine de Paris. Il est membre du « *Comité Consultatif d'Hygiène Publique de France* » entre 1879 et 1887 et député du département de la Meuse entre 1876 et 1889. Sur le plan politique ; c'est un homme de tendance gauche républicaine. Il est membre à la fois de la *Société anatomique*, de la *Société de biologie*, de la *Société de médecine légale*, de la *Société de micrographie* dont il est l'un des fondateurs et de diverses autres sociétés scientifiques nationales et étrangères.

Il défend le principe de rassembler les services qui touchent à la fois à l'hygiène, à la salubrité et à l'assistance à la Chambre (en 1884), suggérant la création d'une *Direction de la santé publique* avec l'espoir d'être entendu puisque l'initiative avait été déjà prise dans un rapport sur le budget du ministère de l'Intérieur, en 1880, qui avait été favorablement accueilli au Parlement. Par ailleurs, il sera appuyé par les institutions hygiénistes notamment avec la demande d'audience de M. A.J. Martin (député-médecin) secrétaire général-adjoint de la *Société de médecine publique* au président de la commission chargée d'examiner la proposition de loi de Henry Liouville. A.J. Martin se réclame des travaux spécifiques sur le sujet parmi lesquels une série de rapports sur l'organisation de la future direction, rapports présentés à la *Société de médecine publique.* Puis un rapport intitulé « *De l'organisation départementale de la médecine publique* » par le Dr Gustave Drouineau chirurgien adjoint des hospices civils, président de la *Société de médecine et de chirurgie de La Rochelle*, sera également joint à la proposition du député Liouville. La proposition sera renvoyée à la Commission chargée d'examiner la proposition du député-médecin Paul Bert sur les mesures à prendre contre la propagation du choléra le 21 juillet 1884. Il n'y aura aucun rapport existant à la Chambre sur la proposition du Dr Paul Bert qui s'est retrouvé seul de son avis dans la commission désignée pour examiner sa proposition avec par ailleurs une attitude figée du ministre du Commerce (campé sur ses positions) à maintenir la législation par les lois de 1822 et de 1882 portant sur la réglementation de la police sanitaire relative aux maladies pestilentielles — qui se déclare suffisamment armé avec ces deux textes — pour se préserver face aux risques sanitaires qui pèsent sur la société française. À la Chambre le Dr Georges Clemenceau répond au Dr Bert :

> [...] « Tout le monde ici est d'accord, c'est que l'état hygiénique de nos villes est déplorable. [...] Donc les villes sont sales, il faut les nettoyer. Mais

> faut-il, pour cela, compter sur l'administration, quelle qu'elle soit ? Point du tout, avec son organisation préétablie, et sa fatale paperasserie, elle sera au contraire, et toujours, un impédimentum, un obstacle passif [...] Que faut-il faire, en conséquence ? »[19]

L'idée de revoir l'organisation de la santé publique, en créant de nouvelles institutions, est alors abandonnée au Parlement (en 1884). Il faudra attendre désormais 1892 pour que le Gouvernement reprenne à son compte la proposition de Liouville en l'associant à l'organisation des services de l'hygiène publique proposée par Édouard Lockroy, la reprise de la loi de 1850 sur les logements insalubres et l'organisation de l'Administration de la Santé publique à l'initiative de Jules Siegfried et de Labrousse[20]. Brouardel, Doyen de la Faculté de médecine de Paris, président du Comité consultatif d'Hygiène publique de France et H. Monod, Directeur de l'Assistance et de l'Hygiène publiques sont nommés « conseillers », près du Gouvernement, le 26 juin 1893. Sélection de personnages — fort judicieuse par le Gouvernement !— lorsqu'on sait que M. Monod préfet et *membre du Comité central d'hygiène et de salubrité publiques* (dans le département du Calvados) avait présenté un mémoire, à l'occasion de l'Exposition internationale de Londres sur la nécessité d'une organisation de l'hygiène et de la santé publiques en France, convaincu notamment de faire relever cette « direction de la santé publique » du ministère de l'Intérieur :[21]

> « Pourquoi, en effet, l'hygiène publique continuerait-elle à dépendre du ministère du Commerce ? Celui-ci en a la possession, cela est vrai. Comment l'a-t-il conçue ? Quand, en 1831, on a détaché l'agriculture et le commerce du ministère de l'Intérieur, on a paru craindre que le nouveau département n'eût pas des attributions suffisantes, et, pour l'étoffer un peu, on lui a donné l'hygiène publique, qui figurait, sur le papier, une longue colonne d'attributions, et en réalité ne représentait, et n'a continué à représenter que fort peu de chose *(sic)*. Ce n'est pas la faute du ministère du Commerce. Pour que les conseils d'hygiène, d'ailleurs si admirablement compris théoriquement par le décret du 18 décembre 1848, devinssent une force sociale sérieuse, il leur a

---

19 Propos de la Chambre des députés rapportés dans la revue la *Tribune médicale* : dimanche 24 juillet 1884, n°832.

20 Rapport de la Chambre des députés par le médecin-député Langlet, 13 juillet 1892 (Impression n°2334).

21 H. MONOD (directeur de l'Assistance publique en France), *De l'administration de l'hygiène publique en France et à l'étranger*, mémoire présenté au conseil central d'hygiène et de salubrité public du Calvados, à l'occasion de l'exposition internationale de Londres, Caen, Imprimerie F. Leblanc-Mondel, 1884, 101 p.

manqué ces deux conditions essentielles de vie et d'action : un budget et des moyens de contrainte. Tels qu'ils étaient et fonctionnaient, il était de peu d'importance qu'ils fussent rattachés à tel ou tel département, et si le service de l'hygiène devait rester ce qu'il est, la question continuerait à présenter un très mince intérêt. Mais si l'on se décide à faire une chose entièrement nouvelle, à centraliser, comme nous le demandons plus haut, tout ce qui concerne l'hygiène publique sous une même direction, existe-t-il quelque raison pour que cette direction dépende du ministère du Commerce ?

Dira-t-on qu'en cas d'épidémie, il faut établir des quarantaines, que ces quarantaines sont une gêne pour le commerce extérieur, et que par conséquent c'est le ministère du Commerce qui doit en connaître ? Voilà une raison tirée de fort loin. Le ministère de l'Instruction pourrait de même revendiquer la direction de la santé publique, si elle organise, comme elle devra le faire, l'inspection médicale des écoles, et il le ferait à meilleur titre, car cette inspection sera permanente et s'exercera sur toute la surface du territoire, tandis que les mesures à prendre à la frontière contre les épidémies seront rares, et ne seront prises que sur certains points. Il n'y a pas un ministère qui ne pût produire une argumentation analogue, car il n'y a rien, aucune administration, aucun établissement qui, par quelque côté, ne doive subir des prescriptions émanant de la Direction de la santé publique[22].

Monod souhaite, regrouper en une seule administration, l'application des lois de santé publique et d'assistance des pauvres :

« L'assistance médicale devait donc être considérée comme la première obligation des bureaux de bienfaisance. Mais si l'on ne peut pas séparer la médecine des pauvres de l'assistance publique, il y a utilité à ne pas séparer davantage l'organisation générale de l'hygiène de la médecine des pauvres. Ce sont les pauvres surtout que protègent les mesures d'hygiène, car c'est parmi eux que les épidémies font le plus de ravages. Les budgets des bureaux de bienfaisance auront donc intérêt à venir en aide à celui de l'hygiène, puisque le service de l'hygiène aura pour effet certain de diminuer, principalement chez les indigents, le nombre des maladies, et par suite les secours à donner par les bureaux de bienfaisance. Les deux

[22] Document non retrouvé.

services devront donc se prêter un mutuel appui. Donnerai-je un autre exemple de cette connexité ? Bien des hygiénistes demandent qu'aux maladies contagieuses, dont le service d'hygiène aura surtout à s'occuper, des hôpitaux qui soient rigoureusement isolés des autres. Nous avons vu que cette réforme a été réalisée à Glasgow. Conçoit-on qu'il soit possible d'étudier cette question fructueusement si les services hospitaliers appartiennent à une direction et le service d'hygiène à une autre ? [...] Je dis, en second lieu, que c'est au ministère de l'Intérieur que ressortit tout ce qui touche à la police, et que la question sanitaire est au premier chef une question de police municipale. Est-ce que la chose est niable ? C'est un bureau municipal que le Bureau d'hygiène. C'est le maire qui est l'exécuteur naturel des mesures ordonnées par ce Bureau. Visiter les logements insalubres, faire vérifier les denrées alimentaires, les modes d'évacuation dans les villes et dans les maisons, c'est de la police municipale. La loi le dit expressément : « La police municipale a pour objet d'assurer le bon ordre, la sûreté et la *salubrité publiques.* Elle comprend notamment... *5° le soin de prévenir par des précautions convenables, et celui de faire cesser...les épidémies.* » (Loi du 5 avril 1884, article 97). Ce n'est qu'en cas d'inaction du maire que l'autorité supérieure doit intervenir. Quelle autorité ? Le préfet. Et de quel ministère le maire et le préfet dépendent-ils directement ? Du ministère de l'Intérieur. Les arrêtés, ou mesures quelconques, que le préfet ou le maire seraient amenés à prendre en faveur de l'hygiène publique, c'est le ministre de l'Intérieur qui doit en être juge, et l'on ne se figure pas qu'il puisse en être autrement. »

Ce rapport suscite une réplique immédiate — de la part du Professeur de médecine Paul Brouardel dans un rapport au *Comité consultatif d'hygiène publique de France* — dont il est le président le 5 novembre 1888 :[23]

---

[23] (*) Ce bureau d'hygiène renvoie vraisemblablement à la branche de la police sanitaire maritime dépendante du *Comité consultatif d'hygiène publique de France* (relatif au Décret du 10 août 1848 qui concerne la prophylaxie et le traitement des maladies épidémiques). Comme il est très compliqué de s'y retrouver dans ces institutions spécialisées, je vous renvoie à l'organisation au fonctionnement et à la composition du *Comité consultatif d'hygiène publique de France* depuis sa création le 10 août 1848 jusqu'au 31 décembre 1890. Informations mentionnées dans l'ouvrage : MINISTÈRE de L'INTÉRIEUR, *Recueil des travaux du Comité consultatif d'hygiène publique de France et des actes officiels de l'administration sanitaire (Tables-Répertoires, 1872-1890)*, Paris, Melun, Imprimerie Administrative, M DCC XCV, p.IX.

M. Le Ministre désire avoir l'avis du Comité de direction des services de l'hygiène sur le projet qu'il a de créer un second bureau près de l'administration de ces services.

Il n'est pas douteux que les travaux imposés aux services administratifs du bureau de l'hygiène (*) se sont successivement accrus, depuis 1884, dans une proportion considérable. Nous avons d'abord créé la statistique sanitaire qui n'existait pas même à l'état de rudiment, d'abord pour les villes de 10 000 âmes, puis celles de 5 000. Il n'y pas là seulement une satisfaction platonique donnée à un service de renseignements. C'est par elle que nous avons appris qu'en France nous perdons chaque année par la variole 10 à 12.000 habitants, tandis que l'Allemagne n'en perd pas 200. C'est par elle que nous avons également appris que nous perdions plus de 15 000 hommes de fièvre typhoïde, etc. Il serait facile de multiplier les exemples pour la diphtérie, la dysenterie, la suette, etc.

Ayant appris où se trouvent ces foyers, nous nous sommes préoccupés de les faire disparaître. Nous avons demandé des rapports sur les conditions d'hygiène, sur la pureté des eaux.

Il est facile de comprendre quel surcroît de travail a été imposé au bureau de l'hygiène. En même temps nous avons créé un laboratoire d'analyse pour les eaux potables (analyse chimique et bactériologique).

Plus de 500 amenées d'eaux potables ont été examinées par le comité consultatif. Depuis que les travaux ont été faits dans les villes pourvues d'eau potable d'après les indications données par le comité, il n'y a eu dans aucune d'elles une épidémie de fièvre typhoïde, de dysenterie ou de choléra.

Pour lutter contre les épidémies qui éclataient dans les localités qui n'avaient pris aucune précaution, nous avons rédigé des instructions. Il a fallu les expédier.

Je ne parle que pour mémoire des falsifications qui augmentent constamment, des analyses d'eaux minérales, des missions sanitaires. Chacune de ces opérations exige une correspondance assidue par les préfets, les maires, les médecins.

Depuis dix ans, le travail imposé au bureau de l'hygiène a certainement triplé ; nous avons dû reculer devant des améliorations urgentes parce que le bureau n'y aurait pas suffi. Il y a lieu de nous donner les organes nécessaires pour pouvoir continuer la lutte.

Le Comité de direction ne peut donc qu'être entièrement favorable au projet de création d'un second bureau de l'hygiène publique, auquel seraient plus particulièrement réservées les affaires concernant les épidémies.

De 1884, avec H. Monod à 1888 avec P. Brouardel, nous retrouvons ces deux personnages conseillers du Gouvernement (en 1892) au Parlement.

Rapport intitulé « *Répartition de la fièvre typhoïde en France, d'après les documents fournis par la statistique médicale de l'armée et la statistique dressée par le ministre du Commerce et de l'Industrie* », Comité consultatif d'hygiène publique de France, le 5 novembre 1888.

Comment pouvaient-ils ne pas s'entendre sur les impératifs de coordination des services de l'hygiène, pour mettre en place une politique de santé publique, au pays ? N'était-ce pas là l'occasion rêvée ? Bien conseillé, le Gouvernement pouvait se lancer dans la bataille. Et la partie pour les hygiénistes serait gagnée ! Dès lors les débats aux Chambres ne manqueront pas de soulever les passions lorsque d'autres notoriétés du monde médical seront affectées aux commissions d'examen, comme le Professeur d'anatomie pathologique à la Faculté de médecine de Paris, membre de l'Académie de médecine Victor Cornil (sénateur de l'Allier désigné rapporteur de *la commission d'examen* à propos de la question au Palais du Luxembourg). Il a l'occasion de s'exprimer à la séance du 2 février 1897, dès la première délibération, sur le projet de loi adopté par la Chambre. Il déclare ceci :

> Messieurs, le projet de loi sur la protection de la santé publique, que nous venons soutenir aujourd'hui devant vous, est la codification des mesures propres à sauvegarder les citoyens contre les causes de maladie et de mort tenant surtout aux affections transmissibles et épidémiques.
>
> Jusqu'ici, l'administration centrale et les pouvoirs municipaux étaient armés contre les épidémies pestilentielles, contre les défectuosités de l'assainissement et de la salubrité de l'habitation par des lois et des décrets dont la rigueur ou l'insuffisance sont manifestes : parmi eux, il en est, comme la loi du 3 mars 1822, qui prescrivent des peines tellement draconiennes – la mort en particulier – pour des infractions qui nous paraissent presque légères, qu'il est impossible de les appliquer. Il en est de même de la loi de 1850 sur les logements insalubres, qui n'est appliquée nulle part, sauf dans cinq ou six grandes communes de France, Paris en particulier.
>
> Nous ne possédons pas de loi générale. Des lois spéciales, dont plusieurs tombées pour ainsi dire en désuétude, des arrêtés préfectoraux ou municipaux isolés, sans lien commun, telle est notre législation sur l'hygiène. Il est donc nécessaire de codifier, de présenter dans leur ensemble toutes ces lois. Le projet de loi que nous avons l'honneur de vous soumettre aujourd'hui est un des plus importants que vous puissiez voter, en raison même de sa grande utilité.
>
> À notre époque, et surtout depuis une quinzaine d'années, les grands progrès réalisés dans le domaine de l'hygiène et de la médecine rendent nécessaire la mise au point des lois anciennes, en les faisant cadrer avec nos connaissances scientifiques. Il est nécessaire de remplacer celles qui sont inapplicables par de nouvelles mesures législatives, d'y introduire des prescriptions que l'on ne pouvait pas prévoir autrefois, de rappeler aux municipalités quels sont leurs droits et de les inciter à s'en servir. Le moment est venu, en un mot, de refondre toutes ces armes hors d'usage, d'en fabriquer des nouvelles, et de réunir en une loi tout ce qui concerne l'hygiène publique. Nous avons été d'ailleurs, dans cette voie, inspirés par

beaucoup des grands États européens dont la plupart ont donné une loi inique. C'est l'Angleterre qui a commencé puis l'Italie, l'Autriche-Hongrie, la Belgique, la Serbie, etc., ont suivi son exemple et tous en ont retiré d'excellents effets.

Un mouvement dans ce sens s'est produit, d'ailleurs, à la Chambre des députés, si bien que, depuis une quinzaine d'années, on peut citer une série de projets de loi sur la matière qui ont été déposés, soit par l'initiative parlementaire, soit par le Gouvernement.

Il suffira de rappeler la loi de M. Henry Liouville, sur la vaccination et la revaccination ; celles concernant les logements insalubres de M. Martin Nadaud ; la loi sur les services de l'hygiène de MM. Chamberland, Siegfried, Lockroy ; de M. Montaud sur l'adduction des eaux de source, et enfin le projet actuel émanant du Gouvernement, qui résume la plupart de ces lois. Déposé en 1892, rapporté par M. Lenglet en 1893, il a été voté par la Chambre, et déposé sur le bureau du Sénat, il y a deux ans. La Commission que le Sénat a chargée de cet examen a déposé son rapport à la fin du mois de décembre 1895, de telle sorte que ce projet de loi dort depuis plus d'un an. Pendant cette année, très souvent, à la Chambre, on a demandé au Gouvernement d'en hâter la discussion au Sénat ; et même, dans une des dernières séances de l'année précédente, on a demandé aux ministres de l'Intérieur et des Finances d'ouvrir, au budget de 1898, un crédit qui permit d'appliquer ce projet.

Au début de cette discussion, je désirerais exposer le but poursuivi par le projet de loi, démontrer qu'il est possible de l'atteindre et vous convaincre, messieurs, de son utilité de premier ordre.

Notre but, c'est d'assurer à tous les conditions hygiéniques nécessaires et suffisantes pour que la santé publique ne soit pas compromise. Ces conditions, qui constituent le minimum de bien-être hygiénique, sont l'altération, la qualité d'eau et les égouts nécessaires à l'évacuation des matières usées, la salubrité des habitations, les mesures prophylactiques opposées à l'invasion des épidémies, telles par exemple que les vaccinations préventives et curatives, la surveillance des arrivages de l'étranger, la police maritime, la limitation et la destruction des foyers épidémiques par la désinfection des locaux et des objets souillés par les malades.

Ce sont là les principes essentiels de l'hygiène grâce auxquels on arrivera à diminuer la morbidité, c'est-à-dire le nombre des maladies observées et la mortalité dans une proportion relativement considérable. On respecte et on conserve ainsi le capital humain qui est la plus précieuse des richesses nationales. La réalisation des prescriptions de l'hygiène dépend surtout du bon vouloir des municipalités et de la surveillance des agents du pouvoir central. Dans notre projet de loi, le premier article porte que les maires prendront un arrêté en vue des applications de l'hygiène dans leur commune.

Cet arrêté portant règlement municipal prescrira toutes les mesures conformes aux instructions ministérielles déterminées sur l'avis du comité consultatif d'hygiène de France. »

Il est urgent de simplifier l'organisation sanitaire du pays, en proposant une ligne directrice, afin d'éviter l'éparpillement des activités hygiénistes au travers des administrations publiques. Les établissements classés et insalubres dépendent du ministère du Commerce. La police sanitaire des animaux, les abattoirs, les tueries particulières, le service des fraudes, les projets d'amenées d'eaux, dépendent du ministère de l'Agriculture. Du ministère des Affaires étrangères, dépend, l'Office international d'hygiène. La direction de l'Assistance et de l'Hygiène publiques est rattachée au ministère de l'Intérieur. L'hygiène des mines est attribuée, au ministère des Travaux publics. Que dire, des autres administrations ministérielles, concernées par la question ? L'hygiène scolaire à l'Instruction publique. Il faudrait reprendre chacune des activités hygiénistes, pour voir à quel point, elles relèvent à chaque fois, de structures différentes… Le Dr L. Thoinot, Professeur agrégé à la Faculté de médecine de Paris, médecin des hôpitaux ne manque pas de rappeler que les initiatives des hygiénistes avant les travaux de Pasteur avaient, un caractère privé, se restreignant aux activités principales de l'hygiène industrielle, aux grandes intoxications et à la défense contre les maladies d'origine exotique (peste, fièvre jaune, choléra)[24]. Il veut dire que les hygiénistes interviennent au coup par coup et en ordre dispersé quand la situation nécessiterait une règle commune. Et pourtant, son ressort s'étend à des domaines multiples, soient la police médicale et pharmaceutique, l'inspection des denrées alimentaires de toute nature, l'inspection des établissements d'eaux minérales et de bains de mer, les secours médicaux aux malades indigents, la vaccination, la salubrité des habitations, des ateliers, des usines, mines, abattoirs, marchés, entrepôts, cimetières, maisons mortuaires, l'inspection du travail des adultes et des enfants dans les manufactures. Toutes ces compétences sont attribuées à chaque conseil d'hygiène sur l'ensemble du territoire national depuis 1848.

II. L'obligation de la vaccination

Le Gouvernement représenté par Constans (ministre de l'Intérieur) souhaite inscrire l'obligation de la vaccination contre la variole qui sévit de manière récurrente dans la population française sévèrement en 1870 avec 10319 victimes[25] ; épisodiquement dans les années 1880 et 1890, mais qui

---

[24] Dr L. THOINOT, « Le rôle de l'initiative privée en matière d'hygiène publique », conférence du 13 mars 1899, *Revue des Annales d'hygiène publique et de médecine légale*, 1899, tome 41, 3e série.

[25] Dr Henry Liouville, Chambre des députés, séance du 20 mars 1880 (Impression n°2500). Chiffre conforté par l'étude de l'historien contemporain Pierre Darmon qui a

peut être évitable avec ce vaccin et ne plus toucher que quelques centaines d'individus comme en Allemagne[26]. Cette obligation fait l'objet de l'article 8 (du projet de loi) formulé de la manière suivante :

> La vaccination antivariolique est obligatoire au cours de la première année de la vie ; la revaccination au cours de la dixième et de la vingt-et-unième année.
>
> Les parents ou tuteurs sont tenus personnellement de l'exécution de ladite mesure.

Le Gouvernement pense qu'une seule vaccination au cours de la première année ne suffit pas pour se préserver de la maladie. C'est la raison pour laquelle il s'inspire de la proposition du député médecin Henry Liouville pour prescrire la vaccination et la revaccination afin d'assurer une immunité efficace au cours de l'avancée de l'individu dans son existence. En 1881, le Docteur Liouville avait proposé le texte de loi suivant :

> Article 1er – La vaccination est obligatoire ; elle doit être pratiquée dans l'année qui suit la naissance.
>
> Toutefois, en temps d'épidémie, cette opération aura lieu dans les six premiers mois de la naissance.
>
> Article 2 – Toute personne au domicile de laquelle se sera produit un cas de variole sera tenue d'en faire la déclaration au maire de la commune, laquelle sera par lui immédiatement transmise à l'autorité administrative.
>
> Le défaut de déclaration sera passible des peines édictées par l'article 5.
>
> Article 3 – La revaccination est également obligatoire pour les personnes des deux sexes avant l'âge de vingt et un ans.
>
> Article 4 – Lors de la déclaration de la naissance d'un enfant, il sera gratuitement remis aux déclarants un bulletin de vaccine, détaché d'un livre à souche, sur lequel bulletin devront être inscrits la date et

---

travaillé sur les notions de « contingences militaires françaises et allemandes vaccinées ou non contre l'épidémie de variole au cours du conflit de 1870-1871. » avec l'ouvrage intitulé *La longue traque de la variole, les pionniers de la médecine préventive*, Paris, Librairie Perrin, 1985, 503 p.

26 Projet de loi pour la protection de la santé nationale (renvoyée à la Commission de l'hygiène publique) présenté à la Chambre le 3 décembre 1891 par Constans ministre de l'Intérieur (Impression n°1774). Il vient s'inscrire dans le rapport du député-médecin Langlet (Impression n°2334).

les résultats de la première vaccination et des revaccinations subséquentes. Lors de chaque inscription, ce bulletin sera signé par un médecin ou une sage-femme, diplômée, exerçant dans l'arrondissement ; la signature en sera légalisée.

Il devra être représenté à toute réquisition des agents de l'autorité.

Nonobstant les prescriptions, si le bulletin ne peut être représenté, il pourra être suppléé par le certificat d'un docteur en médecine, attestant que le sujet qui s'est présenté à lui porte des cicatrices d'une bonne vaccination.

Article 5 – Les parents, tuteurs et toutes personnes ayant la charge légale des enfants, ainsi que les mineurs émancipés, convaincus d'infractions aux articles précédents, seront passibles d'une amende de 1 à 5 francs, et, en cas de nouvelles infractions, d'une amende de 6 à 15 francs.

Le juge pourra, en outre, ordonner que les noms des contrevenants soient affichés, à leurs frais, à la porte de la mairie de leur domicile.

Article 6 – La présentation du bulletin de vaccination ou de revaccination, portant application de la présente loi, sera obligatoire à l'entrée des établissements d'instruction primaire, à l'arrivée dans l'armée, à l'entrée de toutes les administrations de l'État.

Article 7 – Un règlement d'administration publique assurera l'exécution de la présente loi.

Vaccination et revaccination obligatoires, voici, donc, les nouvelles mesures du projet de loi puisque la vaccination pratiquée depuis les années 1870 n'est pas systématique et efficace, imposée aux seuls nourrissons. Les motivations sont peu nombreuses. L'État va donc jusqu'à gratifier la population volontaire et les médecins vaccinateurs sont peu enthousiastes à pratiquer le geste. L'Académie de médecine, le Comité consultatif d'hygiène publique de France, les Conseils d'hygiène et de salubrité, la Société médicale des hôpitaux de Paris, les diverses Sociétés médicales des départements, les Congrès internationaux d'hygiène (Bruxelles 1876, Paris, 1878) appuient fortement la mesure. Paradoxalement, « la France pays de Pasteur » est celui d'Europe qui pratique si mal la vaccination alors qu'elle est obligatoire en Angleterre, en Autriche, en Allemagne, en Hongrie, en Suède, au Danemark, en Hollande, en Russie, en Suisse, en Turquie et que la revaccination est imposée en Allemagne et en Autriche[27]. Le docteur-député Langlet (chargé de rapporter le projet de loi relatif à la fois de la protection de la santé, des services d'hygiène publique et de l'assainissement des logements et des habitations insalubres à la Chambre le 13 juillet 1892), déclare en séance publique, ceci :[28]

> Tout d'abord, la déclaration de la maladie infectieuse. Ce n'est pas là une nouveauté pour le Parlement, puisque la Chambre et le Sénat ont déjà voté cette obligation vis-à-vis du corps médical, qui est obligé ou va l'être incessamment de faire la déclaration des maladies contagieuses, dont la liste sera déterminée par l'Académie de médecine, après avis du comité d'hygiène publique.
>
> De plus, en ce qui concerne une maladie qui fait en réalité la honte de notre pays et de quelques autres, je veux dire la variole, nous demandons la vaccination obligatoire. (*Très bien ! très bien !*)
>
> Nos statistiques, malheureusement, sont tellement insuffisantes, qu'il n'est pas possible de calculer le nombre d'individus qui succombent à cette maladie ; mais il atteint au moins le chiffre de 15 000 par an. Or la variole ne devrait pas exister dans un pays civilisé. Sans doute, il est très difficile de la faire disparaître lorsqu'elle est implantée dans un milieu apte à sa propagation, mais on peut l'empêcher de naître. Pour cela, j'estime que le Parlement n'aura aucune espèce d'hésitation devant cette apparente violation de la liberté individuelle, et qu'elle refusera aux individus la liberté de contracter une maladie qui se propage si facilement, cause d'immenses malheurs dans le pays où elle se développe.
>
> Si la discussion s'établissait sur ce point, M. le Commissaire du Gouvernement vous donnerait les meilleures raisons pour vous persuader de cette obligation des avantages considérables.
>
> Enfin, le projet établit l'organisation du personnel sanitaire. C'est peut-être là un des points sur lesquels la discussion pourra s'établir. Mais il a semblé à votre commission qu'il fallait très nettement indiquer les nécessités de la situation sanitaire.
>
> L'organisation actuelle ne pouvait donner aucun résultat. Nous avons pensé qu'il était inutile de faire une loi, si on n'y ajoutait pas une sanction. Cette sanction n'existera qu'avec le personnel sanitaire que nous créons aussi peu nombreux que possible. Nous sommes convaincus, nous membres du Parlement, qu'il ne faut pas augmenter toujours les charges de l'État et que surtout, lorsqu'il s'agit de la création de fonctionnaires, de grandes précautions sont à prendre. Mais il est indispensable que des personnes compétentes soient chargées de la surveillance et de l'administration

---

27 Pour tout connaître de la législation en la matière à travers le monde il faut consulter « *Le rapport sur la vaccine* » par le Pr A. Proust, inspecteur général des services sanitaires, professeur de médecine, membre de l'Académie, médecin de l'Hôtel-Dieu, publié par le *Comité consultatif d'hygiène publique de France* (Paris, Imprimerie Nationale, 1889, 120 pages).
28 Impression n°2334.

> sanitaires de notre pays ; aussi pensons-nous qu'en présence de l'accord qui s'est établi sur tous les points entre la commission et le Gouvernement, la Chambre n'hésitera pas à ratifier nos propositions et à donner à la France une législation et une organisation qui ne le cèdent en rien à celles de nos voisins. (*Très bien ! Très bien !*)
>
> Les pays qui nous entourent ont tous, en effet, une loi sanitaire. La Suède a une loi sur le service de la salubrité qui date de 1874 ; en Hongrie et en Angleterre, la loi est de 1875, et la loi anglaise est bien plus sévère, bien plus draconienne que celle que nous vous proposons. La ville de Londres en particulier est régie par l'*act* de 1891, qui contient des dispositions que nous n'oserions pas vous proposer (*). Enfin, il y a la loi italienne de 1888 qui est un modèle du genre, véritable code sanitaire avec une organisation administrative complète. »

Commissaire du Gouvernement, Henri Monod tentera de convaincre les parlementaires de cette obligation de vaccination et de revaccination, en précisant que les maladies comme la fièvre typhoïde[29], la variole, la phtisie touchent quatre fois sur cinq les individus âgés de moins de vingt-cinq ans pour lesquels une famille n'est encore pas fondée, ou dans le cas contraire, laissant une famille d'orphelins[30]. Il commente :

> « Il y a là, au point de vue de la dépopulation de la France qui nous inquiète tous, une situation particulière ; rien que par la phtisie, on perd par an en France 125 000 hommes, une vingtaine de mille par la fièvre typhoïde, et une quinzaine de mille par la variole. Ne croyez pas que cette mortalité effrayante se produise dans les grandes villes seulement ; dans les petites villes, la mortalité atteint un chiffre très élevé, plus élevé que dans les grandes cités assainies. »

Les bénéfices de la vaccination doivent être connus et acceptés par tous. Les médecins doivent lâcher prise sur les résistances sous couvert de la violabilité du secret professionnel à déclarer leurs clientèles atteintes de telles et telles maladies infectieuses et la population doit comprendre les enjeux majeurs de santé nationale de la lutte contre les maladies contagieuses et la mortalité évitable. Le Dr Saint-Yves-Ménard fait un rapport à la *Société de médecine publique et d'hygiène professionnelle* sur les maladies contagieuses dans lequel il précise que les épidémies de variole durent trois, quatre, cinq années, aussi longtemps que la maladie trouve des sujets réceptifs. Il donne un aperçu du nombre de victimes :

---

29 Cf. L. HALLEZ, *Conseil central d'hygiène et de la salubrité du Nord. Rapport sur une épidémie de fièvre thyphoïde à la Maison d'arrêt de Lille,* Lille, impr. de L. Danel, 1879.

30(*) Les mesures sanitaires détaillées du « Public Health of London » sont mentionnées dans le rapport de la Chambre des députés (Impression n° 2334, annexe F, page 224). Sénat (séance du 2 février 1897) première délibération sur le projet de loi adopté par la Chambre des députés.

De 1870 à 1872 (3 ans) : 13 210 décès correspondant à 132 000 malades environ,

De 1875 à 1877 (3 ans) : 759 décès correspondant à 7 500 malades environ,

De 1879 à 1883 (5 ans) : 5 326 décès correspondant à 53 000 malades environ,

De 1885 à 1889 (5 ans) : 1 229 décès correspondant à 12 000 malades environ[31].

** Un coût financier*

Le Dr Jules Rochard (Inspecteur général du service de santé de la marine, membre de l'Académie de médecine, auteur d'un traité d'hygiène publique) propose une organisation du service de la vaccine en 1885[32]. Un médecin-vaccinateur serait nommé par arrondissement par le ministre du Commerce sur proposition des préfets et après avis du Comité consultatif d'hygiène. Le rôle des inspecteurs consisterait à vacciner deux fois par an tous les enfants et tous les adultes volontaires des communes de France. Le médecin, devrait remettre au sous-préfet, un carnet de route rendant compte du détail de son itinéraire. Le sous-préfet en donnerait avis aux maires qui le porteraient à la connaissance de leurs administrés. À ce service public, un système de contrôle et de surveillance serait mis en place, garanti par des inspecteurs généraux, nommés par le ministre du Commerce sur proposition du Comité consultatif d'hygiène. Ils auraient, pour mission, de se rendre dans les communes contaminées et de s'assurer que le service de la vaccination n'est pas responsable du fait. Un rapport annuel serait adressé au ministre du Commerce.

Les coûts financiers représentent le deuxième argument d'opposition de certains parlementaires à cette mesure. Le Dr Rochard, donne le détail des charges financières du service, tel qu'il l'imagine :

> Voyons d'abord ce qu'il coûterait. Les fonctions de médecin vaccinateur seraient parfaitement compatibles avec l'exercice de la clientèle. Il y a, en France, 362 arrondissements et 36 000 communes. Cela fait en moyenne

---

31 Saint-Yves-Ménard (vétérinaire, docteur en médecine, professeur d'hygiène à l'École centrale, directeur de l'Institut de vaccine animale, membre de la Société de Médecine Publique et d'Hygiène Professionnelle) « La déclaration obligatoire des maladies contagieuses et la petite vérole. Vaccination gratuite aux domiciles des varioleux », *Revue d'Hygiène*, Paris, Masson et Cie éditeurs, Paris, 1897.

32 Communication faite à la section d'hygiène et de médecine publique de la session tenue, à Grenoble, au mois d'août 1883, par l'*Association française pour l'avancement des sciences* (AFAS).

100 communes par arrondissement - et avec la facilité des communications - un médecin, peut très bien, en visiter deux et quelquefois trois par jour.

Ce service n'exigerait donc que deux absences de six semaines environ. On sait combien, en province, les fonctions dépendant du Gouvernement sont recherchées par les médecins. Ils y trouvent un supplément de revenus d'abord, ensuite un titre qui les signale à la confiance. Je suis convaincu qu'en allouant aux vaccinateurs un traitement annuel de 2000 francs, on en trouverait partout de suffisamment capables. La dépense de ce chef serait donc de 724 000 francs. En portant à 10 000 francs le traitement de chacun des quatre inspecteurs et en y ajoutant 2 000 francs de frais de voyage, on arriverait à une dépense totale de 772 000 francs. Or, d'après des calculs que j'ai exposés ailleurs, la variole coûte chaque année à la France, en frais de traitement et de chômage d'une part, en pertes provenant des décès de l'autre, une somme qui varie entre 9 et 10 millions.

Si, par conséquent, on parvenait, à l'aide du système que l'on propose, à réduire de moitié le nombre des varioleux, et ce n'est assurément pas se montrer trop exigeant, on réaliserait une économie de 4 à 5 millions, somme six fois plus considérable que la dépense occasionnée par l'établissement du nouveau service dont je viens de vous exposer le fonctionnement. »

S'ajouteraient à ces dépenses, les coûts de construction des « dispensaires où se déroulerait la vaccination » ? Mais aussi le financement des instituts de fabrication de vaccine avec un institut d'état puis des instituts régionaux, départementaux, communaux qui expédieraient leurs marchandises où les besoins se font sentir. Les génisses (animaux nécessaires à la fabrication du vaccin, par le procédé, dit « vaccinifère ») seraient fournies gratuitement par l'Assistance publique.

Le 11 juillet 1893, le sénateur Volland s'oppose à la création de ce nouveau corps de fonctionnaires[33]. Il suggère l'amendement suivant :

« À défaut du maire refusant ou négligeant de saisir la commission communale des cas intéressant la santé publique, le préfet peut la convoquer d'office.

Il peut également assister aux réunions de la commission, dont il a en ce cas la présidence, ou s'y faire représenter par des délégués spéciaux.

Si le préfet estime qu'il y a lieu, pour assurer l'exécution de la présente loi, d'organiser un service de contrôle et d'inspection, il ne peut y être procédé qu'en suite d'une délibération du conseil général réglementant les détails et le budget du service. »

[33] Impression n°267.

Il trouve, trop dépensier, la création d'inspecteurs départementaux. Il exige d'utiliser les inspecteurs déjà en place des services des enfants assistés. La question étant toujours bien la même ; qui doit payer la commune ou le département ? Le médecin-sénateur Alcide Treille propose lui de faire intervenir les conseils d'hygiène départementaux et d'arrondissement dont les membres connaissent parfaitement leur département et sont dotés d'une autorité bien plus grande que celle des nouveaux inspecteurs envoyés de Paris. Il dénonce le coût trop élevé du projet de loi en incluant non seulement les salaires des inspecteurs, mais la création de laboratoires pour expertiser les analyses bactériologiques et les frais de bureau.

Le sénateur médecin Cornil rétorque qu'il est nécessaire de créer un corps de fonctionnaires compétents pour renseigner l'administration, pour se livrer à des inspections dans les communes, pour éclairer les conseils municipaux et les maires qui ne connaissent pas du tout l'hygiène afin de leur donner des conseils utiles et de les inciter précisément à entreprendre des réformes afin de promouvoir la salubrité des habitations, les conditions hygiéniques des communes concernant les eaux et l'évacuation des matières usées et tout ce qui concerne le bien-être hygiénique des localités. Il exige la création de ce corps d'inspecteurs les plus aptes à faire comprendre aux conseils municipaux, l'urgence des travaux, à exécuter. Ils veilleront à l'exécution de la loi et des règlements. Ils auront le droit de dresser aussi des contraventions en cas de non-exécution de la loi. L'amendement du sénateur Volland est alors mis aux voix.

Une demande de scrutin est signée par Dellestable (médecin), Bézine (propriétaire), Paul Destieux-Junca (profession non connue), Tallon (avocat), Labrousse (médecin), Laubry (profession non connue), Baduel (médecin), Allemand (médecin), Desmons (pasteur protestant), Laterrade (profession non connue). Les résultats sont les suivants :

Nombre des votants	237
Majorité absolue	119
Pour	199
Contre	38

Le Sénat a adopté l'idée du sénateur Volland. Il y aura désignation, d'inspecteurs, en fonction des budgets du Conseil général. Après l'avis de la Commission du budget sur le financement de la santé publique en France ; le projet est retourné pour examen à la Chambre le 3 décembre 1901[34].

Un rapport a été présenté par le député-médecin Borne, à la Chambre, évoquant une nouvelle fois les intérêts d'une législation en la matière. La commission d'examen de la Chambre approuve dans son ensemble les décisions prises au cours des deux délibérations de la Chambre Haute, à l'exception néanmoins de la création des six inspecteurs-adjoints à l'inspection générale des services sanitaires constituant un coût inutile pour la collectivité. Les inspecteurs généraux – mis en place actuellement conviendront pour répondre à la demande. Dans son rapport, le médecin-député Borne rappelle que la France s'inscrit au premier rang des pays à épizooties et épiphyties. Le bétail et les vignobles ont été protégés. Malgré les ravages de la maladie, il faut sauvegarder le contingent des vies humaines. Or écrit-il : « Ne sommes pas en droit de nous demander si, avant de nous préoccuper de la *repopulation* et de la statistique des *natalités*, nous ne devons pas d'urgence nous intéresser à la grave question de la *dépopulation* et à la statistique de la *mortalité* ? »[35] Les parlementaires sont donc bien conscients dorénavant du problème ! Ainsi, dès 1891, le Gouvernement présentait-il à la Chambre le projet qui lui revient du Sénat, après dix ans, de discussions et de délibérations successives.

Si la statistique de la mortalité n'est pas satisfaisante pendant trois années consécutives dans une commune, une enquête en recherchera les causes pour y parer d'urgence.

Pour rendre, le projet efficient, un certain nombre d'obligations s'imposent : 1° La déclaration par les médecins et sages-femmes ; 2° La

[34] Rapport fait au nom de la Commission chargée d'examiner le projet de loi, adopté avec modifications par le Sénat ayant pour objet la protection de la santé par Borne (député-médecin). Cette commission est composée de Messieurs Émile Dubois (Seine) *président* (médecin) ; Henri Ricard (médecin), Borne (médecin) vice-présidents ; Ferroul (médecin), Vazeille, Morel (médecin) secrétaires ; Déribéré-Desgardes, Bachimont (pharmacien), Audiffred, Léo Milliet, Stanislas-Ferrand, Aymé Baron de la Chevrelière, Néronclencel, Limouzain-Laplanche (médecin), Chopinet (médecin), Labussière, Rouland, Malaspina, Vaillant (médecin), Lachaud (médecin). La participation du corps médical à l'élaboration de loi relative à la protection de santé publique est entière. Une nouvelle fois, nous comptabilisons une nouvelle commission d'examen composée pour moitié de médecins.

[35] Rapport à la Chambre des députés au nom du médecin-député Borne, 3 décembre 1901 (Impression n°2807).

désinfection qui sera pratiquée par les services municipaux ou départementaux ; 3° La vaccination antivariolique et la revaccination à onze ans et à vingt-et-un ans. Le mode d'application de ces prescriptions et la liste des maladies contagieuses seront établis par le ministère de l'Intérieur après avis de l'Académie de médecine et du Comité consultatif d'hygiène publique. En ce qui concerne les eaux potables, la réglementation détaillée du captage des sources, de l'achat d'un périmètre de terrain suffisant pour éviter toute utilité publique est incluse dans la loi. Enfin l'article 28 prévoit heureusement toutes les précautions pour garantir et protéger contre tout danger de contamination cette branche importante de l'alimentation publique[36]. En matière de salubrité des logements, une autorisation est nécessaire pour toute construction nouvelle dans les villes au-dessus de 20000 habitants. Dans le cas d'immeuble bâti ou non réputé ou signalé comme dangereux - le maire ou le préfet - ordonnera une enquête effectuée par une commission sanitaire qui statuera sur les travaux d'urgence ou sur l'interdiction de tout ou partie de l'immeuble.

Les sanctions et les recours des intéressés ont été prévus. Le préfet organisera avec le Conseil général le service dans chaque département : 1° Conseil d'hygiène départemental (10 à 15 membres) ; 2° Commission sanitaire par circonscription (5 à 7 membres). Ces institutions seront consultées sur l'application de la loi et généralement sur toutes les questions intéressant la santé publique. Enfin, le Comité consultatif d'hygiène publique, tranchera les questions litigieuses en dernier ressort et préparera les réglementations spéciales pour l'application des différents articles de la loi. Les frais d'organisation des services de désinfection et les dépenses nécessitées par l'application de la loi en général seront répartis entre les communes, les départements et l'État. Des taxes de remboursement seront établies par un règlement d'administration publique. Le projet prévoit enfin toutes les sanctions désirables et suffisantes, pour assurer, le fonctionnement normal et régulier de la loi.

---

[36] Article 28. « Quiconque, par négligence ou incurie, dégradera des ouvrages publics ou communaux destinés à recevoir ou à conduire des eaux d'alimentation ; quiconque, par négligence ou incurie, laissera introduire des matières excrémentielles ou tout autre matière de nuire à la salubrité dans l'eau des sources, des fontaines, des puits, citernes, conduites, réservoirs d'eau servant à l'alimentation publique, sera puni portées aux articles 479 et 480 du Code pénal. Est interdit, sous les mêmes peines, l'abandon de cadavres d'animaux, de débris de boucherie, fumier, matières fécales et, en général, de résidus animaux putrescibles dans les failles, gouffres, bétoires ou excavations de toute nature autres que les fosses nécessaires au fonctionnement d'établissements classés. Tout acte volontaire de même nature sera puni des peines portées à l'article 257 du Code pénal. »

Le service sanitaire de Paris est partagé, quant à lui, entre deux sources d'autorité. Certaines attributions sont concédées par la nouvelle loi au Préfet de la Seine. Les autres sont maintenues au Préfet de police qui reste le président du conseil d'hygiène et de salubrité de la Seine conformément à la législation existante. L'obligation de vaccination impose au Gouvernement le devoir de faire délivrer de façon gratuite le vaccin. Elle lui impose également le devoir de fournir le vaccin et de bien contrôler la pureté et l'efficacité des vaccins délivrés par les instituts privés. La majorité des parlementaires qui a voté la loi du 15 février 1902 a été portée en faveur d'éviter le contrôle de son application. L'État ne fournira pas le vaccin et ne le fera pas contrôler.

III. Analyse et critiques de la loi de 1902

Le texte de loi de protection de santé est enfin promulgué au Journal officiel de la République française le 15 février 1902. Il sera mis en application un an après sa promulgation le 15 février 1903. La loi du 15 février 1902 présente trois objectifs principaux :

1 Protéger l'individu en le vaccinant et en le préservant des maladies infectieuses.

2 Assainir les locaux en révisant la loi de 1850 relative à l'assainissement des habitations insalubres.

3 Améliorer l'état sanitaire des communes en leur conférant plus de pouvoirs et en les dotant, de structures sanitaires mieux organisées, prescrivant certaines mesures de désinfection ainsi que certaines règles d'hygiène de l'habitation.

La loi crée le Conseil supérieur de l'hygiène publique qui va permettre de régenter l'ensemble de ces mesures, alors que l'institution hygiéniste nationale précédente n'existait qu'à titre consultatif ! La différence est grande. La loi de 1902 a su renforcer la législation sanitaire à beaucoup d'égards notamment au sujet des épidémies. La loi de 1822 relative à la lutte contre les épidémies prévoyait l'arraisonnement des navires et la défense des zones portuaires contre les maladies exotiques en provenance des pays contaminés. Ceci étant dit, elle n'empêchera pas les épidémies de choléra de 1832, 1849, 1854, 1865, 1884. La loi de 1902 se dote d'un dispositif de lutte contre les maladies infectieuses, et plus globalement, contre le milieu microbien. Des hygiénistes, éminents, comme le Professeur de médecine Adrien Proust (inspecteur général des services sanitaires) avaient proposé de remplacer la quarantaine obligatoire par la désinfection et l'isolement des individus à type facultatif. Au fil du temps des observations et des expérimentations sur le terrain, les dispositifs prophylactiques devenaient savamment élaborés et efficaces ! La France reste marquée par ces épidémies de choléra tant que les autorités sanitaires et médicales ne savent pas comment procéder en période de crise. Les hommes agissaient en fonction de la législation existante avec le texte de loi de 1822 ; avec quelques décrets et quelques arrêtés. La législation sanitaire est rédigée en fonction de la connaissance de l'époque dont elle dépend. Elle autorise à prendre des mesures concrètes de traitement sanitaire, au mieux, à défaut de guérir les populations ou d'empêcher les décès. En 1886, on en est encore à exhumer la loi de 1822 à propos des maladies pestilentielles. Ainsi, pouvons-nous consulter ce décret d'Édouard Lockroy — sous l'autorité de Jules Grévy — pour faire face à l'épidémie de choléra qui menace :

> Le Président de la République Française,
>
> Sur la proposition du ministre du Commerce et de l'Industrie,
>
> Vu l'article 1er de la loi du 3 mars 1822 qui confère au gouvernement le droit de prendre les mesures extraordinaires que l'invasion ou la crainte d'une maladie pestilentielle rendrait nécessaires sur les frontières de terre ou dans l'intérieur,
>
> Vu l'avis du Comité de direction des services de l'hygiène ;
>
> Décrète :
>
> « Article premier. – M. le Docteur Charrin, ancien interne des hôpitaux, chef de laboratoire de pathologie générale de la Faculté de médecine de Paris, est délégué dans le département du Finistère et dans les départements voisins pour prendre, sous l'autorité du ministre du Commerce et de l'Industrie, toutes les mesures nécessaires en vue d'arrêter la marche de l'épidémie cholérique.
>
> Article 2. – Le ministre du Commerce et de l'Industrie est chargé de l'exécution du présent décret.
>
> « Fait à Paris le 29 janvier 1886.
>
> Signé : Jules Grévy.
>
> Pour le Président de la République :
>
> « Le ministre du Commerce et de l'Industrie.
>
> « Signé : Édouard Lockroy. »

Sous la IIIe République, l'hygiène, progresse en termes de connaissances et de réglementations. Selon la réglementation de 1896 définie par le ministère de l'Intérieur, les navires à vapeur affectés au service postal ou au transport d'au moins cent voyageurs pour un trajet de plus de quarante-huit heures sont désormais tenus d'avoir à bord un médecin choisi sur une liste désignée par l'Administration nationale de la police. Les sanctions de la loi de 1822 à l'encontre de ceux qui ne la respectent pas ne sont pas excessivement draconiennes. Lorsqu'on connaît le risque énorme que certains font courir à d'autres individus comme ce récit criminel de l'épidémie de choléra de 1865, qu'il n'est pas inutile de retranscrire ci-dessous. Une législation toujours mieux pensée (plus élaborée peut-être !) parfaitement garante de l'existence d'une population confrontée au danger épidémique. Les propos sont rapportés par Henri Monod : [37]

> Des pèlerins musulmans apportent le choléra dans le Hedjaz, à la Mecque. Un navire anglais, le *Sydney*, équipé pour porter de 300 à 600 pèlerins, en embarque 2 000. Il y a des cholériques à bord ; une dizaine de passagers meurent du choléra pendant la traversée. Le capitaine fait jeter les cadavres à la mer, et, le 19 mai, arrivé à Suez, il déclare que les décès sont dus à des maladies ordinaires, non contagieuses. Sur cette déclaration, la libre pratique est accordée. Le 21, le choléra éclate en Suez ; le capitaine et sa femme sont parmi les morts. Le 23, un cas de choléra est observé dans un convoi se rendant de Suez à Alexandrie. De 12 à 15 000 pèlerins, venant d'un foyer cholérique, portant le choléra avec eux, traversent l'Égypte par le chemin de fer. Ils touchent Alexandrie. Le 2 juin, un cas de choléra y éclate ; le 5 juin, deux autres ; en trois mois, le choléra fait 60 000 victimes. La panique s'empare des étrangers : ils s'enfuient à travers le monde. Alors c'est une explosion. L'Égypte, par des paquebots dont aucune prescription n'entrave la marche, lance dans toutes les directions des tentacules empoisonnés ; celui-ci porte le mal à Beyrouth, celui-là à Chypre, un autre en Crète, un autre à Ancône d'où il redescend sur Naples, un autre à Marseille, un autre à Barcelone, un autre à Malte et à Gibraltar. De chacun de ces points, il pénètre dans l'intérieur des terres ; par centaines de mille, il fauche les existences ; il atteint l'Angleterre, où il cause 14 000 décès. L'Europe est remplie de souffrances, de ruines et de larmes, qui toutes ont une source unique : la déclaration fausse qu'a faite le 19 mai 1865 le capitaine du *Sydney*. Si ce malheureux n'eût payé sa faute de sa vie,

[37] H. MONOD, *La santé publique, législation sanitaire de la France*, Paris, Hachette et Cie, 1904, p.23.

quel châtiment eût semblé trop rigoureux pour le punir de son mensonge ? »

L'illustration historique - dans ce cas de figure - est parfaite pour convaincre quiconque des impératifs d'une réglementation sanitaire. Si ce texte avait été lu aux chambres parlementaires par ce même Monod (alors Commissaire du Gouvernement en 1895 à l'occasion du projet de loi de protection de la santé publique) peut-être, aurait-il provoqué un déclic, dans les esprits ? Monod est intervenu à plusieurs reprises aux tribunes parlementaires. Le projet de loi pour la protection de la santé publique fut déposé à la Chambre le 31 octobre 1891, et voté par elle, le 13 juillet 1892. Depuis 1870, les chambres politiques demeurent très sensibles à la question de la démographie de la population dont le taux de natalité est faible et le taux de mortalité est élevé, du seul fait de la guerre, mais aussi de ces nombreuses maladies contagieuses rapportées des contrées lointaines ou de proximité comme celles qui touchent les enfants jusqu'à la fin de leurs croissances. Une loi de protection de la santé communautaire est au point dans les pays étrangers : — *Comment se fait-il que la France soit aussi retardataire en la matière ?* — L'État souhaite-t-il se voiler la face devant tous ces problèmes de santé et d'hygiène qui ravagent la santé collective des populations ? Refuse-t-il — la création d'une administration — propre à l'organisation des systèmes de prévention et de traitement des maladies de la population ? Pense-t-il mettre en péril le budget de la Nation en laissant voter un texte de loi qui va permettre de faire émerger une politique de santé nationale ? L'État ne reprend à son compte cette idée de protection de la santé qu'au début des années 1890[38]. Cette loi de protection de santé nationale a permis l'émergence d'une véritable politique de santé qui n'existait pas avant la IIIe République. Puis il faut dire que cette loi de protection donnera l'impulsion à la création d'un ministère de l'Hygiène, de l'Assistance et de la Prévoyance sociales par un décret du 27 janvier 1920 regroupant :

1° Les services appartenant à l'époque au ministère de l'Intérieur, ressortissant à la direction de l'Assistance et de l'Hygiène publiques ;

2° Les services, appartenant à l'époque, au ministère du Travail et de la Prévoyance sociale, ressortissant :

- à la direction de la Mutualité ;

[38] Chambre des députés, Impression n°1774.

- à la direction de l'assurance et de la prévoyance sociales ;

- aux services du contrôle des assurances privées.

Le ministère du Travail et de la Prévoyance sociale a été créé en 1906 regroupant les services du ministère du Commerce, de l'Industrie et du Travail ressortissant :

1° À la direction du Travail, sauf le Comité consultatif des Arts et Manufactures, les établissements dangereux, insalubres ou incommodes, la dynamite et les explosifs divers ;

2° À la direction de l'Assurance et de la Prévoyance sociales ; la direction de la Mutualité (budget ordinaire du Ministère de l'Intérieur).

Concernant l'application des lois et règlements sur les conditions du travail dans les mines, minières et carrières, ainsi que les mesures de prévoyance et d'assistance en faveur des ouvriers mineurs, les services dépendent du ministère des Travaux publics. La « prévoyance » et l'« assistance » sont garanties par quelques lois fondamentales comme la loi du 24 juillet 1889 sur les enfants maltraités et moralement abandonnés, du 15 juillet 1893 sur l'assistance médicale gratuite, de 1894 qui organise un régime complet d'assurances sociales, caisses de secours maladie et caisses de retraite vieillesse, du 27 juin 1904 sur le service des enfants assistés, du 14 juillet 1905 sur l'assistance aux vieillards, infirmes et incurables, du 17 juin 1913 sur les femmes en couches. La loi de protection de la santé du 15 février 1902 a été voulue pour protéger l'ensemble de la population tant des maladies transmissibles qui peuvent décimer des villes ou affecter des provinces entières du seul fait d'un individu contaminé par l'une de ses maladies. Sans évoquer le choléra qui terrorise les populations et dont les autorités ne peuvent venir à bout que par la mise en quarantaine des populations atteintes, un exemple de maladie banale contagieuse qui décime les populations entières est celle de la fièvre typhoïde. Cette maladie faite, quatre à cinq fois plus de victimes, dans l'armée française, en comparaison avec l'armée allemande et quinze fois plus que dans l'armée anglaise[39].

La fièvre typhoïde est caractérisée, par un microbe, trouvé dans l'intestin et les déjections des malades. Si ces déjections sont répandues dans un cours d'eau ou s'infiltrent dans un puits, ces microbes spécifiques contaminent l'eau potable bue par d'autres individus qui vont contracter la maladie. Si ces microbes disposent d'un terrain idéal de reproduction, ils se développeront en quantité prodigieuse. Paul Brouardel a établi que cette

[39] Donnée prise dans le rapport du député Chamberland (Impression n°2152).

maladie se communiquait quatre-vingt-dix fois sur cent par les eaux d'alimentation. D'où la nécessité de les protéger et de veiller, qu'ils n'alimentent, les habitations que s'ils sont salubres.

L'obsession des hygiénistes se résume à la désinfection. Pour être efficace, la désinfection doit être obligatoire. L'assainissement des villes, de la voirie et de l'habitat vont donc s'imposer dans le cadre de cette loi. Pour le cas des maladies qui se transmettent par l'intermédiaire de l'air comme la rougeole, la variole, la fièvre scarlatine ; il faut désinfecter mais aussi isoler les individus affectés, créer des hôpitaux éloignés des villes. Pour le cas de la variole, il faut imposer la vaccination à tous évitant les douze mille pertes humaines annuelles du pays contre cent-dix pertes en Allemagne[40]. Voici des chiffres de comparaison qui jurent, de la situation très critique de la France, non seulement en matière sanitaire, mais dans sa capacité d'organisation et de législation à ce sujet.

Ce projet de santé publique compte renforcer la police sanitaire du pays en conférant aux maires la responsabilité d'assurer la salubrité de leurs communes, avec en particulier l'article 97 de la loi du 5 avril 1884, à propos de la police municipale. La loi de 1790 et celle de 1880 considérant le maire comme le représentant de l'État dans la commune avaient à ce titre confié la protection de la santé à la police municipale. La loi du 15 février 1902 (en confirmant ce principe) remet entièrement entre les mains du maire l'administration sanitaire de la commune. Si le maire ne mesure pas les dangers de la situation, le Préfet doit prendre la relève (article 99 de cette même loi). Pour que ce dispositif devienne opérationnel, il faut placer un inspecteur départemental auprès des préfets qui veillerait à l'exécution de ces lois, contrôlerait la salubrité des communes et signalerait celles qui nécessitent des travaux d'assainissement. Il devrait signaler tous les cas d'épidémies aidé du corps médical auquel est faite l'obligation de déclarer tout patient atteint d'une maladie contagieuse[41]. Un conseil d'hygiène et de salubrité départementales discuterait des questions de salubrité qui lui seraient soumises.

---

[40] P. BROUARDEL « La protection de la santé publique » revue *AHPML*, 3e série, 1900, 2, 43, p.166.

[41] Il s'agit de confirmer la déclaration obligatoire des maladies transmissibles déjà contenue dans l'article 15 de la loi du 30 novembre 1892 qui sont les suivantes : la fièvre typhoïde, le typhus exanthématique, la variole et la varioloïde, la scarlatine, la diphtérie (croup et angine couenneuse), la suette militaire, le choléra et les maladies cholériformes, la peste, la fièvre jaune, la dysenterie, les infections puerpérales, l'ophtalmie purulente des nouveau-nés.

Il s'agit de renforcer et de dynamiser ces conseils de salubrité qui existent depuis 1848 et qui sommeillent en raison du bénévolat de ses membres actifs et de l'absence de tout pouvoir effectif. D'autant que leurs rôles s'amenuisaient en raison de l'existence d'une législation qui empiète sur leurs domaines d'intervention. Le préfet peut intervenir de façon directe et spontanée dans la police des ateliers insalubres (décret du 15 octobre 1810) et des épizooties (loi du 21 juillet 1881). Les inspecteurs des enfants assistés et des écoles relevaient d'une jurisprudence spéciale et indépendante. Grâce à la loi de 1902 – leur consultation originellement facultative en 1848 – devient obligatoire pour toutes les questions touchant à l'hygiène publique ou la prophylaxie sanitaire dans les limites géographiques du département. Les commissions sanitaires de circonscription n'existent pas à titre de conseil sanitaire régional ! Elles sont obligatoirement consultées sur toutes les questions intéressant la santé publique dans les limites d'une circonscription déterminée. Elles disposent des mêmes origines et des mêmes attributions que le conseil départemental. Elles remplissent les fonctions de conseils sanitaires communaux pour toutes les communes que la loi n'a pas pourvues de bureaux d'hygiène.

Le Conseil départemental donne son avis au Conseil général du département sur l'organisation des services d'hygiène ; sur la division du département en circonscriptions sanitaires, pourvues chacune d'une commission sanitaire composée de cinq à sept membres. Le Conseil général intervient lorsque les questions sanitaires doivent être financées par le budget du département. Il statue sur les dépenses des travaux d'assainissement imposés aux communes par le préfet, après avis du Conseil départemental d'hygiène ou par le ministre de l'Intérieur, après avis s'il y a lieu du Comité consultatif d'hygiène publique de France. Il contribue aux dépenses nécessaires au fonctionnement régulier des services départementaux de l'hygiène dans le budget départemental. Son rôle n'est pas négligeable (article 20). Au-dessus de toutes ces commissions et conseils de la santé publique, il faudrait instaurer indépendamment du Comité consultatif d'hygiène publique une sorte de grand Conseil de santé représentant le Gouvernement et présidé par un directeur de la Santé publique. La loi de 1902, a fusionné une nouvelle fois, les services de l'hygiène publique et les services de l'Assistance publique (la précédente fusion était en 1880). Les premiers services définis par les fonctions de prévention et de traitement des maladies transmissibles, se trouvent, au Ministère du Commerce et les seconds services caractérisés par les secours nécessaires aux personnes malades ou nécessiteuses, se trouvent, au ministère de l'Intérieur.

Les raisons de fusionner, ces services, étaient impérieuses. Les malades atteints d'affections contagieuses sont transportés dans les hôpitaux. Il appartient, donc, à l'Assistance publique de les réceptionner et d'être informée sur les cas de personnes affectées. En distribuant à domicile des soins aux indigents, l'Assistance publique est encore au premier rang pour se rendre compte du caractère salubre ou insalubre de l'habitat des malades. L'Assistance publique est directement déterminée à enrayer les maladies contagieuses. Parce qu'avec moins de malades hospitalisés, elle fera des économies financières ! Les inspecteurs des enfants assistés, de la protection des nourrissons, des écoles, les médecins chargés de la médecine gratuite dans les campagnes contribuent au contrôle sanitaire des populations prévenant des maladies épidémiques. Le texte de loi prévoit la création d'un laboratoire scientifique axé sur la recherche des maladies contagieuses et les questions de salubrité dépendant de la Direction de la santé publique. Enfin le ministre de l'Intérieur détenteur du pouvoir exécutif (après avis du Comité consultatif d'hygiène publique de France et de l'Académie nationale de Médecine) dresse la liste des maladies transmissibles dont la déclaration est obligatoire, fixe les mesures nécessitées pour la vaccination et la revaccination obligatoires, approuve les procédés et appareils de vaccination.

Le *Comité consultatif d'hygiène publique de France* (comme son titre l'indique) n'a qu'un rôle « consultatif ». « Il délibère sur toutes les questions intéressant l'hygiène publique, l'exercice de la médecine et de la pharmacie, les conditions d'exploitation ou de vente des eaux minérales, sur lesquelles il est consulté par le gouvernement. » Contrairement au passé, *le Comité consultatif d'hygiène publique de France* émet des avis qui doivent être pris en considération par le ministre de l'Intérieur. Il est consulté (avec ce nouveau texte de loi) sur les travaux publics d'assainissement ou d'amenée d'eau d'alimentation des villes de plus de cinq mille habitants et sur le classement des établissements insalubres, dangereux ou incommodes.

La loi du 15 février 1902 aura ainsi connu trente ans de gestation puisqu'il en est question depuis 1870 ; la toute première initiative parlementaire à l'égard de la question étant déposée à la Chambre en 1884. Ce texte de protection de santé[42] couvre à la fois la salubrité de l'habitation, l'assainissement communal et la prophylaxie des maladies transmissibles. Le législateur a institué près des maires, le *bureau d'hygiène* ou les *commissions régionales*. Près des préfets, les *conseils d'hygiène* et les *commissions régionales* ou de *circonscription*. Près du ministre de l'Intérieur, le *Comité consultatif d'hygiène*

---

42 Véritable synthèse d'hygiène sociale.

publique de France. Vaste programme que ces trente-quatre articles de la loi englobent la protection de la santé collective citoyenne au tournant du XXe siècle et qui donne le ton, assurément, pour les années qui suivent !

IV. Intérêts de cette législation : critiques en trois points

A/ Une organisation institutionnelle de santé publique à consolider

Cette loi permet une assise aux autorités sanitaires gouvernementales pour contrôler la santé de la population française en conférant une reconnaissance de l'activité hygiéniste malmenée et presque ignorée des pouvoirs publics pendant près d'un siècle ; même si les nouveaux conseils d'hygiène sont cantonnés à un rôle purement consultatif. Les hygiénistes n'ont de pouvoir uniquement que par le biais de l'engagement de l'État. Bien heureux de cette ambition si longuement caressée – si, ils s'estiment satisfaits, de la place qui leur est attribuée. Par ce biais, une politique de santé devient enfin envisageable et va voir le jour au tournant du XIXe et du XXe siècles.

Il est bien regrettable que le bureau d'hygiène, pensé par les législateurs actuels, ne soit qu'un organe passif d'exécution mis à la disposition du maire pour faire appliquer les prescriptions légales à l'égard des individus (réception de la déclaration des maladies transmissibles, service de la vaccine, exécution des mesures de désinfection), des immeubles (étude des projets de construction et délivrance du permis de construire, étude des causes d'insalubrité des immeubles et des travaux nécessaires à leur assainissement) et de la commune (travaux d'assainissement et adduction d'eau potable) alors que le bureau d'hygiène d'antan, représentait un service de renseignement et d'action sanitaires ainsi qu'un service consultatif qui possédait un droit d'initiative propre. La nouvelle législation assimile l'hygiène et l'administration à la fois. Malgré ces efforts d'organisation des institutions hygiénistes en véritables contreforts représentatifs du pouvoir administratif centralisé, malgré cette loi de protection de santé au reflet de toute la législation sanitaire qui émerge des trente premières années de la IIIe République (entre 1870 et 1900) parvenant à mettre en place une direction de la santé et de l'assistance publique – fil directeur des progrès de l'hygiène – la France ne connaîtra, toujours, pas ses heures de gloire politique de santé et d'hygiène publiques. En effet, le ministère de l'Hygiène, de l'Assistance et de la Prévoyance sociales n'est créé que tardivement par un décret du 17 août 1921[43]. La question avait été effleurée en 1887, dans le rapport du député Chamberland. Mais les parlementaires de l'époque estimaient qu'une réorganisation des services d'hygiène regroupés avec l'Assistance publique sous un même ministère (celui de l'intérieur) suffirait pour le moment. Le projet de loi était déjà relativement lourd d'obligations en matière de santé publique et la question aurait été mal venue du point de vue budgétaire ! Il fallait, déjà, faire passer l'idée de la création d'un nouveau corps de fonctionnaires : les fameux « inspecteurs sanitaires départementaux » ! En 1892, beaucoup de parlementaires considéraient d'un mauvais œil, cette dépense supplémentaire et contestaient donc le bien-fondé de ce nouveau corps ; ils se refusaient à voir l'utilité de ce personnel à la charge des caisses de l'État ou aux dépens des budgets communaux. Les législateurs des deux chambres n'avaient pas compris que ces fonctionnaires seraient les garants de la loi permettant son application ; donc par conséquent son exécution ! Ils laissèrent, le Préfet, organiser ce système d'inspection laissant à la charge du Conseil général la réglementation et le budget de ce service de surveillance.

La contestation aura certainement été en partie partagée par les médecins-législateurs, qui malgré leurs causes philanthropiques hygiénistes, voyaient leurs libertés professionnelles soudainement bousculées, au risque tôt ou tard d'appartenir à ce corps d'État, avec une entrave en matière de liberté d'activités et de revenus. Quelles que soient les professions exercées, quel que soit l'engagement politique médical, les intérêts personnels de profession ou de politique reviennent au galop pour desservir les premiers intéressés à savoir les citoyens. Avec cette attitude égoïste la noble cause humaniste de santé collective est bien perdue. Une fois de plus, les médecins ne sont pas tous des philanthropes ni tous des hygiénistes. C'est

---

[43] Cette tutelle ministérielle de la Santé comprend trois directions :
- *Une Direction de la Santé publique et de l'Hygiène sociale*
1er bureau. Salubrité publique et hygiène générale
2e bureau. Défense sanitaire, prophylaxie des épidémies
3e bureau. Natalité et protection de l'enfance
4e bureau. Hygiène sociale
- *Une Direction de la mutualité et de l'assistance*
1er bureau. Administration générale des sociétés de secours mutuel
2e bureau. Subventions, pensions et statistiques des sociétés de secours mutuel
3e bureau. Assistance aux adultes
4e bureau. Assistance aux anormaux
- *Une direction des habitations à bon marché et de l'épargne*
1er bureau. Habitations à bon marché
2e bureau. Logements
3e bureau. Caisses d'épargne.

la raison pour laquelle tous ces médecins engagés politiques ne partagent pas de façon unanime la cause hygiéniste. Ils sont peut-être en faveur d'une organisation d'une santé communautaire, mais à travers tout le pan de la salubrité, ils regardent leurs intérêts professionnels ou politiques, qui les maintiennent dans les arènes parlementaires.

B/ Faire chuter le taux de mortalité humaine

La salubrité des villes[44] dépend de celle des immeubles — et celle-ci est une charge naturelle — dont le propriétaire ne s'acquitte pas toujours. D'où le besoin qui s'impose de surveiller l'aménagement des constructions des habitations ou des villes. L'article 11 relatif aux normes de salubrité des maisons édictées par le maire dans les villes de plus de vingt mille habitants n'a pas été voté facilement par le Parlement, parce qu'il supposait la disparition progressive, des logements de domestiques et les courettes d'immeubles, grandes causes d'insalubrité et foyers de contagion pour ne citer que la tuberculose. La plupart des courettes d'immeubles citadins ne disposent pas d'une surface minimum contribuant au confinement de tous les germes projetés des appartements[45]. En cas d'urgence — le maire (par défaut le préfet) peut ordonner l'exécution immédiate — des mesures prescrites par le règlement sanitaire. Soit que ces mesures doivent s'appliquer à tous les habitants d'une commune. Soit qu'elles ne visent qu'une ou plusieurs personnes. Le Sénat a été réticent lors des votes des articles concernant les mesures sanitaires relatives aux immeubles craignant de voir léser les citoyens les plus modestes.

Le texte de loi reprend les dispositions de la législation anglaise qui donne aux autorités sanitaires le pouvoir de faire exécuter, les mesures qu'il juge nécessaires, pour protéger la santé de la population. L'article 9 précise en effet que :

> « Dans une commune, lorsque le nombre des décès pendant trois années consécutives aura dépassé le chiffre de la mortalité moyenne de la France, 20 décès par 1 000 habitants, le préfet sera tenu de faire procéder à une enquête soit par le Conseil départemental d'hygiène, soit par lui-même, soit par la Commission sanitaire de la

[44] M. PINÇON « Fijalkow Yankel, La construction des ilots insalubres, Paris, 1850-1945 » *Revue française de sociologie,* 1999, volume 40, n°4, pp.785-787.

[45] Un médecin-hygiéniste a calculé les poussières recueillies dans une courette sur une période de trente-six heures entraînant la production de cinq millions de bactéries pour un gramme de poussière. Cf. F. BREMOND, « Hygiène, insalubrité des courettes » *Annales d'hygiène publique et de médecine légale*, 3e série, 1901, tome XLV, p.275.

circonscription. Si cette enquête établit que l'état sanitaire de la commune nécessite des travaux d'assainissement, notamment qu'elle n'est pas pourvue d'eau potable de bonne qualité ou en quantité suffisante, ou bien que les eaux usées y restent stagnantes, le Préfet, après une mise en demeure à la commune, non suivie d'effet, invite le Conseil départemental d'hygiène à délibérer sur l'utilité et la nature des travaux jugés nécessaires. Le maire est mis en demeure de présenter ses observations devant le Conseil départemental d'hygiène.

En cas d'avis du Conseil départemental d'hygiène contraire à l'exécution des travaux ou de réclamation de la part de la commune, le Préfet transmet la délibération du Conseil au ministre de l'Intérieur, qui, s'il le juge à propos, soumet la question au Comité consultatif d'hygiène publique de France. Celui-ci procède à une enquête dont les résultats sont affichés dans la commune.

Sur les avis du Conseil départemental d'hygiène et du Comité consultatif d'hygiène publique, le Préfet met la commune en demeure de dresser le projet et de procéder aux travaux.

Si, dans le mois qui suit cette mise en demeure, le Conseil municipal ne s'est pas engagé à y déférer, ou si dans les trois mois il n'a pris aucune mesure en vue de l'exécution des travaux, un décret du Président de la République, rendu en Conseil d'État, ordonne ces travaux dont il détermine les conditions d'exécution. La dépense ne pourra être mise à la charge de la commune que par une loi.

Le Conseil général statue, dans les conditions prévues par l'article 46 de la loi du 10 août 1871, sur la participation du Département aux dépenses des travaux ci-dessus spécifiés. »

Ces mesures de santé publique, ciblent, la baisse de la mortalité des maladies transmissibles. Or, l'eau serait un des principaux colporteurs des germes pathogènes. En cas d'insalubrité des eaux d'alimentation, les communes doivent procéder aux travaux d'assainissement[46]. Le texte ne vise, cependant, que les communes de plus de vingt mille habitants. Avec ce nouveau texte de loi, les procédures risquent toutefois d'être longues et les intermédiaires trop nombreux, pour obtenir des résultats efficaces. C'est de nouveau au Sénat en 1901 (deuxième délibération) que les discussions ont été les plus agitées reprochant au département de la Seine de vouloir

[46] J.P. GOUBERT, « L'eau et l'expertise sanitaire dans la France du XIXe siècle : le rôle de l'Académie de médecine et des congrès internationaux d'hygiène », *Sciences sociales et santé*, 1985, volume 3, n°2, pp.75-102.

appliquer ses réglementations sanitaires au reste du pays ! Paris ne disposant pas de maire ; comment les Parisiens pouvaient-ils se représenter les dépenses de tels travaux alors qu'ils n'ont pas à supporter les taxes locales ? L'argumentaire fondé sur la notion de « mortalité » au début de l'article repose sur la situation de sept communes du département de la Seine qui ont connu récemment des chiffres élevés de mortalité par fièvre typhoïde. Comment imposer, ces mesures, à l'ensemble de la population française ? La polémique de la Chambre Haute se poursuit le 4 février 1902 entre trois personnages clefs : les médecins Alcide Treille, Paul Strauss et Paul Brouardel[47]. Paul Strauss reproche à Brouardel (alors commissaire du Gouvernement) de rendre systématiques les travaux d'assainissement à l'ensemble des communes de France sous prétexte que la qualité des eaux potables n'est pas assez bonne dans le département de la Seine. La discussion se joue sur le plan des connaissances scientifiques. Ces hommes de médecine sont en désaccord sur le procédé d'assainissement de l'eau entre une « eau d'alimentation filtrée » préférable à « une eau bouillie ». Brouardel s'obstine à dire que l'eau filtrée ne va pas empêcher la prolifération des bacilles de la fièvre typhoïde et des autres germes nocifs porteurs des maladies contagieuses[48]. Il faut, donc, entreprendre des travaux d'assainissement si des communes le nécessitent[49].

En dépit de ces dernières discussions (les arguments de Brouardel, l'emporteront, ce me semble !) le texte de loi a été approuvé en l'état. Aucun élément n'en a été modifié. En matière, de préconisations, le pouvoir central prévaut sur le pouvoir local. Tout l'enjeu de la juridiction est de trouver un compromis d'équilibre en matière de liberté. Il ne faudrait pas que les pouvoirs de l'État en matière de santé publique aient trop d'emprise sur la liberté des individus. Il s'agit ici d'une thèse étudiée et développée par Alfred Fillassier. En 1905 à propos du principe de la vaccination et de la liberté des individus il écrit :

> Ce sont les faits qui nous diront comment l'État doit intervenir en temps normal, actuellement, en France, dans la question de la vaccination. Ils nous diront si l'État doit se borner à encourager le développement de cette pratique et à user des moyens de contrainte indirecte dont il dispose à cet effet ; ou s'il doit édicter d'une façon

---

[47] Cf. notices biographiques et bibliographiques dans le catalogue Internet des biographies de la BIU Santé, Paris-Descartes, géré par le conservateur Jean-François Vincent.

[48] P. BROUARDEL, L.-H. THOINOT, *La fièvre typhoïde*, Paris, J.-B. Baillière et fils.

[49] G. THUILLIER, « Pour une histoire régionale de l'eau : en Nivernais au XIXe siècle », *Annales, Économies, Sociétés, Civilisations*, 1968, volume 23, n°1, pp.49-68.

précise et générale l'obligation de la vaccination et de la revaccination.[50]

C/ Le principe de la vaccination discutable

Des protestations contre la vaccination obligatoire émanent des journaux dénonçant les atteintes à la « liberté individuelle » et des doutes s'élèvent quant à l'efficacité des mesures proposées. Il faut dire qu'il n'existe pas de programmes proprement dits, d'éducation de santé et d'hygiène de la population française pendant ces années. Les initiatives de diffusion et de propagande relèvent des initiatives individuelles, soit directement par les hygiénistes eux-mêmes, soit par le biais des associations de bienfaisance ou des programmes des sociétés mutuelles depuis que l'idée de solidarité est assimilée par tous ces organismes de philanthropie et d'hygiène sociales. Justement il faut attendre la législation de 1902 pour que soient annoncées par le *bureau d'hygiène municipal*[51] à la population française, par exemple, les obligations de vaccination pour concrétiser les mesures. Dans sa thèse de droit portant sur la politique d'assistance publique de la ville de Bordeaux sous la IIIe République (présentée en 2005) Daniel Roussy[52] souligne l'initiative du Dr Armaingaud d'Arcachon médecin hygiéniste qui avait réuni dans ses conférences près de deux mille auditeurs, qui ont permis le financement du séjour de quarante enfants de sociétés de secours mutuel à Arcachon[53]. « S'agit-il d'une influence directe sur la population nécessitant

---

[50] A. FILLASSIER, *De la détermination des pouvoirs publics en matière d'hygiène,* Paris, Jules Rousset, 1902, 492 p, p.78.

[51] L. REVERCHON, *Étude sur la création d'un bureau municipal d'hygiène à Lyon*, Lyon, impr. de Pitrat aîné, 1882.

[52] D. ROUSSY, *La politique d'assistance publique de la ville de Bordeaux sous la IIIe République* (thèse de droit), Université Montesquieu-Bordeaux IV, 2005, 2 tomes, page 97.

[53] Le Dr Armaingaud est un hygiéniste de province très engagé à provoquer un mouvement de régénération nationale par la Science après les lendemains de la défaite de 1870. Après avoir décrié les lacunes de l'organisation des conseils d'hygiène publique dans un mémoire d'étude intitulé « De nos institutions d'hygiène publique et de la nécessité de les réformer », il propose de faire préparer l'Académie de médecine et le Comité consultatif d'hygiène publique à un projet de loi plus général sur la réforme des institutions sanitaires françaises. Ce sont, les prémices,[2] d'une campagne activiste hygiéniste en faveur de la réorganisation de la santé nationale. Il est auteur d'un certain nombre de publications que voici :

- De nos institutions d'hygiène publique et de la nécessité de les réformer, Paris, 1873, 24 p.
- La ville de Bordeaux est-elle menacée d'une invasion de la fièvre jaune ?, Bordeaux, 1875, 28 p.

vraiment ces informations ? » commente l'auteur de la thèse : « Certainement pas ; l'auditoire devait sûrement être composé de membres de la bourgeoisie, agissant dans le mouvement philanthropique. Ces initiatives permettent à ces associations de dépasser leur objectif charitable et moralisant pour adopter une pratique hygiéniste, notamment celles de l'enfance en plein développement, au début, du siècle : crèches, colonies de vacances, gouttes de lait. » Parce qu'il ne faut pas oublier à ce sujet que la mortalité infantile reste très élevée. Évidemment, toutes ces sociétés mutualistes gardent l'œil rivé sur les courbes démographiques de la population.

Les hygiénistes vont alerter l'opinion sur les mesures d'hygiène à prendre pour préserver sa santé. Les services de vaccination déjà mis en place dans les années 1870 somnolent pendant que les législateurs peaufinent la loi de protection fort prometteuse de santé et redeviennent actifs avec ce texte voté en 1902[54]. Les autres mesures sanitaires du texte de loi vont être suivies d'effet dès sa promulgation. Les épidémies – quant à elles – n'attendent pas les querelles parlementaires pour frapper et pour décimer de manière très rapide les populations avec des épisodes plus ou moins courts, déterminés en fonction du caractère infectieux même de la maladie, de la durée d'incubation des germes alertant les médecins sur les risques de contagion et encourageant à la vaccination de la population en particulier des enfants. D'autant que les travaux des années 1880, par Pasteur, vont avoir de rapides répercussions sur la connaissance et la pratique médicales modifiant les protocoles de soins dans les hôpitaux, où vont être introduits les nouveaux procédés de vaccination et de désinfection attestés par la Science. Au moment des crises, les autorités municipales et nationales agissent en situation de panique et d'organisation pataude, parce que tous ces organismes hygiénistes ne sont pas agréés, de manière officielle, pour agir en toute indépendance ! Dès qu'une épidémie frappe le pays, elle déchaîne une pagaille du fait que les administrateurs, les

- Sur les moyens de faire aboutir les projets d'organisation de la médecine publique, Bordeaux, 1881, 11 p.
- Sur l'organisation de la santé publique, Bordeaux, 1889, 14 p.
- Mesures préventives contre l'éclosion des maladies contagieuses dans les écoles publiques, Bordeaux, 1893, 12 p.
- L'organisation de la lutte sociale contre la tuberculose à Bordeaux, Bordeaux, 1905, 28 p.
- Sanatoriums maritimes et défense sociale contre la tuberculose, Paris, 1905, 21 p.
- Cours municipal d'hygiène de la ville de Bordeaux, Bordeaux, non daté, 12 fascicules.

[54] J.N. BIRABEN, « La diffusion de la vaccination en France au XIXe siècle », *Annales de Bretagne et des pays de l'Ouest*, 1979, volume 86, n°2, pp.265-276.

spécialistes, les hygiénistes, les médecins sur le terrain, vont chacun agir dans son sens. Ce qui ne manque pas de déstabiliser les populations touchées[55]. Les citoyens sont non seulement apeurés par la prolifération et la contagiosité qui terrassent leurs pairs : suscitant des comportements hostiles envers les autorités compétentes et des rejets des recommandations sanitaires que les pouvoirs publics tentent de mettre en action dans l'urgence parce que les temps sont à l'action et non à la prévention ou à la pédagogie. Le pays se retrouve bien souvent, en situation d'impuissance paniquée malgré les mesures sanitaires prises. Nous comprenons bien que l'organisation des autorités publiques françaises en matière de santé s'impose et qu'une législation sanitaire qui permettrait d'appliquer des mesures très concrètes de lutte et d'éradication (en situation d'urgence ou sur le long terme est non seulement indispensable) mais donnerait aux autorités sanitaires médicales et publiques concernées, les moyens d'agir, en toutes efficacité, rationalité et sérénité. Par exemple, Daniel Roussy (dans sa thèse de droit présentée quelques lignes précédentes) rapporte que les populations de Bordeaux, en 1870, sont réticentes à se faire vacciner. La presse contribue au dénigrement de la pratique en citant des cas malheureux de décès comme celui de cet enfant – cas cité dans la presse expressément donnant une vision du mal épidémique plus que fantasmagorique. Il est écrit ceci : « décédé à cause de la pourriture de la prostitution qu'on lui avait inoculée par le vaccin »[56]. Effectivement la population risque d'être très réticente avec ce genre de récit à très forte sensation journalistique. Le vocabulaire "pourriture", "prostitution" est employé (!) Dans les esprits, ignorants, à quoi renvoie la notion ? La population risque d'être confuse et de mal interpréter les événements. Et les rumeurs sur ce sujet risquent très rapidement de se répandre comme une vulgaire traînée de poudre en suscitant la frayeur et en déclenchant des comportements de terreur et de panique dans une population déjà suspicieuse à l'égard des dispositions du Gouvernement et d'une médecine, éventuellement complice, en cas de fléaux épidémiques. L'auteur de la thèse note un changement radical des comportements dix ans plus tard (en 1889). Il écrit :

> Les années 1880 constituent une rupture indéniable dans le comportement de la société bordelaise qui accepte massivement la vaccination grâce à l'adoption du mode de vaccin *par cow-pox*, qui

---

[55] P. ROUSSIN « J.P. Bardet, P. Bourdelais, P. Guillaume, F. Lebrun, C. Quétel (sous la direction de), Peurs et terreurs face à la contagion. Choléra, tuberculose, syphilis, XIXe-XXe siècle », *Sciences sociales et santé,* 1989, volume 7, n°7-3, pp.90-94.

[56] Rapporte de façon directe, le Journal *Don Quichotte,* en date du 2 mai 1879.

évite le contact humain inquiétant [...] en référence aux pratiques de vaccination précédentes qui se font par la technique du *bras à bras*. Cette adhésion unanime de la population a en fait pour origine la création d'un service municipal permanent de vaccinations, qui adopte le vaccin animal gratuit, sous l'impulsion décisive de l'adjoint le docteur Plumeau. Le succès est rapide ; d'une moyenne de 1 000 en 1882, le nombre de vaccinations atteint plus de 3 000 en 1885[57]. »

D'emblée, laissons de côté, les discussions parlementaires sur ce sujet et analysons le résultat ! Le texte de 1902 (pris dans sa globalité) fut bien perçu par la population française à l'exception de quelques points. Manque-t-il à l'information : l'éducation, morale, pour que les gens comprennent le bien-fondé de ces mesures de salubrité publique ? Le principe de désinfection fut bien reçu de la part de la population sauf les cas d'expulsion des individus dont le logement est déclaré « insalubre ». Le Professeur Brouardel fait savoir que – depuis la création d'un service municipal de désinfection à Paris en 1899 – les demandes se sont considérablement accrues à l'initiative des familles à l'occasion de maladies dont la déclaration n'était pas obligatoire (rougeole, coqueluche, érysipèle). Seul inconvénient, à cette mesure, la vapeur sous pression présente un coût de revient élevé.

Il est difficile d'évaluer l'impact de la diffusion des connaissances hygiénistes sur la population tant ces individus ne sont pas éduqués et donc sensibilisés à cette cause. Les années 1880 sont marquées par la loi de Jules Ferry sur la scolarité obligatoire. L'éducation physique étroitement liée à l'histoire de la médecine est obligatoire sous la forme de gymnastique dans les établissements d'instruction publique des garçons depuis la loi du 27 janvier 1880. Sa mise en œuvre sera effective, deux années plus tard, avec la loi sur l'obligation scolaire[58]. Les mutualités, qui participent grandement à l'assistance, soucieuses d'inculquer les principes d'hygiène sociale, se développent, pleinement, deux décennies plus tard.

L'hygiène prend, sa pleine expression en matière d'architecture, sous la IIIe République. Les normes d'hygiène font partie des règles de construction. Les ingénieurs et les entrepreneurs intègrent des programmes

---

57 En raison du manque des doses de sérum (extraites de la pénurie des animaux malades dont on extrait la substance pathogène) il a été directement prélevé la récupération de la pustule cultivée sur le bras de l'individu qui a donné le nom de la technique de "vaccination de bras à bras", p.99, in, Daniel ROUSSY, *op. cit.* deux pages précédentes.

58 D. NOURRISSON (sous la direction de), *Éducation à la santé, XIXe–XXe siècle*, Rennes, ENSP, 2002, 158 pages.

d'hygiène tels qu'il est possible de les retrouver dans tous les établissements scolaires de cette période : petites écoles et grands lycées parisiens sont tous dotés de salle de lavabos, de salle de bains, de salle de pédiluves. La natation est inscrite au programme scolaire, les piscines battent leur plein de fréquentation. Trois piscines parisiennes ; celles de Château-Landon, du boulevard de la Gare et de la rue de Rochechouart accueillent dix-huit mille enfants en 1890 et près de vingt mille en 1891[59]. Bien que l'hygiène ait été introduite à l'École, les populations ne comprennent pas les règles de santé publique quotidiennes comme par exemple : retirer les monticules d'immondices devant les portes d'habitation, se laver le corps, se brosser les cheveux ou les dents, aérer les draps de lit et l'habitat et nettoyer régulièrement son logement pour éviter l'accumulation des germes infectieux[60]. Si toute cette population, des couches sociales les plus défavorisées demeure dans l'ignorance, comment voudrait-on qu'elle accepte des mesures de santé collective dont elle ne comprend même pas les finalités !? Il faut que la société éduque ses citoyens. Cela devient possible à travers la vie en collectivité : l'école, la caserne, l'hôpital, la prison… qui permettent d'atteindre le plus grand nombre de citoyens possible.

Naturellement, les traités d'hygiène et de médecine publique existent, nous rapporte le Dr Jules Rochard (inspecteur général du service de la santé de la marine) qui commente dans la préface de son encyclopédie de référence :[61]

---

59 Cf. F. CHEVALLIER, *Le Paris Moderne, Histoire des politiques d'hygiène (1855-1898)*, Presses Universitaires de Rennes et Comité d'Histoire de la Ville de Paris, 2010, p.217. Excellente référence d'hygiène publique en matière urbanistique à Paris au XIXe siècle.

60 P. BOURDELAIS, « Entre médecine et société », *Communications,* 1998, volume 66, n°1, pp.21-39.

61 J. ROCHARD, *Encyclopédie d'hygiène et de médecine publique* Paris, Lecrosnier et Babé, 1890-1897, 8 volumes. Biographie de Jules Rochard (1819-1896). En 1855, il est nommé lauréat de l'Académie de Médecine de Paris, grâce à ses travaux sur l'influence de la navigation et des pays chauds sur la marche et le développement de la phtisie pulmonaire. À partir de 1870, il contribue au développement de la politique de la santé tout en conservant ses activités d'inspecteur du service de santé de la Marine. En 1875, il devient membre du Comité consultatif d'hygiène publique de France. Il entre à l'Académie de médecine en 1877. Il assure la présidence de la *Société de médecine publique et d'hygiène professionnelle* en 1881. En 1886, il est membre du Conseil d'hygiène et de salubrité du département de la Seine, et, en 1888, il participe à la Commission d'étude dans le régime des établissements d'enseignement secondaire. Il est l'auteur de nombreuses études sur les maladies endémiques, la prophylaxie de la fièvre typhoïde, des eaux minérales et une histoire de la chirurgie française au XIXe siècle.

L'hygiène ai-je dit, a ses revues et ses journaux dont le nombre s'accroît sans cesse. Les différentes branches qui la composent ont été presque toutes l'objet de traités spéciaux ; enfin, depuis vingt ans, c'est-à-dire depuis que la dernière édition de l'ouvrage de Michel Lévy a paru[62], il a été publié quelques traités du même genre embrassant la science dans son entier. Nous citerons dans l'ordre chronologique : le *Précis d'hygiène privée et sociale* de M. le docteur A. Lacassagne[63], dont la première édition remonte à 1875, *le Traité d'hygiène* de M. le docteur A. Proust[64] qui a vu le jour en 1877, *les Nouveaux éléments d'hygiène,* de M. Jules Arnould[65], qui ont paru en 1881 et ensuite *Le Traité d'hygiène privée et publique basé sur l'étiologie* du professeur Bouchardat, dont la première édition a été publiée en 1881, et la seconde en 1883[66].

Le traité d'hygiène de Bouchardat aborde les thèmes suivants : l'espèce humaine, les airs, les eaux et les lieux, l'habitation, l'alimentation, les vêtements et les soins de propreté, l'enfance et l'éducation, les travaux et les professions, la prophylaxie des maladies transmissibles et la police sanitaire. Ces traités représentent les premières références en matière de médecine publique donnant l'inspiration à tout un florilège de petits traités d'hygiène physique et morale, à destination du grand public dans les années 1890, qui

---

[62] Michel Lévy (1809-1872) : Professeur de la chaire d'hygiène et de médecine légale à l'hôpital de perfectionnement du Val-de-Grâce, à Paris. Membre de l'Académie de médecine de Paris en 1850 et 1851. Médecin Inspecteur, il est auteur de « Histoire de la médecine aux armées, deux tomes, 1984 ; Quelques grandes figures de la chirurgie et de la médecine militaires » (1952) ; « Médecine et armées » (1998).

[63] A. Lacassagne (1843-1924). En 1863, il intègre l'école de santé militaire de Strasbourg. Médecin militaire en Algérie, de 1870 à 1872, il poursuit sa carrière comme médecin-major au Val-de-Grâce où il devient agrégé pour la spécialité de l'hygiène en médecine légale. Membre de l'Académie de médecine de Lyon, en 1890, il est reconnu comme l'un des pères fondateurs de la criminologie.

[64] A. Proust (1834-1903) interne des hôpitaux de Paris, en 1858, agrégé en 1866, médecin des hôpitaux, en 1874, membre de l'Académie de médecine de Paris en 1879. En 1866, Il fût marqué par la maladie du choléra. Il est favorable à une organisation de prévention et des soins des maladies épidémiques. Ses études abordent le pneumothorax, l'aphasie et les affections cérébrales. Il s'intéressa à l'hygiène industrielle et professionnelle, en étudiant par exemple, les mouleurs de cuivre. Il était aussi un spécialiste de l'hygiène hospitalière et il s'intéressa à la démographie. Il est nommé professeur à la chaire d'hygiène de la faculté de médecine de Paris, en 1885, en remplacement d'A. Bouchardat.

[65] Jules Arnould (1830-1894). Professeur à la Faculté de médecine de Lille. Auteur de travaux sur l'*hygiène militaire* (1872), *la malaria* (1874), *la typhoïde* (1875), *la mortalité à Lille* (1877), *la désinfection publique* (1893).

[66] *Op. cit.*, p.15.

enseignent à la population entière les principes d'éducation relatifs à la propreté du corps physique, de l'habitat, du lieu de travail et de la santé morale et mentale que peuvent procurer toutes les pratiques et tous les gestes indispensables à la croissance et au bien-être quotidiens de l'individu, contribuant ainsi pense-t-on, à l'harmonie d'un groupe d'individus vivant en collectivité. Ces traités deviennent très rapidement des outils de promotion hygiéniste [67] distribués dans les écoles et les collectivités, valorisant au travers de la politique de l'enfance si chère à la Troisième République, les principes de propreté corporelle. On ne peut manquer de citer par exemple ce *Dictionnaire de la santé* (1876) du Docteur J.-B Fonssagrives qui vante ces préceptes de santé morale avec ces préconisations écrites. « Surveiller l'éclosion de la puberté, favoriser l'achèvement organique par une bonne direction de la santé. Bien diriger l'activité morale et intellectuelle afin de garantir à la nation une population saine et vigoureuse. » Et comme le commente notre encyclopédiste hygiéniste le Dr Jules Rochard en référence à ces prédécesseurs : « L'hygiène est la *clinique de l'homme sain ; son terrain est celui de la médecine pratique.* C'est l'art de conserver *à chacun* sa santé. L'hygiéniste est un *praticien* placé, sur un théâtre *clinique.* Dans cette conception, l'hygiène publique n'est qu'une annexe, qu'une série de corollaires de l'hygiène privée. »

Les congrès internationaux d'hygiène ont servi à la diffusion de la connaissance auprès d'un public averti de spécialistes de ces questions colportant eux-mêmes l'information auprès du grand public[68] ! Tant que les

---

67 Qui va s'étendre dans le temps après l'émergence des textes officiels en la matière (1870-1914), avec l'existence des revues professionnelles, dont on peut citer *Le Mouvement sanitaire*, organe officiel de l'Association des médecins hygiénistes français (1924-1937).

68 Dans l'inventaire de la collection des journaux et des revues d'hygiène publique présente à la BnF, Anne Boyer et Alina Cantau commentent : « L'hygiène prend un rapide développement avec la Seconde République et un premier Congrès international d'hygiène a lieu à Bruxelles en 1852. Les Sociétés d'hygiène, les recueils spéciaux se sont multipliés, une Section d'Hygiène est créée à l'Académie de médecine et sur le plan politique on réclame la création d'un Ministère de la santé publique. À la première Exposition universelle de Londres de 1851 une place particulière est accordée aux vitrines relatives à l'hygiène et à ses statistiques. Une catégorie de revues souvent éphémères qui commence à se développer à l'époque forme les annuaires dont nous citons deux exemples. Ces annuaires sont peu nombreux parce que les journaux se chargent pour un prix minime de tenir les praticiens au courant de découvertes quotidiennes. *Annuaire hygiénique de France, contenant tous les renseignements théoriques et pratiques nécessaires pour conserver la santé,* Orléans, Coignet-Darnault, imprimeur-libraire, éditeur. 1855-1857 (ne paraît pas en 1856), in-12. Directeur de publication Charles-Nicolas Halmagrand, docteur en médecine. Objectif : permettre l'accès élargi aux

mesures sanitaires ne coûtent rien à la population, les gens ne sont pas hostiles au principe de propreté et de salubrité publiques. Cependant les

---

conseils d'hygiène et fournir des connaissances qui se présentent comme un enseignement populaire, d'anatomie, de physiologie, de physique ou de chimie aux lecteurs intéressés de s'auto-détruire. Cote BnF : [8-T48-5]. *Annuaires des Conseils et Commissions d'hygiène de France,* suivi du tableau de classement des établissements incommodes d'après le décret de S.M. l'Empereur. Paris, Imprimerie et librairie administrative de Paul Dupont, éditeur du *Moniteur d'hygiène et de salubrité publique,* 1867, prix 2 fr. Directeur M.A. Chevalier fils. Objectifs : fournir la liste des membres de divers conseils et commissions d'hygiène au niveau national, des personnalités de divers horizons professionnels « qui possèdent d'immenses connaissances » afin d'une meilleure communication et visibilité. Indiquer leur nom a paru un « devoir » pour M.A. Chevalier, qui aura aussi la direction du *Moniteur.* Cote BnF : [8-T48-13]. Un autre exemple des périodiques de cette époque : le *Moniteur d'hygiène et de salubrité publique, domestique, agricole, industrielle,* Paris, janvier 1866 – mars 1870, absorbé par le *Journal de chimie médicale, de pharmacie et de toxicologie.* Directeur de publication et gérant M.A. Chevalier fils, chimiste, membre correspondant de plusieurs Sociétés savantes françaises et étrangères. Édité à Paris, Imprimerie et librairie administrative de Paul Dupont, rue de Grenelle-Saint-Honoré, 45, parution mensuelle, trois feuilles in-8° prix de l'abonnement 12 fr. (Paris et départements) et 15 fr. (Étranger). L'objectif du *Moniteur* est, moins, la gloire scientifique que l'introduction de notions utiles d'hygiène dans un langage accessible par des instructions claires et à la portée de tout le monde. Il doit gagner la confiance d'un large public et susciter son intérêt pour les questions d'hygiène mais également avoir le soutien de l'administration centrale et départementale. Le journal est destiné aux membres des conseils généraux, aux conseillers d'arrondissements, aux maires, aux membres des conseils d'hygiène, aux médecins et pharmaciens qui y trouveront des indications sur les précautions à prendre dans le cas d'épidémie, aux architectes pour connaître les modes d'assainissement les plus convenables à employer dans les constructions, aux industriels qui doivent connaître les diverses réglementations en vigueur, aux familles pour les précautions à prendre concernant l'hygiène domestique : alimentation générale, le régime des habitations. Les rubriques récurrentes, qui composent, le journal sont les suivantes : - Hygiène générale : articles sur les dangers de l'eau circulant dans des tuyaux de plomb, aération des habitations, utilité des visites dans les officines des pharmacies, les magasins des droguistes, les épiciers. La présentation et le dépouillement des actes administratifs comme des circulaires ou des arrêtés de préfecture paraissent dans la rubrique de l'hygiène générale. – Hygiène des villes : articles et précautions sur l'assainissement des logements insalubres, enlèvement des ordures ménagères. – Hygiène industrielle : articles sur les produits chimiques, l'équarrissage ou le danger des hydrocarbures. – Hygiène des enfants et des familles : articles sur le danger des substances chimiques destinées à colorer les bonbons, les jouets d'enfants et les substances toxiques qu'ils contiennent ou le danger de l'emploi des cosmétiques. – Hygiène alimentaire : danger des champignons ramassés dans les bois ou l'emploi du cuivre dans l'art culinaire. – Variétés et/ou bibliographies (présentations de mémoires, thèses, ouvrages intéressants pour l'hygiène). Cote BnF : [8-T36-15]. » Anne Boyer et Alina Cantau, Regards sur quelques journaux éphémères d'hygiène du XIXe siècle conservés à la Bibliothèque nationale de France », *Histoire des Sciences médicales,* tome XLIV, n°3, 2010, p.281.

mesures d'assainissement des logements ne vont pas plaire aux propriétaires et aux locataires. Qui imputent aux premiers l'obligation de travaux parfois conséquents et onéreux ! Qui imposent aux seconds, un droit de regard sur leur vie privée. Le chef de famille se sent moralement et matériellement responsable de sa femme et de ses enfants. Il n'a aucune envie de déchoir de ses fonctions. Les parlementaires qui sont hostiles au projet de loi de 1902 n'ont pas manqué de rappeler ces arguments d'atteinte à la liberté individuelle et privée des individus, par l'État, maintes fois évoqués au cours des discussions législatives. Albert Guerlin de Guer, dans sa thèse de droit (en 1903), sur les pouvoirs des maires et la loi du 15 février 1902 commente :[69]

> Il semblerait que ce droit de propriété qui fait que l'individu peut jouir de la chose honnêtement acquise, que ce qui est mon bien ne puisse m'être impunément ravi, dû rester intact et résister à tout empiètement de l'autorité. À examiner les choses de près, cependant, un tel droit comporte certaines restrictions. De même que je ne peux me soustraire aux mains du médecin vaccinateur parce que, dans le droit au suicide que je revendique, je peux nuire à la société tout entière, il me sera de même interdit de conserver chez moi des germes de contagion qui pourraient facilement se répandre dans la région où j'habite. Les atteintes portées au droit de propriété et à l'inviolabilité du domicile semblent donc légitimées par les mêmes raisons que les contraintes imposées à la liberté individuelle. »

L'auteur rappelle à juste titre que s'il faut assurer à la propriété privée les garanties auxquelles elle a droit ; l'intervention de l'État en matière de santé collective ne déroge pas à ses pouvoirs d'expropriation pour cause d'utilité publique que lui confère la loi du 5 mai 1841 : « Pourquoi l'expropriation serait-elle légitime quand il s'agit du percement d'une rue et serait-elle contestée quand il s'agit de la vie humaine[70] ? »

L'hygiène sociale ayant soulevé des élans – de générosité solidaire – n'a parfois pas suffi à empêcher les parlementaires libéraux de voter contre toute prise en charge sociale des nécessiteux dans la population française. La loi de protection de santé de 1902 grâce à cette volonté indéniable des parlementaires de vouloir inverser les courbes de mortalité, assez préoccupantes de la population, aura le mérite de proposer des mesures qui

---

[69] A. GUERLIN De GUER, *La protection de la santé publique. Les pouvoirs des Maires et la loi du 15 février 1902*, (thèse de doctorat en droit), Caen, aux éditions-impressions Henri Delesques, 1903, p.24.
[70] *Op. cit.*, p.27.

se révéleront efficaces mais à long terme ! Le docteur en médecine Langlet (député de la Marne) nous rappelle à travers, ce projet de loi, la nécessité impérative que la population française procrée. Qu'elle donne vie aux espoirs d'une grande nation au regard des nations voisines. Il faut que la France, rattrape les déficits démographiques coûte que coûte qu'elle a creusés, par rapport aux pays voisins. Il en donne les chiffres suivants :

> En 1881, le nombre des naissances était de 987 057 en France ; en 1890, il est tombé à 803 059, soit 136 000 de moins ; d'année en année, la diminution de la natalité va en s'accentuant.
>
> Il y a eu en 1890 :

42 520	naissances de moins qu'en	1889
44 580		1888
61 275		1887
74 779		1886
86 499		1885
99 699		1884
99 885		1883

> Cette diminution de la natalité, tombée de 25 p.1000 habitants en 1879 à 21,8 pour 1000 en 1890, a du reste sa contrepartie dans la diminution du nombre des mariages.

En 1884	on compte	289 555	mariages
1885		283 170	
1886		283 208	
1887		277 060	
1888		276 848	
1889		272 934	
1890		269 332	

> Soit, pour cette dernière année, 20 223 mariages de moins que six ans auparavant en 1884, et la progression a toujours été décroissante (à quelques unités près en 1886). La mortalité au contraire augmente sans cesse : le chiffre des décès :

En 1881 est de	828 828
1882	833 539
1883	841 141
1884	858 784
1886-	860 222
1890	876 505

> Les années 1885, 1887, 1888, 1889 ont échappé à cette progression ; leur taux mortuaire est respectivement de 836,897 ; 842,797 ; 837,867 ; 794,933. Mais en 1890, on le voit, la mortalité a repris brusquement son ascension terrifiante et elle a dépassé de 47 677 unités le chiffre de 1881, et de plus *de* 80 000 unités celui de 1889. La mortalité générale, en France, est pour les dix dernières années (1881-1890), de 22,01 par 1 000 habitants[71].

Les chiffres donnés, pour illustrer les décennies 1880, montrent bien qu'il est nécessaire d'agir par l'instauration d'une législation de protection nationale de santé qui va permettre la chute de la mortalité du pays. La nuptialité montre quelques signes défaillants, avec une baisse constante des mariages[72]. Phénomène, troublant, si nous tenons compte par exemple de la législation de 1874 sur la protection des enfants et des jeunes mineurs en matière de travail. Les enfants et les jeunes gens doivent moins travailler, doivent se rendre à l'école et se former en apprentissage jusqu'à leur majorité. Comment se fait-il qu'à l'issue de leur majorité ayant probablement trouvé un travail (et à l'issue des obligations militaires) ils ne se marient-ils pas ? Faudra-t-il attendre, le retour des femmes à la maison, par la réglementation juridique (JO de 1892 interdisant le travail de nuit de ces dernières) pour que les jeunes filles puissent quitter si elles le désirent à leur tour le foyer familial pour se marier ? Certaines maladies dites « transmissibles » toucheraient-elles davantage le sexe féminin que le sexe masculin, ou existe-t-il, un déséquilibre naturel, du solde des naissances, entre les deux genres ? Enfin faut-il expliquer ce déséquilibre par les conséquences de la guerre en 1870 affectant fatalement le contingent masculin, et privant de cette façon les jeunes générations, de prétendants, au mariage ? Les données chiffrées de la mortalité sont toujours croissantes

---

71 Dr Langlet « La protection de la santé publique, projet de loi » dans la Revue *Annales d'hygiène et de médecine publiques*, 3e série, tome XXIX, 1893, n°2, p.145.
72 D. MAISON, É. MILLET, « La nuptialité », *Population*, 1974, volume 29, n°2, pp.31-50.

pour quelles raisons ? Y a-t-il davantage d'épidémies ? Plus de maladies contagieuses qui déciment les populations ? Plus de chômage ? Plus d'indigence de la population ? De clochardisation ? De criminalité ; dans la société ? Plus de misères malgré les progrès de la science et de la médecine et l'effervescence parlementaire à prendre des mesures policières qui allégeraient le sort funeste des populations déshéritées ? Ces chiffres, vont de toute évidence, encourager les législateurs à traiter le problème de la dépopulation. Les hygiénistes ne vont pas se priver d'évoquer les défaillances de la société, en rappelant aux hommes politiques l'état de décadence qui caractérise les bas-fonds d'une société populaire, en évoquant en premier lieu, la prostitution, les maladies sexuelles, l'alcoolisation, le vagabondage, l'oisiveté et la délinquance aux pourcentages sans cesse accrus[73]. C'est que les élites de la société française – *écrivains, médecins, essayistes sont hantés par un fantasme de dégénérescence* – de la société et de la population elle-même[74]. Gérard Jorland rappelle que cette décadence politique devient (dans la seconde moitié du XIXe siècle) la décadence des Latins. Quand Flaubert apprend la défaite de la France contre l'Allemagne en 1870, il dit : « Nous assistons à la fin du monde latin ». Des titres paraissent sur ce sujet de la décadence des peuples latins. Il y a l'idée d'une décadence de l'Italie consécutive à l'invasion française en 1497, il y a aussi l'idée de la décadence en Espagne qui a été longtemps politiquement dominante en Europe, puis celle de la France qui aux XVIIe et XVIIIe siècles a elle aussi été politiquement dominante. Cette idée de décadence peut être représentée comme un phénomène de longue durée, celui de la décadence des peuples latins avec en parallèle l'idée que ce sont les peuples nordiques et anglo-saxons qui triomphent sur les peuples latins ».

Décadence des dominants signifie en quelque sorte l'abandon des dominés à leur triste sort dans leurs conditions de vie, de misère et de dégénérescence ! Pour Gérard Jorland, ce qui est nouveau « ce n'est pas la décadence qui vient à la suite du progrès de la civilisation, mais que la décadence soit l'effet même du progrès ». C'est le progrès qui est une décadence. Pour cela, il s'appuie sur des faits pris dans la littérature avec Flaubert ou Baudelaire chez les hygiénistes et les hommes politiques. La dégénérescence est pour tous ces esprits le résultat de « l'industrialisation » et de « l'urbanisation », à outrance, de la société française, sur la seconde

---

[73] Y. MARREC « Pauvres et miséreux à Rouen dans la première moitié du XIXe siècle », *Cahier des Annales de Normandie,* 1981, volume 13, pp.143-170.

[74] Séminaire sur l'histoire de l'hygiène et de l'hygiénisme, EHESS, Paris, 1999-2004 renvoyant à une publication d'ouvrage intitulée : « *Une société à soigner* » (Paris, Gallimard, 2010).

partie du XIXe siècle. Domaines de prédilection dès le début du siècle des comités d'hygiène et de salubrité publiques qu'il est impératif de prendre en charge le sort des plus déshérités… Il faut voyons arrêter la propagation de la syphilis, de l'alcoolisme, des perversions sexuelles, de la criminalité qui débauchent toute une société… Il faut s'attaquer aussi à l'insalubrité des villes, des fabriques et des logements, détruire les foyers infectieux qui se propagent dans les quartiers des villes les plus démunis et qui rongent les campagnes, accablés par la pauvreté, la débauche et la déshérence (…)

Il faut, néanmoins, insister sur le fait que la maturité de la mouvance hygiéniste a trouvé sa pleine expression dans la loi de santé de 1902 grâce aux progrès de la science et de la médecine et à la prise de conscience progressive par l'élite politique, de s'attaquer à la destinée funeste des populations les plus nécessiteuses. Le texte de loi de 1902 témoigne d'une capacité de la société à se repenser et à se réorganiser (dès les lendemains de la défaite de 1870) ne pratiquant pas pour une fois le faux-semblant, dans cette véritable législation sanitaire et sociale qualifiée « solidaire ». Le virage séculaire passé, le pari des hygiénistes est presque gagné. Les législateurs médicaux peuvent parler d'une loi de protection sociale. Il suffit – à présent d'éduquer le peuple – à ces mesures d'hygiène et de santé collectives. Continuer à se battre contre les fléaux épidémiques de plus en plus maîtrisés par la connaissance scientifique et médicale avec la découverte et l'identification des bactéries, des microbes et des virus. Les successeurs ou les continuateurs politiques comme les hommes de médecine : Paul Brouardel, Georges Clemenceau, Léon Bourgeois, Paul Strauss, Henri Monod (…) ne dérogent pas aux règles du progrès médico-social — (en attendant avec une certaine impatience) — la reconnaissance définitive d'une solide politique de santé nationale soldée par l'implantation institutionnelle d'un ministère de l'hygiène, de la santé et de la prévoyance sociales, dans les années 1920. Dès cet instant les efforts de législation sanitaire seront récompensés. En attendant il est possible d'affirmer que la législation en matière de santé et d'hygiène a été conçue au cours de la première moitié de la IIIe République, à proprement dit, grâce à l'engagement politique en nombre des médecins qui en témoigne à lui tout seul dont le profil de composition s'est nourri de toute évidence par la mouvance hygiéniste, activiste, durant tout le siècle. Les découvertes scientifiques sont essentielles et transcendantes pour l'époque. Alors ces médecins-législateurs qui entrent en scène à partir de 1870, n'auront pas beaucoup de chemin à parcourir pour diffuser la nouvelle aux collègues parlementaires à devoir faire émerger l'intérêt fondamental des grandeurs collectives de la santé dans une société nécessiteuse.

CONCLUSION GÉNÉRALE

Comme le précise Marcel Peschaud dans sa thèse de doctorat en sciences politiques (1898) : « Le pouvoir central intervient en matière d'hygiène publique de deux façons fort différentes, selon qu'il édicte l'application de mesures hygiénistes ou qu'il s'efforce de propager la connaissance ou la pratique de l'hygiène. »[1] Le chef de l'État possède un pouvoir supérieur de police en matière d'hygiène publique. Les textes de loi de 1790 et de 1881 ont attribué au préalable aux maires la police sanitaire des communes qu'ils dirigent. Dans cette perspective juridique, le maire n'intervient que comme représentant de l'État. En réalité le pouvoir sanitaire du chef de l'État n'est-il pas conféré au Préfet ? En matière de salubrité publique, destinée au bénéfice du plus grand nombre, une question importante reste alors en suspens.

À qui incombe la responsabilité des initiatives hygiénistes aux maires des communes et des villes ou à l'État ? Le texte de 1902 a tranché. Il accorde la pleine responsabilité à l'État et il donne, un certain pouvoir d'action, aux maires des communes et des villes françaises. La création de la *Direction de l'Assistance et de l'Hygiène publiques* regroupant les services de l'hygiène et de l'assistance médicale sous une même tutelle ministérielle représente un progrès considérable, quant à l'efficacité d'action tant réclamée depuis longtemps, par le Ministère de l'Intérieur au nom du Ministère du Commerce et de l'Industrie, l'Académie nationale de Médecine, la Société de médecine publique et d'hygiène professionnelle de Paris, les congrès internationaux d'hygiène, le Comité consultatif d'hygiène publique de France.

Et l'intérêt devait découler dans ce sens de l'organisation. La Direction de l'Hygiène devait être souvent amenée devant la résistance des communes à les contraindre à entreprendre des travaux d'assainissement. Quelle heureuse coïncidence ; les budgets départementaux et communaux sont soumis, au contrôle, de l'administration de l'Intérieur.

---

[1] M. PESCHAUD, *De l'intervention de l'État en matière d'hygiène publique*, (thèse de doctorat), Paris, Librairies-Éditeurs Lamulle et Poisson, 1898.

Il appartient au ministre de l'Intérieur de prendre les décrets autorisant les départements et les communes à emprunter et à lever des impôts extraordinaires.

La volonté d'allier, l'assistance à l'hygiène, correspond, à un choix parfaitement judicieux. Les populations les plus démunies sont les plus vulnérables, exposées qu'elles sont aux épidémies et aux maladies en général qu'il faut soigner en priorité pour éviter qu'elles ne forment les premiers foyers d'infection ! Les mesures de salubrité des immeubles, des logements, des quartiers, des rues, où règnent en permanence la promiscuité physique et sexuelle ; les vices sociaux tels que la prostitution, la mendicité, l'alcool, la délinquance, la criminalité, la fraude alimentaire, sont évidemment des priorités à traiter de toute urgence.

Les germes pathogènes prolifèrent partout. Ils se plaisent autant dans les airs, dans les terres que dans l'eau et d'un individu à l'autre qui répandent la semence d'un habitat à l'habitat d'alter ego, d'une famille à une autre famille et des quartiers modestes, atteignant de manière progressive les quartiers bourgeois. C'est pour toutes ces bonnes raisons que (à travers la loi de 1902) les parlementaires ont pris un ensemble de mesures hygiénistes pour venir à bout de toutes ces affres, de pestilences pouilleuses qui caractérisent une bonne partie de la société française, imprégnée elle de misères morales et matérielles, forts soucieux pour eux d'en venir à régler la régénérescence démographique du pays.

L'État mettra presque un demi-siècle pour comprendre les impératifs d'une législation en matière de prévoyance et d'assurances sociales par la mise en place d'une législation sanitaire et de prophylaxie sociale au bénéfice du plus grand nombre. Il faut bien dire que le processus d'accouchement du premier grand texte de santé publique au pays, fut, laborieux. Il donnera, néanmoins, la ligne de conduite affirmative à la politique de santé contemporaine du XXe siècle. À ce propos, Stéphane Frioux auteur de "*Les batailles de l'hygiène. Villes et environnement de Pasteur aux Trente Glorieuses*[2] précise que les projets d'avant 1914 seront discutés dans les années 1920 et les projets de 1938-39 seront repris après 1945 ! Après la loi de 1902 sur l'obligation d'égout mettra donc du temps à s'appliquer à l'exception des grandes villes comme Paris, Marseille, Nancy. En 1909, une ville moyenne comme Châlons-sur-Saône comptabilise 2 km d'égouts, Bourges 4600 m (pour une longueur de rues de 58 km) et Béziers, dans les années 1920, comptera 6 km d'égouts pluviaux

---

[2] Paris, Puf, 2013, page 14.

correspondants à ses 70 km de rues[3.] La voie de la propreté française va mettre du temps à s'affirmer au pays de Pasteur, mais reconnaissons tous, que le texte de 1902 était une nécessité : socle d'une politique de santé nationale dorénavant scellée pour l'éternité.

[3] Stéphane FRIOUX, *ibidem*, p.39.

LES RÉFÉRENCES BIBLIOGRAPHIQUES

La IIIe République va incarner la période de pleine expansion de la presse journalistique ! Elle détrône, les records de tirage, avec des techniques et des machines d'impression dont les systèmes de rotation viennent marquer le papier à la perfection infinitésimale des détails typographiques… Ces machines d'imprimerie — derniers cris de la technologie d'époque aux vitesses remarquables de production — pourraient faire frémir de jalousie les inventions du tisserand Lyonnais *Joseph Marie Jacquard (1752-1834),* créateur des métiers mécaniques à tisser, pour lequel la réputation mondiale dans la production des textiles et de la passementerie française n'est plus à faire. Rappelons que dans le courant du XIXe siècle, Jacquard représente un des fleurons de l'économie industrielle française. Grâce à la mécanisation, à l'industrialisation des produits en masse, à l'émancipation progressive et législative de la société, en matière de publication et d'édition, l'impression de l'écrit de cette seconde partie du siècle étudiée (quelques en soient ses formes) représente une technique de modernisation qui s'impose à elle-même dans un monde où la science, la médecine, la technique, le politique et le social connaissent une évolution de transformations ; prenant des dimensions de revirements sans précédent. À titre d'illustrations, de ces incroyables progrès techniques révolutionnaires, il convient de savoir qu'en 1865 sur le plan de la technique matérielle le papier journal doté d'un système rotatif d'impression permet d'obtenir en théorie pratique, le tirage de 16000 exemplaires à l'heure (technique des journaux non pliés !) Il ne faut donc plus s'étonner que les pouvoirs publics pour l'époque aient recours en grande fréquence aux imprimeurs du pays, moyennant, les ressources budgétaires[1]. Sous la IIIe République, le Palais-

[1] L'inventaire du fonds de l'Imprimerie Nationale (série AJ17) et dans la série des archives de la librairie (F18) aux Archives nationales de France ne me permettent pas, de comprendre la fréquence des sources imprimées, par l'Administration française entre 1870 et 1914. À partir de 1900, les cartons d'archives commencent à contenir les documents dactylographiés par les agents en poste qui viennent probablement soulager les autorités publiques en matière de budgets à ce sujet. (Pour complément d'informations, lire l'article de Glwadys Longeard sur Internet qui propose un résumé historique de sa thèse universitaire conduite à l'École Nationale des Chartes (en 2003)

Bourbon fait travailler à lui seul cinq imprimeries du département de la Seine, garantissant la distribution des rapports parlementaires, émanant des propositions et des projets de loi, distribués au quotidien, pour chacun des députés. Et devant travailler le plus souvent en situation d'urgence, la Chambre se dotera très rapidement d'une rotative d'impression privée surnommée « challographie » pour compléter les commandes des imprimés en provenance de l'extérieur.

Tout aussi bon qu'il faut savoir que l'impression du *Journal officiel de la République française* est garantie par l'Imprimerie Nationale. C'est seulement en 1881 qu'il recouvre, un authentique caractère national, étatique et public. Pour cela renvoyons à la réglementation officielle, soit l'article 1er de la loi du 29 décembre 1880, relative au Journal officiel qui en précise les statuts :

> « Le ministre de l'Intérieur et des Cultes est autorisé à acquérir de la Société anonyme Alfred Wittersheim et Cie, moyennant le prix de un million sept cent mille francs (1 700 000 francs) : 1°) L'immeuble que cette Société possède, quai Voltaire, n° 31, à Paris, et qui sert actuellement à l'impression et à la publication des journaux officiels ; 2°) L'outillage, le matériel et le mobilier administratif actuellement affectés au service de ces journaux. »

L'article 4 de cette loi précise :

> « Le service de la composition, de l'impression et de la publication du Journal officiel fera partie du budget général de l'État. Les frais d'exploitation en régie du Journal officiel seront classés parmi les dépenses du ministère de l'Intérieur et des cultes, et le montant des abonnements, annonces légales et judiciaires, et autres produits dérivant de ladite exploitation, sera appliqué aux produits divers du budget ordinaire ».

L'administration publique fonctionne de façon similaire. Elle fait imprimer beaucoup de formulaires chez les imprimeurs privés ou à l'Imprimerie Nationale. Il n'est donc pas surprenant de trouver dans la reconstitution archivistique du travail parlementaire de la fin du XIXe siècle, une bonne partie des matériaux d'exploitation sous forme imprimée et non manuscrite. Cependant, les ordonnances, les décrets d'application des lois, les formulaires d'enquête commandités par les ministères (sous forme imprimée) sont envoyés à l'administration locale. En revanche, les administrateurs du département, de la préfecture, de l'arrondissement, des communes répondent à la main. Par contre la correspondance d'un ministre à destination d'une administration est assurée de façon manuscrite. Quant aux sociétés de médecine, aux conseils d'hygiène et autres

---

dont l'intitulé est le suivant : « L'Imprimerie Nationale de 1870 à 1910 » http://theses.enc.sorbonne.fr/2003/longeard. La démarche de consulter la thèse reste à entreprendre).

institutions du genre ; elles rédigent les comptes rendus de réunions et d'activités de façon manuelle.

Si les études deviennent des publications alors les documents sont imprimés. Pour la période 1870-1914, il n'est donc pas rare de trouver des archives administratives manuscrites, accompagnées de formulaires, imprimés (...) Côté politique, tous les documents parlementaires qui ont servi à l'analyse de la législation sanitaire dans le cadre de ma thèse de recherche sont *imprimés* à l'exception des procès-verbaux des commissions d'examen des Chambres. Donc en ouvrant un carton aux *Archives nationales* ou aux *Archives départementales de France* (seconde partie du XIXe siècle), il n'est pas surprenant de découvrir un mélange de pièces manuscrites et imprimées à la fois. En outre il est important de signaler que les sources documentaires qui représentent les matériaux de cette recherche historique sont de quatre types.

En résumé de ce travail d'investigation d'archives de treize a ns, il existe :

1 Les sources de type « *manuscrit* » : vieux papiers d'archives qui pourraient concerner des procès-verbaux de commission, d'institution, de l'administration, de la correspondance privée ou publique, officielle politique, sociale ou médicale. La correspondance peut provenir d'un ministre, d'un membre de l'Académie nationale de Médecine...

Pour l'essentiel elle reflète, tous les procès-verbaux des commissions d'examen des chambres législatives, sous forme de cahiers récupérés aux Archives nationales et au Sénat. Elles peuvent être des pièces administratives trouvées, sous forme de liasses à l'Académie de Médecine, qui comprend la correspondance de l'institution avec les différents ministères de l'époque. Il ne me semble pas avoir consulté de correspondances privées ou professionnelles manuscrites des médecins-législateurs.

2 Les sources de type « *imprimé* » correspondent à l'essentiel, des matériaux de cette recherche. Il s'agit des documents parlementaires représentant l'ensemble de la littérature du *Journal officiel de la République française.* Tous les rapports d'études ou de documentations de différentes institutions en provenance de l'Académie de médecine, des conseils d'hygiène, des ministères... Ce sont aussi les rapports ou les travaux scientifiques des médecins : les publications des revues, la presse journalistique ou la presse spécialisée. Il convient d'y intégrer la littérature secondaire qui traite du sujet qu'elle soit spécialiste, universitaire ou informative sous forme de publications et de bibliographies.

3 Les sources de type « *biographique* » imprimées ou manuscrites, correspondent, à la collection des dictionnaires généralistes, des dictionnaires spécialisés ou locaux, des encyclopédies, des index biobibliographiques, des demandes personnelles d'informations adressées dans les mairies, aux archives départementales, des correspondances avec les descendants de la famille, du médecin parlementaire (…) Enfin, incluons ici toute la documentation qui a été utile pour alimenter la biographie collective de cette population médicale de législateurs de la fin du XIXe siècle.

4 Les sources de type « *informatif* » sont basées sur l'ensemble des matériaux de première main. Ce sont les archives manuscrites ou imprimées qui ont permis la reconstitution de la législation à travers l'exemple de quelques lois sanitaires et sociales et la compréhension du fonctionnement des chambres. Elles correspondent aussi à toute la documentation d'époque ou secondaire (c'est-à-dire postérieure à la période étudiée) qui permettent une compréhension des faits, des phénomènes de l'histoire.

PARTIE I

LE CORPUS D'ARCHIVES

I/ Les Archives nationales de France

Pour apprécier ce présent travail de recherche la démarche pour la doctorante de se rendre aux Archives nationales de France visait à compléter les matériaux puzzles de reconstitution du travail parlementaire conférant aux lois sanitaires que les procès-verbaux des commissions d'examen et les procès-verbaux des bureaux que les bibliothèques et les services des chambres respectives à l'exception du service des Archives du Sénat ne possèdent pas. Dans cette grande institution de conservation du patrimoine national toute une partie documentaire manuscrite ou imprimée (relative à l'hygiène et la santé publiques, la médecine, l'administration générale, l'enseignement, la police sanitaire, les ministères) a été consultée dont les très précieuses enquêtes gouvernementales, les états civils d'époque. Les Archives nationales de France possèdent les procès-verbaux de l'Assemblée nationale et de la Chambre des députés, sous la IIIe République, consultables sous la *série C*. Les documents de la Chambre Haute (consultables sous la *série CC*) sont moins nombreux[1].

---

[1] Globalement les papiers d'archives consultés aux Archives Nationales de France représentent un tiers des archives utilisées pour la réalisation de cette thèse. Un autre tiers a été puisé aux services des archives et des bibliothèques des chambres parlementaires complétées par une démarche des collections imprimées directement consultées à la *Bibliothèque de Droit-Cujas Panthéon* qui détient la collection du Journal officiel (collection la plus complète de France avec ses différents jeux de documents) et un derniers tiers des documents a été puisé dans les Archives départementales de France ; dans les différentes grandes institutions concernées par le sujet de thèse, les bibliothèques universitaires, institutionnelles, publiques ou privées de Paris, dont l'incontournable *Bibliothèque Nationale de France* et une multitude de lieux d'archives et d'informations prises au cours des pérégrinations à jalonner différentes régions provinciales du pays. Il est bon de préciser que les Archives Nationales, permettent, une meilleure conservation et une sauvegarde garanties des documents lorsque les institutions ou les donateurs (confiant leurs documents) connaissent des réformes administratives matérielles ou des travaux ne permettant plus de garder les documents

1 La salle des inventaires

Les Archives nationales, 1978, État général des fonds, Tome II, 1789-1940. Paris, Archives nationales.

Labat Alexandre et Plouvier Martine, 2008, Police sanitaire, XVIIe siècle-1923, État numérique détaillé de la sous-série F8, Paris, Archives nationales.

La série C des Archives nationales est consacrée à l'Assemblée nationale et la Chambre des députés. La série CC est attribuée au Sénat. Les archives des commissions parlementaires de la Chambre Haute sont conservées au service des Archives du Palais du Luxembourg.

Catalogue C/16, 4e législature (1885-1889).

Catalogue C/16, thématique pour la 5e législature (1889-1893).

Répertoire C24 et 25. Mémoires et pétitions adressées à la Chambre des députés 1815 à 1889. C2737-2783 (classement thématique).

Répertoire C32. Bureaux et Commissions de la Chambre des députés. C* II 418. Les 4 premières législatures.

Répertoire C*II 441. Procès-verbaux des séances des commissions d'initiative parlementaire.

Répertoire CC/09 d. Sénat, catalogue de pétitions, thématique, renvoi aux cartons mais pas de date. Exemple : Assistance aux ouvriers (ou encore de maladies ou de vieillesse). CC464, L.431.

---

dans leurs institutions d'origine. Les institutions référentes, à l'Administration centrale du pays, manquent de place et les motivations de conservation précieuse de la production documentaire fournie par ces *institutions officielles publiques* ne sont pas toujours des préoccupations à l'ordre du jour ! La conscience, pour garder ces papiers, reste alors défiante de la plus grande insouciance des services et des personnes. Pour ces raisons, les Archives Nationales de France, les accueillent. Ce sont donc des données de patrimoine et d'histoire, à caractère public, qui peuvent être consultables par n'importe quel citoyen. Il est donc normal que les *Archives Nationales de France* représente le lieu d'accueil, par excellence, qui facilite les démarches de consultation pour les chercheurs en sciences humaines. Dans cette rubrique de présentation des archives nationales, vous trouverez une présentation suivante des matériaux comprenant en premier lieu un inventaire de la salle des catalogues et les outils de recherche (salle des inventaires, répertoires utilisés) ; en deuxième lieu un type des institutions sollicitées (principalement politiques présentant les deux chambres : Assemblée nationale/Chambre des députés et Sénat) par période parlementaire (c'est-à-dire législatures) ; et en troisième lieu par un type des thématiques exploitées (hygiène, santé publique, police sanitaire, médecine et bien d'autres sujets…) utiles à la compréhension du sujet de la thèse.

Répertoire C/16. Sessions Annexes des p-v et autres documents officiels, 4e législature, 1885-1889.

Répertoire C/16 Sessions Annexes des p-v et autres documents officiels, 5e législature, 1889-1893.

2 Les archives législatives thématiques relatives à l'Assemblée nationale et à la Chambre des députés (imprimées et manuscrites)

* Documents de la Chambre des députés

C3018 à 3026. Enquête sur la situation des classes ouvrières (1872-1875).

C3145 et 3146. Pièces diverses (1876-1877).

C3147 à 3164. Projets de lois et propositions (1876-1877).

C3165 à 3169. Pièces diverses (1877-1881).

C3170 à 3291. Projets de lois et propositions.

C3292 à 3298. Pièces diverses (1881-1885).

C3299 à 3395. Projets de lois et propositions (1881-1885).

C3326 à 3373. Enquête sur la situation des ouvriers en France.

* Répertoire inventaire C/16 Sessions Annexes des p-v et autres documents officiels 4e législature 1885-1889

C 5369 dossier 22. Demandes d'interpellation (90 pages).

C 5369 dossiers 25 à 32. Ordres du jour motivés (58 pages).

C 5371 dossier 54. Commissaires du gouvernement (décrets portant nomination de) pour la discussion des projets de loi. (4e législature).

* Répertoire inventaire C/16 Sessions Annexes des p-v et autres documents officiels 4e législature (1885-1889).

C 5407 dossiers 1257-1258. Hygiène publique (8 pages) projet de loi et commission [1885-1889].

C5408 dossiers 1469-1470. Logements insalubres, pv de la Commission (3 pages et 1 registre).

C5425 dossiers 1881 à 1906. Règlement de la Chambre des députés : créations de commissions, discussion des interpellations, bulletins d'abstention, modifications, au règlement, absences injustifiées, questeurs, scrutin public (32 pages).

C 5427 dossier 1948. Société de secours mutuels : projet de loi, pv de la Commission, rapport du ministre de l'Intérieur (31 pages et 1 registre).

* Répertoire inventaire C/16. Sessions Annexes des p-v et autres documents officiels 5e législature (1889-1893)

C 5433 dossier 10. Accidents du travail ; responsabilité, indemnité, assurance ; pv de la commission (46 p. et 2 registres).

C 5437 dossier 220. Assistance médicale gratuite, procès-verbal de la commission (19 pages et 1 registre). 5e législature [1889-1893].

C5450 dossier 274. Bureaux de bienfaisance (1 page).

C5473 dossiers 1540-1541. Enfants (Protection des), procès-verbal de la commission (3 pages).

C5486 dossiers 1602-1603. Hôpitaux et hospices : création, commissions administratives (2 pages) 4e législature [1885-1889].

C1605 à 1611. Hygiène publique : logements insalubres, travaux d'assainissement, conseil d'hygiène publique, sécurité du travail ; pv de la commission (37 pages et 1 registre).

C dossier 2523. Sociétés de secours mutuels (13 pages).

C dossier 2615. Procès-verbal de la commission (13 registres).

* Répertoire inventaire C/16 Sessions Annexes des p-v et autres documents officiels 5e législature 1889-1893

C 5437 dossier 220. Assistance médicale gratuite, p.v de la commission (19 p. et 1 registre).

C 5461 dossier 543. Conseil supérieur du travail : création (6 pages).

C 5461 dossiers 559 à 566. Constitution de 1875 : révision des lois constitutionnelles (7 p).

C 5473 dossiers 1540-1541. Enfants (protection des enfants), pv de la commission (3 pages).

C 5473 dossiers 1543 à 1553. Enquêtes parlementaires.

C 5486 dossier 1600. Heure légale : adoption en France et en Algérie (3 pages).

C 5486 dossier 1603. Hôpitaux et hospices : création, commissions administratives (2 pages).

C5486 dossiers 1605 à 1611. Hygiène publique :
logements insalubres, travaux d'assainissement, conseil d'hygiène publique, sécurité du travail, p.v de la commission (37 pages et 1 registre).

C 5492 dossiers 1920 à 1923. Médecine (exercice de la) 10 pages et 1 registre.

C 5493 dossiers 1936 à 1940 IV. Objets divers : organisation du service, accidents, durée du travail (6 pages).

C 5493 dossiers 1941 à 1944. Ministères : créations et attributions (5 pages).

C 5500 dossiers 2278 à 2280. Pharmacie (exercice de la) ; pv de la commission (11 p et 1 registre).

C 5513 dossiers 2460 à 2487. Règlement de la Chambre des députés (32 pages) : commissions annuelles, modifications.

C 5515 dossier 2614. Travail dans les mines, usines et manufactures.

3 Les procès-verbaux des commissions d'examen de l'Assemblée nationale et de la Chambre des députés entre 1870-1914 présentés sous forme de cahiers[2] :

* Assemblée nationale : 1871-1876

C 3130/ C338/ dossiers 1212 à 1214. Ivresse publique : mesure pour la combattre – p-v de la commission.

C 3130 / C340/dossiers 1326- 1327. Médecine, réorganisation de l'enseignement.*

C 3130/ C 340/dossier 1330. Mineurs : délits d'abandon, de détournement, de corruption et d'abus.

C 3130/ C 340/dossier 1348. Nourrissons et enfants en bas âge : leur protection. Brochures diverses.*

C 3149/ C357 /dossiers 97 à 99. Assistance médicale dans les campagnes.*

C 3150 / C 358/dossiers 105 à 109. Boissons : impôts – procès verbaux des séances de la commission relative à la tolérance à accorder aux expédients d'alcool, spiritueux, etc..

C 3150 / C358 /dossiers 110 à 112. Bouilleurs de crû.*

C 3154/ C 362/dossier 125. Caisse des retraites pour la vieillesse : taux de l'intérêt.

C 3157 / C 365 /dossiers 247- 248. Débits de boissons, abrogation du décret de 1851.*

---

[2] Pour cette série désignée, tous les documents suivis d'un astérisque ci-dessous, signifie qu'ils ont été l'objet d'une consultation plus attentive que les autres.

C 3157 / C 365 /dossiers 319-320. Enfants travaillant dans les manufactures : modification de la législation.*

C 3161/ C 369/dossier 352. Hospices, hôpitaux, bureaux de bienfaisance, nomination des membres.*

C 3162 / C 370 /dossier 425. Médecine : exercice de la médecine en France par des étrangers.*

C 3164 / C 372 /dossier 552. Travail du dimanche.*

* Deuxième législature 1877-1881

C 3170 / C378/dossier 96. Projet de lois et proposition accidents : responsabilité de l'employeur.*

C 3173 / C 381 /dossiers 210- 224. Boissons.

C 3178 / C386 /dossier 271. Caisse des retraites pour la vieillesse.*

C 3222 / C 430/dossier 752. Débit de boissons, abrogation du décret de 1851.

C 3225 / C 433 /dossier 767 bis. Droit des pauvres (projet de loi sur le droit des hospices sur les théâtres).

C 3228 / C 436/dossier 1212. Enfants trouvés (rétablissement des tours).*

C 3278 / C 486/dossier 1291. Hospice, hôpitaux, bureaux de bienfaisance. Nomination des membres des commissions administratives.*

C 3285 / C493 /dossier 1715. Orphelinat national – crèches.

C 3285 / C493 /dossiers 1719-1720. Ouvriers, caisses centralisées, de pensions, etc.. *

C 3287 / C 495 /dossier 1771. Pensions et secours des ouvriers mineurs.

C 3288 / C 496/dossier 1790. Police sanitaire des animaux : pv de la commission relative à la police sanitaire des animaux.*

C 3291 / C 499 /dossier 1998. Vaccination.*

* Troisième législature 1881-1885

C 3299 / C 507/dossiers 109 bis à 114. Accidents dans l'industrie – responsabilités.*

C 3322 / C 530/ dossiers 1344 à 1353. Enfance, protection de l'enfance, aliénés, enfants abandonnés, protection des enfants abandonnés.*

C 3382 / C 590 / dossier 1533. Jours fériés légaux.*

C 3382 / C 590/ dossier 1588. Logements insalubres, abrogation de la loi – p-v de la commission relative à la revendication de la loi du 13 avril 1850.*

C 3383 / C 591/ dossier 1623. Médecine : procès-verbal de la commission chargée de l'examen de la proposition de loi relative à l'exercice de la médecine.*

C 3383 / C 591. Procès-verbal de la commission relative aux ouvriers mineurs.*

C 3385 /C 593/ dossiers 1839 à 1845. Paris – procès-verbal de la commission relative à l'utilisation des eaux d'égout et de l'assainissement de la Seine.*

C 3386 / C 594 / dossiers 1878 à 1880. Pharmacie.*

C 3392 / C 600 / dossier 2009. Santé publique.*

C 3392 / C 600 / dossiers 2027 à 2029. Sociétés de secours mutuels.*

C 3393 / C 601 / dossiers 2082 à 2086. Travail dans les usines et les manufactures.*

* Quatrième législature 1885-1889

C 5374 dossiers 78-82. Accidents du travail.*

C 5374 dossier 129. Aliénés.*

C 5376 dossiers 173-175. Armée – service de santé.*

C 5378 dossier 208. Assistance publique.*

C 5379 dossiers 223-224. Beurres : répression des fraudes (4 pages).*

C 5379 dossiers 225-226. Biens des mineurs.*

C 5379 dossiers 229-242. Boissons, réformes de l'impôt, suppression du privilège des débitants, pv de la commission (33 pages et 1 registre).*

C 5384 dossier « Caisse de retraite pour les ouvriers et les employés ».*

C 5393 dossier 717. École de médecine navale.

C 5396 dossiers 1189-1193. Protection de l'enfance.*

C 5404 dossier 1203. Épizooties.*

C 5404 dossier 1205. Établissements dangereux et insalubres.*

C 5406 dossiers 1243-1245. Fraude dans la vente des beurres.*

C 5407 dossier 1249. Heure légale (1 page).*

C 5407 dossiers 1253-1254. Hôpitaux – hospices cantonaux : création.*

C 5407 dossiers 1257-1258. Hygiène publique.*

C 5408 dossier 1387. Invalides du travail : asiles (1 page).*

C 5408 dossiers 1388-1389. Jours fériés (5 pages).*

C 5408 dossiers 1469-1470. Logements insalubres.*

C 5408 dossier 1478. Marques de fabrique.*

C 5409 dossiers 1481-1483. Exercice de la médecine.*

C 5409 dossier 1484. Exercice de l'art vétérinaire.

C 5410 dossier 1491. Caisses de retraites et de secours.*

C 5416 dossiers 1789-1790. Exercice de la pharmacie.*

C 5416 dossier 1797. Police sanitaire des animaux.*

C 5427 dossier 1948. Sociétés de secours mutuels.*

C 5429 dossiers 2030-2037. Travail des enfants et des femmes.*

C 5429 dossier 2046. Inspection des viandes.*

* Cinquième législature 1889-1893

C 5433 dossier 1. Abattoirs.*

C 5433 dossiers 2-10. Accidents du travail.*

C 5433 dossier 13. Acides acétiques et vinaigres.*

C 5434 dossiers 61-64. Alcools : répression de la fraude, rectification (4 pages).*

C 5434 dossier 79. Aliénés.*

C 5436 dossier A. Armée IV- Service de santé.*

C 5437 dossier 220. Assistance médicale gratuite.*

C 5439 dossiers 247-248. Biens des mineurs : vente et partages (4 pages).*

C 5439 dossiers 250-254. Boissons : réforme de l'impôt, régime général des boissons (57 pages).*

C 5450 dossier 274. Bureaux de bienfaisance.*

C 5452 dossiers 286-299. Caisses de secours et de retraite du travail : création, organisation, procès-verbal de la commission (23 pages et 2 registres).*

C 5459 dossier 511. Comités de secours.

C 5460 dossier 533. Demandes de congés.*

C 5461 dossier 543. Conseil supérieur du travail : création (6 pages).*

C 5461 dossiers 559-566. Constitution de 1875 : révision des lois constitutionnelles (7 pages).*

C 5464 dossier 849. Dépopulation.*

C 5473 dossiers 1540-1542. Enfants (protection des enfants), pv de la commission (3 pages).

C 5473 dossiers 1543-1553. Enquêtes parlementaires.*

C 5486 dossier 1566. Établissements insalubres.

C 5486 dossier 1598. Habitations ouvrières.*

C 5486 dossier 1600. Heure légale : adoption en France et en Algérie (3 pages).

C 5486 dossier 1603. Hôpitaux et hospices : création, commissions administratives (2 pages)*

C 5486 dossiers 1605-1611. Hygiène publique : logements insalubres, travaux d'assainissement, conseil d'hygiène publique, sécurité du travail, pv de la commission (37 pages et 1 registre).*

C 5492 dossier 1919. Marques de fabrique.

C 5492 dossiers 1920 à 1923. Médecine (exercice de la) 10 pages et 1 registre.*

C 5492 dossiers 1924-1925. Vétérinaire.

C 5493 dossiers 1932 –1933. Sécurité des ouvriers (3 pages).*

C 5493 dossiers 1934-1935. Caisses de retraite et de secours (4 pages).*

C 5493 dossier 1936 à 1940. IV objets divers : organisation du service, accidents, durée du travail (6 pages).

C 5493 dossiers 1941 à 1944. Ministères : créations et attributions (5 pages).*

C 5500 dossiers 2278 à 2280. Pharmacie (exercice de la) ; pv de la commission (11 p et 1 registre).*

C 5502 dossiers 2294 à 2296. Police sanitaire des animaux.*

C 5513 dossier 2454. Prostitution.*

C 5513 dossiers 2460 à 2487. Règlement de la Chambre des députés (32 pages) : commissions annuelles, modifications.*

C 5514 dossier 2523. Secours de secours mutuels.*

C 5515 dossiers 2614 ou 2615. Travail dans les mines, usines et manufactures – p-v de la commission.*

C 5516 A dossier 5532. Travail.*

* Sixième législature 1893-1898

C 5533 dossier 2. Académie de médecine (1 page).*

C 5533 dossiers 3 à 6. Accidents du travail (16 pages).*

C 5534 dossiers 35 à 41. Alcools : fraude, monopole de la rectification, p-v de la commission (76 pages et 1 registre).*

C 5540 dossiers 60-61. Aliénés, procès-verbal de la commission (3 pages et 1 registre).*

C 5542 dossiers 189 à 196. IV administration, santé, cadre des médecins et pharmaciens militaires, réquisitions, commis comptables, employés civils (9 pages).

C 5543 dossier 259. Assistance médicale gratuite (2 pages).*

C 5543 dossiers 260 à 267. Assistance publique, commission des hospices et hôpitaux, secours à domicile.*

C 5544 dossier 273. Assurance et prévoyances sociales, nomination et p-v de la commission (20 registres et 3 pages).*

C 5545 dossier 287. Banque nationale des retraites ouvrières (1 page).*

C 5545 dossiers 288 à 293. Beurres : répression de la fraude (11 pages).*

C 5546 dossiers 298 à 311. Boisson (régime des) en particulier bières, bouilleurs de cru, impôt (215 pages).*

C 5558 dossier 352. Bureaux de bienfaisance, dons et legs (1 page).

C 5558 dossier 356. Caisse de dotation des enfants des indigents (1 page).*

C 5559 dossier 362. Caisses de retraites : majoration des pensions, nomination de deux membres de la commission (36 pages).*

C 5559 dossiers 363 à 377. Propositions diverses, retraite de la vieillesse, des invalides du travail, de tous les travailleurs, etc. (15 pages).*

C 5559 dossier 378. Caisses de retraite (suite) lettre et documents adressés à la commission d'assurance et de prévoyance sociales au sujet des caisses de retraites ouvrières.

C 5564 dossier 527 bis. Chômage (2 pages).*

C 5578 dossier 1850. Enfance (protection de l') (3 pages).*

C 5578 dossier 1851. Enquêtes parlementaires : nomination d'une commission d'enquête sur le travail dans les mines (1 page).

C 5578 dossier 1853. Enquête nomination d'une commission d'enquête sur le régime des asiles d'aliénés (1 page).

C 5594 dossiers 1880 à 1882. Exposition universelle de 1900 : projet général, p-v de la commission, section des grandes écoles, respect du repos hebdomadaire (88 pages et 2 registres).*

C 5595 dossiers 1907 à 1909. Habitation à bon marché, petite propriété rurale (5 pages).*

C 5595 dossier 1913. Hygiène publique (2 pages).*

C 5601 dossier 2554. Médecine : répression des abus (2 pages).

C 5601 dossier 2555. Médecine vétérinaire (5 pages).

C 5601 dossiers 2569 à 2577. Caisses de retraites et de secours : modification de la loi (25 pages).*

C 5601 dossier 2578. Objets divers : limitation de la journée de travail (1 page).*

C 5601 dossiers 2588 à 2589. Ministère du travail, de l'hygiène et de l'assistance publiques (2 pages).*

C 5604 dossiers 3041 et 3042. Outrages aux bonnes mœurs (2 pages).*

C 5605 dossier 3069. Assainissement de Paris et de la Seine (20 pages et 1 registre).*

C 5607 dossier 3106. Pharmacie (3 pages).*

C 5607 dossiers 3109 à 3113. Placement des employés et ouvriers (6 pages).*

C 5607 dossiers 3122 à 3127. Police sanitaire des animaux (9 pages).*

C 5611 dossiers 3193-3194. Prostitution et outrages aux bonnes mœurs (6 pages).*

C 5612 dossiers 3263 à 3269. Sociétés par actions de secours mutuels coopératives, à responsabilité limitée ; p-v de la commission (94 pages et 1 registre).*

C 5613 exposant (1) dossier 3312. Tours (rétablissement des) et protection de la mère et de l'enfant nouveau-né ; procès-verbal de la commission (1 page et 1 registre).*

C 5613 exposant (1) dossier 3342. Travail, nomination de deux membres de la commission (voir les procès-verbaux au carton suivant (1 page).*

C 5613 exposant (1) dossiers 3343-3344. Conditions du travail, dispositions générales : inspection, commission d'enquête (2 pages).*

C 5613 exposant (1) dossiers 3353 à 3355. Heures de travail (4 pages).*

C 5613 exposant (1) dossiers 3360 à 3361. Travail des enfants et des femmes (6 pages).*

C 5613 exposant (1) dossier 3362. VI Travail du dimanche (1 page).*

C 5613 exposant (2) dossier 3368 bis. Travail : procès-verbal de la commission (5 registres).*

* Septième législature (1898-1902)

C 5615 dossiers 2 à 42. Accidents du travail : application de la loi du 9 avril 1898 et modification, communication du gouvernement sur l'état des instances relatives aux accidents du travail (dr 17) rapport de Mirman (dr 36), extension à diverses professions (90 pages).*

C 5616 dossiers 80 à 88. Alcools : monopole de la rectification, alcools dénaturés, droit différent, pv de la commission (28 pages et 1 registre).*

C 5617 dossiers 129-130. Aliénés (4 pages).*

C 5619 dossiers 270 à 272. Services de santé (3 pages).*

C 5621 dossiers 371-372. Assistance privée, surveillance des établissements.

C 5622 dossiers 373 à 377. Assistance publique : retraite pour la vieillesse, suppression de la mendicité, assistance aux vieillards et aux enfants (6 pages).*

C 5622 dossier 383. Assurance et prévoyance sociales ; pv de la commission (1 page).*

C 5623 dossier 397. Biens de mineurs (1 page).*

C 5623 dossiers 398 à 410. Boissons : réforme de l'impôt, suppression du droit de détail des boissons hygiéniques (15 pages).*

C 5633 dossiers 467 à 483. Caisses de retraite des travailleurs : proposition, rapport, amendements (22 pages et 1 dossier).*

C 5638 dossier 781. Commissions administratives des hôpitaux (1 page).

C 5642 dossier 1152. Dépopulation (1 page).*

C 5654 dossiers 1707 à 1709. Enfance : mineurs délinquants, pièces remises à la commission de la législation criminelle ; protection de l'enfant nouveau-né, vente du tabac (34 pages).

C 5659 dossiers 1734 à 1736. Droit des femmes (3 pages).*

C 5660 dossier 1750. Habitation à bon marché (2 pages).*

C 5660 dossier 1762. Hospices (1 page).*

C 5660 dossiers 1764 à 1769. Hygiène : nomination d'une commission, analyse de l'eau et de l'air, isolement des contagieux, p-v de la commission (5 pages et 2 registres).*

C 5665 dossiers 2025 à 2027. Jours fériés (7 pages).*

C 5667 dossiers 2157. Médecine légale (1 page).*

C 5667 dossier 2158. Médecine vétérinaire (1 page).*

C 5667 dossiers 2171 à 2177. Caisses de retraites et de secours (7 pages).

C 5669 dossier 2471. Outrage aux mœurs (1 page).*

C 5670 dossier 2524. Pharmacie (13 pages).*

C 5670 dossiers 2525. Placement des employés et ouvriers (14 pages).*

C 5671 dossiers 2534-2535. Police sanitaire des animaux (16 pages).*

C 5672 dossier 2617. Recensement de la population (1 page).*

C 5672 dossier 2661 exposant (2). Retraites ouvrières (2 pages).*

C 5672 dossier 2661 exposant (3). Retraites pour la vieillesse (2 pages).*

C 5673 dossier 2763. Travail : procès-verbal de la commission (5 registres).*

C 5674 dossier 2764. Travail suite 1 commission supérieure et conseil supérieur du travail (2 dossiers) nomination de membres.

C 5674 dossiers 2771 à 2773. Conditions du travail : code du travail (3 pages) dossiers 2774 à 2792.*

C 5674 dossier 2803. Tuberculose.*

4 Les archives imprimées relatives à la police sanitaire du XIXe siècle

La police sanitaire représente un ensemble de sources archivistiques de trois ministères de tutelle, sous la référence de la série F8, soient : 1 Le Ministère de l'Intérieur, 2 le Ministère du Commerce et des Travaux publics, 3 le Ministère de l'Hygiène, de l'Assistance et de la Prévoyance sociales. Entre 1834 et 1889, au cœur du Ministère du Commerce, le bureau des établissements sanitaires se voit chargé de la police sanitaire sur les questions suivantes : propagation de la vaccine, eaux minérales, salubrité, remèdes secrets, police et établissements sanitaires, épidémies. En 1848, ce bureau hérite des établissements insalubres et incommodes (provenant du bureau des poids et mesures supprimé) et devient le bureau de la police sanitaire et industrielle. En 1887, il devient le bureau de l'hygiène publique et en 1889, il revient au Ministère de l'Intérieur (au sein de la *Direction de l'Assistance et de l'Hygiène* créée en 1886). Les documents consultés sont les suivants :

Série F8

F/8/227 à 238. Professions médicales (1876-1923).

F/8/227 à 232. Statistiques, listes nominatives. (1878-1920).

F8/233 à 238. Récompenses honorifiques. (1876-1923).

À la salle des inventaires des Archives Nationales nous accédons aux autres thématiques mentionnées qui intéressent le sujet sous d'autres séries (AJ16/F17/ADXIX/F15/F12/LH/fonds privés) :

* Médecine

Série AJ16

AJ16 6310-6311. Concours pour les chaires.

AJ16 6312-6316. Chaires de médecine (an III-1944).

AJ16 6499-6549. Dossiers du personnel de la faculté de médecine de Paris (1790-1953).

AJ16 6551. Obsèques (1808-1945). Listes des professeurs de la faculté de médecine de Paris (1808-1887).

AJ16 6712-6713. Table alphabétique des étudiants candidats à la préparation d'une thèse de doctorat de médecine à l'Université de Paris, (1789-1900).

AJ16 6754-6944. Dossiers des étudiants classés par année d'obtention de thèse dans chaque année par ordre alphabétique.

AJ16 6310-6311. Concours pour les chaires.

* Enseignement médical

F17 20001-21894. Dossiers des anciens fonctionnaires des enseignements primaire, secondaire et supérieur au XIXe siècle.

F17 4536 à 4540. Statistique médicale. (An XI-1874).

F17 4541 à 4556 (2). Liste des médecins, officiers de santé... dans les départements. (1853-1926).

* Épidémies

AD XIX D230. Rapports généraux sur les épidémies (1870-1874) et (1882).

de France et des actes officiels de l'administration sanitaire (1872-1911).

AD XIX I 164. Rapport général sur les épidémies en France en 1896.

* Vaccine

AD XIX D226. Rapport sur les vaccinations et revaccinations. (1885-1887).

* Hospices et secours

F15/4257 à 4260 (2). Aide à des œuvres de bienfaisance (1882-1913). Bureaux de bienfaisance : legs Genin (1879-1902).

* Accidents du travail

F12/4617. Résumé de l'enquête parlementaire sur les accidents du travail arrivés aux ouvriers dans les usines et les manufactures, 1880, à l'initiative du Ministère du Commerce.

Bulletin de l'association des industriels de France pour préserver les ouvriers des accidents du travail, 1888.

* Hygiène et santé publique

AD /XIX d/231-1158 Recueil des travaux du Comité consultatif d'hygiène publique de France et des actes officiels de l'administration sanitaire publié par ordre de Monsieur le Ministre de l'Agriculture et du Commerce (1871 à 1875).

AD/XIX T 151 et 152 Commission des logements insalubres : rapports sur la salubrité de construction (1880-1881).

* Assistance médicale gratuite :

C/3080 Enquête parlementaire sur le sujet, 1873

-Tableaux analytiques de réponses des bureaux de bienfaisance.

- Tableau de la médecine gratuite exercice 1871 par département, nombre d'indigents, coûts, pétitions.

- Réponses des sociétés médicales par département.

- Associations médicales : réponses.

- Une brochure proposée par une association médicale adressée à Monsieur Talon.

- Un dialogue entre un enfant trouvé et Monsieur le Président de la commission d'assistance publique dans les campagnes.

- Simple note de l'administration des hôpitaux de Rodez.

- Un rapport présenté au nom de la commission de Leyne par Achille Simon membre du Conseil général de la Dordogne.

- Une étude de l'extinction de la mendicité par Achille Simon docteur en médecine et membre du Conseil général de la Dordogne.

- Un projet d'extinction de la mendicité et du vagabondage dans le département de la Dordogne par Achille Simon.

- Admission des malades indigents des communes rurales dans les hôpitaux.

- Les réponses faites par les sociétés d'agriculture comices agricoles/ sociétés d'arrondissements.

- Un rapport sur les réponses des comices agricoles et des sociétés d'agriculture par Félix Dupin membre de l'Assemblée nationale.

* Séries diverses

- LH. Dossiers de la Légion d'honneur.

- ADXXc 121-188. Faire-part de mariage et de décès.

- Fonds privé du Président de la République Félix Faure :

460 AP/2. Politique locale au Havre ; écrits et discours (1863-1893).

460 AP/4. Fonctions ministérielles (1882-1895).

460 AP/10. Correspondance (1878-).

II/ Les archives de l'Assistance Publique et des Hôpitaux de Paris

1 Les sources imprimées

* Le recueil des comptes rendus du *Conseil supérieur de l'Assistance publique et des Hôpitaux de Paris*, consulté entre 1870 et 1914 au sujet des questions suivantes :

- assistance médicale dans les campagnes,

- dépôts de mendicité,

- réunion des commissions administratives des bureaux de bienfaisance et des établissements hospitaliers,

- enfants assistés (fascicule 97),

- organisation de l'assistance médicale gratuite (fascicule 29),

- aliénés (révision de la législation) rapport du médecin-député Bourneville (fascicule 30),
- organisation de l'assistance aux vieillards indigents et aux incurables, (fascicule 32),
- délivrance gratuite des médicaments aux indigents dans les établissements d'assistance (fascicule33),
- création de patronage pour les aliénés sortant des asiles (fascicule35).

* Constitution du *Conseil supérieur de l'Assistance publique*, rapport de Charles Floquet. Paris, imprimerie nouvelle, 1888, fascicule 1, 12 pages. Cote : C-2390.

2 Les sources manuscrites

* L'Assistance, l'hygiène : cote AD XIX I.

* Les enfants assistés : enquête de 1860, cote I 157.

* Les crèches publiques et privées : réglementation 1896, cote I 163.

* Les enfants assistés : statistiques 1897-1907, cote I 153-156.

* Les enfants assistés : statistiques 1911-1913, cote I 118.

* L'assistance aux vieillards et aux infirmes : projets réglementaires 1906, cote I 182.

* La révision des règlements de police sanitaire 1895, cote I 117.

Les archives de l'AP-HP ont été d'excellents matériaux d'exploitation au regard de la Bibliothèque Inter-Universitaire de médecine-Paris Descartes, de l'Académie nationale de Médecine et de la Bibliothèque de médecine légale de la Préfecture de police (Paris, Maubert-Mutualité, Ve Arrondissement).

III/ Les Archives départementales de France

Indépendamment d'une demande à caractère biographique nécessaire à la connaissance de chacun des quelque 406 médecins législateurs de IIIe République étudiés, tous issus des unités administratives départementales du pays (2 ou 3 départements épargnés), j'ai pu me rendre à titre personnel dans une dizaine de centres d'archives départementales : quatre départements du « Sud-Ouest » (la Haute-Vienne, la Dordogne, la Gironde, les Hautes-Pyrénées), trois départements de l'Ouest (l'Ille-et-Vilaine, le Morbihan, la Loire-Atlantique), deux départements d'Île-de-France (la Seine-et-Oise, la Seine), le département de la Haute-Savoie, le département de l'Yonne (ce dernier pour y avoir séjourné très longuement) balayant ainsi toute l'activité économique du XIXe siècle, en relevant en particulier les établissements industriels classés insalubres et incommodes. Étant partie également pour une découverte de contrée touristique de la région de l'écrivain Jules Vallès, où aimait séjourner aussi la femme écrivain Georges Sand, je me suis rendue à la Préfecture et aux Archives départementales de *la Loire*[3], qui illustrent de façon remarquable, ce travail de recherche. Avec ces départements témoins historiques, j'ai pu approfondir le caractère de recherche biographique des législateurs médicaux. J'ai pris connaissance de la littérature sur la vie locale, économique, artisanale, de la région et j'ai passé en revue les séries de santé et d'hygiène publiques relatives à l'étude (sous les cotes 5M et X). J'ai inventorié les séries liées à la démographie, la politique (les élections), le personnel et l'activité médicale, la police sanitaire (mœurs, maladies, épidémies, fraudes…), sur une échelle locale, travaillant sur des séries d'archives à fonds perdus. Enfin les comptes rendus des conseils d'arrondissement, départementaux, d'hygiène et de salubrité publiques m'ont permis de relever le type d'industries à caractère insalubres en vue d'un travail de classement. Les démarches entreprises aux Archives départementales voire communales de France ont permis une découverte des réalités quotidiennes du XIXe siècle à l'échelon d'une région ou d'une localité qui témoignent d'un passé très actif en matière de santé publique. Le code de classement étant toujours le même d'un département français à l'autre, les pièces d'archives conservées au cours du temps, alimentent les séries avec des valeurs très hétérogènes. Je salue au passage les directions *des Archives départementales* du pays pour leurs sens de l'organisation. De façon singulière, chaque centre d'archives départementales de France conserve ses fonds documentaires en étroite relation avec son passé et son activité historiques. La diversité culturelle des régions existe bien en France, j'ai eu le plaisir à le constater. L'inventaire des départements visités à titre personnel est le suivant :

---

3 Ville de Saint-Étienne ; l'un des girons français de l'activité industrielle française du XIXe siècle.

1 Archives départementales de la Dordogne (ville de Périgueux)[4]

1X93-113. Bureaux de bienfaisance ou d'assistance (an VIII-1940).

5M5. Listes périodiques des médecins, chirurgiens, herboristes, pharmaciens, sages-femmes et dentistes exerçant dans le département (1836-1936).

5M6. Médecins des épidémies, médecins assermentés de l'administration, médecins étrangers, (an XIV-1937).

5M7-9. Enregistrement des diplômes des médecins, chirurgiens, pharmaciens, sages-femmes, dentistes et herboristes (an XIV-1937).

5M10. Conseil départemental d'hygiène et commissions sanitaires cantonales. Organisation, nomination des membres, affaires générales (1848-1940).

5M11. Conseil départemental d'hygiène. Délibérations (1903-1940).

5M12. Conseils d'hygiène des arrondissements et commissions sanitaires cantonales. Délibérations (1893-1938).

5M41. Établissements industriels insalubres, incommodes et dangereux, instructions (1811-1931).

5M42. Établissements industriels insalubres, incommodes et dangereux, statistiques annuelles : (1838, 1908-1913).

5M43 à 5M77. Établissements industriels insalubres, incommodes et dangereux – les diverses fabrications.

2 Archives départementales de la Gironde (ville de Bordeaux)

5M1. Exercice de la médecine, de la pharmacie, de l'herboristerie, de l'art dentaire : organisation du jury médical ; correspondance relative à l'application de la loi du 19 ventôse an XI sur l'exercice de la médecine ; instructions, circulaires ; concours pour les médecins coloniaux, (an XI-1920).

5M65. Police sanitaire à l'égard des provenances par mer (loi du 3 mars 1822) : instructions, circulaires (1822-1900).

5 M107-109. Conseil sanitaire du département (1884-1908).

---

[4] Tous les départements de la contrée géographique « Sud-Ouest » du pays ont été balayés, de façon expresse, s'inscrivant dans une mission précise d'inventaire pour les recherches de Gérard Jorland mon directeur d'études. Travaillant, sur la même thématique, il m'était aisé de compléter cette mission de déplacements pour mes propres travaux.

3 Archives départementales de la Haute-Savoie (ville d'Annecy)

5M1. Service de la médecine gratuite, organisation du service : imprimé 1862. Organisation et fonctionnement des services d'hygiène dans les différents arrondissements : comptes rendus, (1862-1907).

5M27. Conseils d'hygiène : instructions, rapports, enquêtes, correspondance. Renouvellement du conseil d'hygiène publique et de salubrité du département en 1900 (rapport sur le goitre et le crétinisme lu au conseil central d'hygiène de la Haute-Savoie dans sa séance du 21 juillet 1862, (1860-1900).

5M30. Registre des délibérations du conseil central d'hygiène publique et de salubrité (1878-1902) et de la commission sanitaire de la circonscription d'Annecy (1903-1939), (1878-1939).

5M159-235. Dépôts d'essences, tueries, porcheries, abattoirs, dépôts de liquides inflammables, sociétés fruitières : récépissés, autorisations d'ouverture, arrêtés de classement, correspondance (classement par communes), (1863-1940).

4 Archives départementales de la Haute-Vienne (ville de Limoges)

10 M 84-85. Accidents du travail.

6 M 427-429. Hôpitaux et hospices, statistiques.

6 M 433-434. Santé publique, statistique.

Élections :

3 M 15-29. Assemblées cantonales.

3 M 30-31, 172-245. Cantonales (élections).

3 M 30-54. Collèges électoraux.

3 M 1-2. Domicile électoral.

3 M 6, 89. Droit électoral.

3 M 113-171. Législatives (élections).

3 M 57-88. Listes électorales.

3 M 8-14. Listes d'éligibilité.

3 M 246-576. Municipales (élections).

3 M 94-95. Présidentielles (élections).

3 M 4-5. Propagande électorale.

3 M 7. Réforme électorale.

3 M 567-568. Sectionnement électoral.

3 M 96-112. Sénatoriales (élections).

5 Archives départementales des Hautes-Pyrénées (ville de Tarbes)

- Dictionnaires biographiques locaux.
- Série 5M série « santé et hygiène publique » XIXe siècle.

6 Archives départementales d'Ille-et-Vilaine (ville de Rennes)

Les archives départementales et municipales de Rennes ont été exploitées. Étant d'origine bretonne, il m'était aisé de me rendre dans ces centres, de façon régulière. J'ai pu consulter l'entière série M (santé et d'hygiène publiques) sur l'ensemble du XIXe siècle ayant relevé le classement *des établissements considérés dangereux, insalubres et incommodes* (défini par le décret du 15 octobre 1810) précisant que les manufactures et les ateliers qui répandent, une odeur insalubre ou incommode, seront répertoriés en catégories de dangerosité afin de les soumettre à la surveillance contrôlée pour qu'ils ne nuisent pas ou plus à leur environnement. J'ai trouvé quelques références bibliographiques sur l'hygiène, une monographie sur l'insalubrité de la ville de Rennes, au XIXe, polémique d'illustration au cœur des chambres législatives à propos de l'assainissement des eaux usées dans le cadre du texte réglementaire de la protection de la santé publique de 1902. Quelques députés avaient interpellé le Commissaire du gouvernement d'époque, Paul Brouardel professeur de médecine, sur la notion de « filtrage des eaux » en ce qui concerne les risques infectieux.

Autres cartons consultés

5M1. Service de protection de la santé publique. Affaires générales, organisation et réorganisation des services d'hygiène (1832-1935), (1832-1935).

5M35. Conseils d'hygiène, commissions sanitaires. Instructions, organisation, personnel. Intendance sanitaire (1831), conseil de salubrité (1848), commissions cantonales et municipales (an XIII-1914, 1930), délégué du Conseil général : nominations (1929-1936).

5M36. Conseil d'hygiène et commissions sanitaires cantonales d'arrondissement : personnel, nominations (renouvellement par moitié), (1867-1877).

5M39. Conseil départemental d'hygiène et commissions sanitaires par arrondissement : procès-verbaux des séances (1849-1862).

5M50*. Conseil départemental d'hygiène (registre) : séances du 19 novembre 1874 au 8 novembre 1892 (1933-1939).

5M51*. Conseil départemental d'hygiène (registre) : séances du 15 décembre 1892 au 29 avril 1904 (1892-1904).

5M52. Conseil d'hygiène de l'arrondissement de Saint-Malo du 6 mai 1896 au 11 juin 1903, commission sanitaire de l'arrondissement de Saint-Malo du 20 novembre 1903 au 13 janvier 1913 (1896-1913).

5M102. Enquête sur le goitre et le crétinisme. Tous arrondissements (sauf Saint-Malo), (1852).

5M184. Logements insalubres : instructions et circulaires, commissions dans les communes (1850-1918). Mesures pour le relogement après expulsion dans les locaux administratifs désaffectés, loi du 1er avril (1925-1927), (1850-1927).

5M189. Établissements dangereux, insalubres ou incommodes ; tableaux annuels des établissements insalubres ou incommodes, autorisations ou refus (1822-1887).

5M190. Établissements dangereux, insalubres ou incommodes : liste des établissements classés à Rennes (1841-1908). Listes annuelles des établissements classés en Ille-et-Vilaine (1908-1939). Changements intervenus (1908-1913), (1841-1939).

5M197. Établissements dangereux, insalubres ou incommodes de 2e classe : tueries particulières, dossiers individuels avec un plan général dans un rayon de 200 mètres et plan de détail de la tuerie : Bédée-Bourg-des-Comptes (1908-1937), (1877-1937).

aux Archives municipales

R85. École de médecine – généralités.

R91 (1). École de médecine – personnel.

R92. École de médecine, création et organisation des cours.

IX 89. Hygiène, commissions sanitaires, bureau municipal, organisation.

IX93. Établissements insalubres et dangereux.

7 Archives départementales de la Loire-Atlantique anciennement Loire-Inférieure (ville de Nantes)

5M22-23. Comité et conseil de salubrité – rapports annuels, correspondance, pétitions, affiches (1820-1849).

5M33. Conseil central d'hygiène et de salubrité. – Avis et affaires diverses, concerne notamment les manufactures de crins (1898), l'emploi du plomb (1859, 1891), la coloration des substances alimentaires (1894), les fraudes dans le commerce du beurre (1887-1888), l'inspection des viandes (1888-1895), les laines suspectes (1830-1900).

5M101. Organisation (1822-1896), nomination des membres du Conseil sanitaire et des commissions sanitaires (1813-1892), (1813-1896).

5M107-111. Personnel médical et sanitaire (médecins, pharmaciens, sages-femmes, herboristes). Exercice de la médecine et de la pharmacie, enregistrement des diplômes, congrès (an XI-1934).

5M245. États trimestriels des autorisations, des refus et des affaires en instances des établissements insalubres, incommodes et dangereux (1815-1887).

5M537. Réglementation. Saisies de navires, arraisonnement de nuit, fonctionnement du service (1875-1949).

5M551. Rapports sur l'état sanitaire des ports et navires (1905-1927). Conseil central d'hygiène de la Loire-Inférieure. – Convocations aux réunions, rapports sur la peste de 1889 (1883-1920). Dépenses de fonctionnement : état, correspondance (1880-1923),(1880-1927).

8 Archives départementales de la Loire (ville de Saint-Étienne)

Le département de la Loire, avec les départements du Nord et de l'Est de la France –s'inscrivent comme les plus grandes zones industrielles du pays de la seconde moitié du XIXe siècle – avec une production très diversifiée en lien avec l'artisanat. L'inventaire économique, s'organise, de la manière suivante :

- Les abattoirs, les amidonneries, les boucheries, les brasseries, les charcuteries, les chocolateries, les confiseries, les distilleries d'alcool, les ébénisteries, les fabriques de meubles, les fabriques de salaisons, les fabrications de liqueurs, les féculeries, les fromageries ;
- Les industries du bâtiment (briqueteries, tuileries, fabriques de plâtre), les industries du bois, les industries du verre et de la céramique, les laiteries, les mines de charbons, les minoteries, la papeterie-imprimerie, les raffineries de sucre, les triperies, les tueries particulières ;

(Et surtout) :

- L'industrie textile comprenant la soie, la rubanerie, les filatures de coton, le moulinage, le tissage, l'impression sur étoffe, les fabriques de tresses et de lacets, les bonneteries, les teintureries ;
- L'industrie du cuir comprenant les tanneries, les mégisseries, le corroyage, les séchoirs, les dépôts de cuirs et de peaux ;
- L'industrie du métal pour fabriquer les armes et les outils de travail afin d'extraire le charbon.

L'activité de production économique du bassin houiller de Saint-Étienne — illustre les réalités de seconde moitié de siècle — avec l'exploitation des mines de charbon et l'activité centrale de la manufacture du textile et celle de la laine. C'est une ville, aussi, où il est exploité le métal avec la fabrication des armes par l'industriel « Manufrance » qui a étendu, son activité de grossiste spécialisé, dans l'équipement-outillage à l'usage privé des individus pour la maison, le jardin, les loisirs personnels (chasse et pêche), le prêt-à-porter vestimentaire, la maroquinerie, l'équipement ménagé en 1880. La publicité a été assurée, pendant de très longues années, par le magazine populaire « *Le Chasseur Français* » et les catalogues de vente par correspondance de Manufrance présents dans toutes les chaumières françaises jusqu'au moins dans les années contemporaines récentes 1960. Dorénavant, les premiers numéros des années 1880 aux années 1890, relèvent des cabinets de curiosité, en référence, à l'équipement mobilier des ménages français riches ou modestes de l'époque.

Les visites de l'ancien site d'exploitation de la Mine du Couriot reconstituée en musée scénographique – le *Musée d'Arts et de Manufactures*, le *Musée de l'Histoire de la ville Saint-Étienne* m'ont procuré un éclairage supplémentaire d'illustrations, très riche, des réalités d'Antan et m'ont permis une certaine compréhension des classes populaires photographiées sous l'angle de la tourmente sociale et professionnelle[5].

---

[5] À propos de ces questions industrielles comptabilisant les ouvriers salariés, le type d'activités, le matériel … il reste à noter que les Archives départementales de Saint-Étienne possèdent un très joli potentiel de matériaux statistiques. Depuis fort longtemps ayant amorcé mon travail de recherche au regard de ce court passage dans cette ville, j'ai saisi quelques données pour étayer d'illustrations ma connaissance personnelle à propos des conditions de vie et de travail au travers de l'univers industriel et ouvrier. Une vie ne suffirait pas à étudier ces conditions ouvrières dans toutes ces archives. La masse de documents, de ce département, est trop vertigineuse ! Et par ailleurs — beaucoup d'études historiques, économiques — ont été réalisées, à propos du travail ouvrier, au XIXe siècle. Je ne suis pas tombée dans le piège à vouloir tout

Les séries d'archives sélectives consultées sont les suivantes :

6M1037. Statistiques des industries principales (1876-1889).

10M3. Rapports annuels sur l'exécution de plusieurs lois relatives au travail industriel (1860-1865).

10M8. Enquête parlementaire sur la situation des ouvriers de l'industrie (1884).

10M11. Autres enquêtes et rapports sur les conditions de travail dans l'industrie (1849-1917).

10M36. Enquête sur le travail des enfants dans les mines et les manufactures : états statistiques.

10M38. Travail des enfants et des femmes, enquêtes et statistiques (1892-1932).

10M45. Nombre d'enfants employés dans les ateliers et les établissements industriels.

10M50. Travail des femmes adultes (1892-1939).

10M92. États trimestriels des accidents du travail, rapports de l'inspection du travail (1883-1898).

10M234. Mouvement contre la loi sur les accidents du travail : rapports de police.

10M239. Grèves et mouvements sociaux dans l'industrie et le commerce alimentaire : rapports de police et de gendarmerie, rapports de la direction du Travail (1869-1938).

Les délibérations du Conseil général de la Loire (période inventoriée entre 1870 et 1902) relatives à l'organisation de l'assistance médicale gratuite dans les campagnes (loi de 1893) ont été consultées pour prendre connaissance des réalités locales. Aucune réunion du Conseil général n'évoque « les soucis de budgétisation et la prise en charge de l'assistance, médicale et hospitalière, à la campagne. » La recherche s'est donc avérée très infructueuse pour mes travaux.

---

consulter. La tentation était grande ! Ma vision des fonds aux Archives départementales de Saint-Étienne a été une simple prise de connaissances des séries et des contenus venant conforter mes découvertes que j'avais faites, dans toute la littérature, les archives parlementaires, médicales et sociales du XIXe siècle rencontrées au cours des huit années de recherche précédentes.

9 Archives départementales du Morbihan (ville de Vannes)

Disposant d'une facilité matérielle de me rendre dans le département du Morbihan, je n'ai fait que balayer les centres d'archives départementales et municipales rencontrés parce qu'au cours de toutes ces années d'investigation propres à cette recherche, j'avais inventorié de façon systématique la *série M* « santé et hygiène publiques » dans les autres archives départementales du pays. Aux Archives départementales de Vannes, je me suis plus concentrée sur les notions de campagnes politiques à travers la presse locale. La série inventoriée est donc la suivante :

M 4736. Administration générale et économique. Élections sénatoriales du 5 janvier 1888. Organisation- résultats – consultation de la presse locale.

10 Archives départementales de l'Oise (ville de Beauvais)

Mp 2358/5. Personnel médical – Docteurs en médecine et en chirurgie, chirurgiens, officiers de santé, sages-femmes, pharmaciens et herboristes du département de l'Oise : listes nominatives (1812, 1813, 1820, 1822). Médecins et chirurgiens du département de l'Oise : état des mutations (1822), Personnel médical : correspondance (1822-1825), (1812-1825).

Mp 2355. Officiers de santé, médecins et chirurgiens – Rapports, plaintes, dénonciations pour exercice illégal de la médecine (1819-1894), dissertation imprimée sur l'utilité des frictions (1819), état des personnes exerçant l'art de guérir illégalement (1819, 1820), demandes d'autorisation d'exercer (1819-1824), autorisations de s'installer (1825-1834), convocations et résultats du jury médical (1835-1897), enregistrement des diplômes (1835-1897), demandes et autorisations d'exercer la profession (1835-1897), listes nominatives des personnes exerçant l'art de guérir (1839,1844), correspondance (1835-1897), (1819-1897).

Mp 2354/6. Pharmaciens et droguistes – Certificats d'exercice de métier (1808-1818), diplômes (1808-1818), comptes rendus de visites d'officines de pharmaciens (1813, 1817), correspondance (1808-1818), rapports sur des remèdes contre la syphilis et notamment la muriate d'or et de soude (1819), plaintes, dénonciations, contraventions (1819-1834), rapport sur l'efficacité du muriate triple d'or dans la syphilis (1819), correspondance (1819), (1808-1834).

Mp 2284. Conseil départemental et commissions cantonales d'hygiène – rapports généraux (1850-1870).

Mp 2285. Conseil départemental d'hygiène – rapports généraux (1869-1892).

Mp 2258/5. Conseil départemental d'hygiène – extraits de délibérations (1850-1855).

Mp 2273*. Conseil départemental d'hygiène – procès-verbaux de séances de l'arrondissement de Beauvais (1849-1861).

Mp 2276*. Conseil départemental d'hygiène – procès-verbaux de séances de l'arrondissement de Beauvais (1857-1884).

11 Archives départementales de la Seine (ville de Paris)

- État-civil.
- Série 5M « santé et hygiène publiques ».

12 Archives départementales de l'Yonne (ville d'Auxerre)

5M10 cartons 15 à 42. Rapports des conseils d'hygiène du département entre 1870-1914.

IV/ Les collections imprimées du *Journal officiel de la République française*, — 1870-1914 —

(Lois et décrets, compte rendus des séances et documents) consultables à la Bibliothèque de Droit, Université 1, Panthéon-Cujas

Il est impossible de ne pas se procurer l'intégralité des rapports imprimés des Chambres politiques consignés comme pièces annexes des séances parlementaires. Il existe deux collections matérielles distinctes, les concernant, entre les deux Chambres. La première collection, correspond, à la collection « Impression » du *Journal officiel*. Il s'agit d'une série de volumes annuels où chaque document parlementaire est consigné. Présentée, en modèle d'édition "folio quarto", il s'agit de la version originale du rapport établi au cours du travail des commissions d'examen qui est distribuée aux députés et aux sénateurs. La seconde collection correspond à la collection « Annexes » du Journal officiel. Il s'agit d'une collection détachée du Journal officiel en tomaison annuelle (format *folio quarto*) qui peut être intitulée aussi « Documents parlementaires ». La présentation de format est le signe distinctif entre les deux collections. La typographie très petite (police 8) permet l'entassement des documents sur une même page. Il est donc plus confortable pour le chercheur, de consulter la collection « Impression », mais en contrepartie, il est plus facile de se procurer, matériellement, ces rapports dans les bibliothèques françaises sous la collection « Annexes » ou « Documents parlementaires » du Journal officiel.

La collection « Impressions », dans les bibliothèques de France, est très rare à trouver. C'est la raison pour laquelle la Bibliothèque de droit Cujas-Panthéon de l'*Université de Paris 1* détient sur le plan national ce véritable joyau, puisqu'elle possède cette collection originale papier, de manière intégrale. Dans le quotidien concret des chambres parlementaires, un document nommé « Impression », « Annexe » ou « Document parlementaire », correspond à un rapport rédigé à l'issue d'un travail de commission d'étude. Il peut s'agir d'un rapport issu des commissions d'initiative parlementaire (commissions qui valident les propositions de loi, déposées une première fois, sur le bureau de la Présidence de la Chambre) ou des commissions d'examen (commissions spécialisées sur la proposition ou sur le projet de loi en cours d'élaboration) ou les commissions permanentes comme *la commission du budget* prise pour exemple. Les commissions rédigent les avis des membres de la commission, sous forme documentée, argumentée, formulant en articles de loi, la proposition ou le projet de loi que les membres veulent défendre. Chaque rapport est numéroté et part à l'impression pour alimenter, de façon régulière, les collections de référence. En nombre et en matière de contenus d'une thématique qui a intéressé, l'analyse du travail des législateurs, les références de ces rapports sont les suivantes :

1 La collection du Journal officiel

La collection du *Journal officiel de la République Française* a été consultée à la Bibliothèque de Droit-Cujas Panthéon (voir guide pratique Dubois-Chelhod (1982) consultable sur Internet en ligne sur le site de la Bibliothèque : http://biu-cujas.univ-paris1.fr/principal/guide/MajLegislation/Chelhod_27_10_2010.pdf avec les références suivantes :

- Collection Journal officiel « Lois et décrets » : 1870-1914, cote A.9.802. (Réserve-pavillon).
- Collection des « Impressions » (documents) de l'Assemblée nationale 1871 (17 février) – 1875 (31 décembre) cote M.23.011 (magasins).
- Collection des Annales de l'Assemblée nationale (Chambre des députés et du Sénat) 1871 (12 février) – 1933 (13 avril) cote S.23.014-2 (magasins). La collection des « Annales » renvoie à la fois aux comptes rendus des séances et aux documents parlementaires.
- Collection des « Impressions » (documents) de la Chambre des députés 1876-31 mai 1942 cote S.23.012 (magasins).

- Collection des « Impressions » (documents) du Sénat, 1876-1914, cote S.23.013 (magasins).
- Collection Journal officiel « Débats » de l'Assemblée nationale, 1882-1914, cote M.9.803A, (magasins).
- Collection Journal officiel « Débats » du Sénat 1881-1914, cote M.9.803D (magasins).

Les textes de loi ont été consultés avec la « collection Duvergier » en ligne sur Gallica. http://gallica.bnf.fr/.

Des index par noms et par matières sont intégrés à la fin de chaque volume. À condition de posséder un nom de parlementaire ou une date de séance, très précise, de l'une des Chambres, il est facile de trouver le document recherché.

2 Les tables indexiques des assemblées parlementaires

- Table analytique des comptes rendus de séances et des travaux parlementaires de l'Assemblée nationale (1871-1876) : un volume nominatif, un volume matière.
- Table analytique des comptes rendus de séances et des travaux parlementaires de la Chambre des députés (1876-1877) : un volume nominatif, un volume matière.
- Table analytique des comptes rendus de séances et des travaux parlementaires de la Chambre des députés (1876-1877) : un volume nominatif, un volume matière.
- Table analytique des comptes rendus de séances et des travaux parlementaires de la Chambre des députés (1877-1881) : un volume nominatif, un volume matière.
- Table analytique des comptes rendus de séances et des travaux parlementaires de la Chambre des députés (1881-1885) : un volume nominatif, un volume matière.
- Table analytique des comptes rendus de séances et des travaux parlementaires de la Chambre des députés (1885-1889) : un volume nominatif, un volume matière.
- Table analytique des comptes rendus de séances et des travaux parlementaires de la Chambre des députés (1889-1893) : un volume nominatif, un volume matière.

- Table analytique des comptes rendus de séances et des travaux parlementaires de la Chambre des députés (1893-1898) : un volume nominatif, un volume matière.
- Table analytique des comptes rendus de séances et des travaux parlementaires de la Chambre des députés (1898-1902) : un volume nominatif, un volume matière.
- Table analytique des comptes rendus de séances et des travaux parlementaires de la Chambre des députés (1898-1902) : un volume nominatif, un volume matière.
- Table analytique des comptes rendus de séances et des travaux parlementaires de la Chambre des députés (1902-1906) : un volume nominatif, un volume matière.
- Table analytique des comptes rendus de séances et des travaux parlementaires de la Chambre des députés (1906-1910) : un volume nominatif, un volume matière.
- Table analytique des comptes rendus de séances et des travaux parlementaires de la Chambre des députés (1910-1914) : un volume nominatif, un volume matière.
- Table analytique annuelle des comptes rendus de séances et des travaux parlementaires du Sénat (1876-1914).

Les tables indexiques du *Journal officiel de la République française* (comptes rendus des séances) ont été également inventoriées entre 1870 et 1914. J'ai utilisé la collection microfilmée qui contient un index alphabétique auteur et un index alphabétique matière. La Chambre Haute ne possède pas cette collection de table indexique des séances en hémicycle.

3 La collection documentaire relative à la législation sanitaire des assemblées parlementaires sous la désignation : « Impressions ».

Travail des enfants, des filles mineures et des femmes dans les établissements industriels (lois de 1874 et de 1892, section II de la thèse)

<u>Collection « Impression » Journal officiel – Assemblée nationale – Chambre des députés</u>

333, séance du 19 juin 1871, travail des enfants dans les manufactures.

453, séance du 2 août 1871, travail des enfants dans les manufactures.

1132, séance du 11 mai 1872, travail des enfants dans les manufactures.

104, séance du 10 mai 1876, travail des enfants dans les manufactures.

294, séance du 10 juillet 1876, travail des enfants dans les manufactures.

324, séance du 17 juillet 1876, travail des enfants dans les manufactures.

1244, séance du 13 novembre 1886, travail des enfants dans les manufactures.

1327, séance du 13 novembre 1911, travail des enfants dans les manufactures.

Collection « Impression » Journal officiel – Sénat

30, séance du 10 mai 1876, travail des enfants dans les manufactures.

52, séance du 8 juin 1876, travail des enfants dans les manufactures.

56, séance du 8 mars 1889, travail des enfants, des filles mineures et des femmes dans les établissements industriels.

182, séance du 20 juin 1889, travail des enfants, des filles mineures et des femmes dans les établissements industriels.

218, séance du 10 juillet 1889, travail des enfants, des filles mineures et des femmes dans les établissements industriels.

19, séance du 14 février 1891, travail des filles mineures et des femmes.

138, séance du 22 juin 1891, travail des enfants, des filles mineures et des femmes.

30, séance du 3 mars 1892, travail des enfants dans les manufactures.

23, séance du 26 janvier 1893, travail des enfants dans les manufactures.

34, séance du 27 février 1893, travail des enfants dans les manufactures.

132, séance du 30 mars 1893, travail des enfants dans les manufactures.

2, séance du 14 novembre 1893, travail des enfants dans les manufactures.

16, séance du 4 décembre 1893, travail des enfants dans les manufactures.

101, séance du 24 mai 1894, travail des enfants dans les manufactures.

23, séance du 26 janvier 1896, travail des enfants, des filles mineures et des femmes dans les établissements industriels.

47, séance du 2 mars 1896, assurer à la femme mariée la libre disposition des fruits de son travail, 2° de la protéger contre certains abus de la puissance maritale.

Interdiction du travail industriel aux accouchées pendant un certain délai de ce chômage forcé (loi de 1892)

Collection « Impression » Journal officiel – Sénat

2027, séance du 29 mars 1892, Interdire le travail industriel aux accouchées pendant un certain délai de ce chômage forcé.

275, séance du 17 novembre 1908, travaux interdits aux femmes et aux enfants employés dans les établissements commerciaux.

Hygiène et sécurité du travail dans les manufactures, usines, mines, chantiers etateliers (1893)

Collection « Impression » Journal officiel – Chambre des députés

1336, séance du 11 novembre 1882, Hygiène et sécurité du travail dans les manufactures, usines, mines, chantiers et ateliers.

3588, séance du 3 mars 1885, Hygiène et sécurité du travail dans les manufactures, usines, mines, chantiers et ateliers.

198, séance du 10 décembre 1885, Hygiène et sécurité du travail dans les manufactures, usines, mines, chantiers et ateliers.

326, séance du 29 décembre 1885, Hygiène et sécurité du travail dans les manufactures, usines, mines, chantiers et ateliers.

696, séance du 19 avril 1886, Hygiène et sécurité du travail dans les manufactures, usines, mines, chantiers et ateliers.

567, séance du 29 mars 1886, Hygiène et sécurité du travail dans les manufactures, usines, mines, chantiers et ateliers.

1420, séance du 13 janvier 1887, Hygiène et sécurité du travail dans les manufactures, usines, mines, chantiers et ateliers.

16, séance du 19 novembre 1889, Hygiène et sécurité du travail dans les manufactures, usines, mines, chantiers et ateliers.

399, séance du 1er mars 1890, Hygiène et sécurité du travail dans les manufactures, usines, mines, chantiers et ateliers.

567, séance du 17 mai 1890, Hygiène et sécurité du travail dans les manufactures, usines, mines, chantiers et ateliers.

624, séance du 5 juin 1890, Hygiène et sécurité du travail dans les manufactures, usines, mines, chantiers et ateliers.

856, séance du 21 juillet 1890, Hygiène et sécurité du travail dans les manufactures, usines, mines, chantiers et ateliers.

2302, séance du 11 juillet 1892, Hygiène et sécurité du travail dans les manufactures, usines, mines, chantiers et ateliers.

2507, séance du 24 décembre 1892, Hygiène et sécurité du travail dans les manufactures, usines, mines, chantiers et ateliers.

399, séance du 1er mars 1899, Hygiène et sécurité du travail dans les manufactures, usines, mines, chantiers et ateliers.

Collection « Impression » Journal officiel – Sénat

43, séance du 5 novembre 1891, Hygiène et sécurité du travail dans les manufactures, usines, mines, chantiers et ateliers.

143, séance du 17 juin 1892, Hygiène et sécurité du travail dans les manufactures, usines, mines, chantiers et ateliers.

77, séance du 13 mars 1893, Hygiène et sécurité du travail dans les manufactures, usines, mines, chantiers et ateliers.

163, séance du 13 mai 1893, Hygiène et sécurité du travail dans les manufactures, usines, mines, chantiers et ateliers.

50, séance du 13 février 1902, Hygiène et sécurité du travail dans les manufactures, usines, mines, chantiers et ateliers.

101, séance du 3 mars 1902, Hygiène et sécurité du travail dans les manufactures, usines, mines, chantiers et ateliers.

Établissements dangereux, insalubres ou incommodes (loi de 1893)

Collection « Impression » Journal officiel – Chambre des députés

1419, séance du 13 janvier 1887, Etablissements dangereux, insalubres ou incommodes.

2851, séance du 28 juin 1888, Etablissements dangereux, insalubres ou incommodes.

Réglementation du travail des adultes dans les établissements industriels (loi de 1893, section III de la thèse)

Collection « Impression » Journal officiel – Chambre des députés

283, séance du 14 janvier 1882, responsabilité des accidents dont les ouvriers sont victimes dans leur travail.

399, séance du 11 février 1882, établir et régulariser la responsabilité en matière d'accidents de fabrique ou de toute exploitation industrielle, agricole ou commerciale ; 2° à établir une caisse d'assurances ayant pour objet de garantir les chefs d'entreprises industrielles, agricoles ou commerciales, contre les risques de la responsabilité en matière d'accidents.

2874, séance du 26 juin 1893, Réglementation du travail des adultes dans les établissements industriels.

3177, séance du 28 mars 1898, la réglementation du travail dans les filatures de soie.

3205, séance du 1er avril 1898, réglementation du travail dans les filatures de soie.

Collection « Impression » Journal officiel – Sénat

62, séance du 17 mars 1894, les règlements d'atelier.

Durée des heures de travail dans les usines et les manufactures (loi de 1893)

Collection « Impression » Journal officiel – Chambre des députés

1431, séance du 26 mai 1879, Durée des heures de travail dans les usines et les manufactures.

1425, séance du 26 mai 1879, Durée des heures de travail dans les usines et les manufactures.

3268, séance du 27 janvier 1881, Durée des heures de travail dans les usines et les manufactures.

875, séance du 25 mai 1882, la réduction à dix heures de la journée de travail dans les usines et manufactures.

1157, séance du 12 juillet 1882, la réduction à dix heures de la journée de travail dans les usines et manufactures.

2689, séance du 10 mars 1884, la réduction à dix heures de la journée de travail dans les usines et manufactures.

375, séance du 28 janvier 1886, la durée des heures de travail dans les usines et les manufactures.

1426, séance du 22 mai 1890, le travail à bord des navires de commerce.

1434, séance du 25 mai 1891, la durée des heures de travail :

Non précisé, séance du 22 mars 1892, la limitation de la journée de travail à dix heures

Reprise de la discussion du projet de loi tendant à réduire à dix heures la durée du travail dans les établissements industriels, 2e séance du 28 mars 1912

Suite de la discussion de la proposition de loi sur la durée du travail dans les mines, séance du 30 mars 1912.

Travail du dimanche (loi de 1893)

Collection « Impression » Journal officiel – Chambre des députés

1930, séance du 11 juin 1896, interdire le travail du dimanche.

Accidents dont les ouvriers sont victimes dans l'exercice de leur travail (loi de 1898, section III de la thèse)

Collection « Impression » Journal officiel – Chambre des députés

2660, séance du 29 mai 1880, Accidents dont les ouvriers sont victimes dans l'exercice de leur travail.

3394, séance du 7 mars 1881, Accidents dont les ouvriers sont victimes dans l'exercice de leur travail.

5, séance du 4 novembre 1881, Accidents dont les ouvriers sont victimes dans l'exercice de leur travail.

67, séance du 14 novembre 1881, Accidents dont les ouvriers sont victimes dans l'exercice de leur travail.

694, séance du 28 mars 1882, Accidents dont les ouvriers sont victimes dans l'exercice de leur travail.

1334, séance du 11 novembre 1882, Accidents dont les ouvriers sont victimes dans l'exercice de leur travail.

2421, séance du 26 novembre 1883, Accidents dont les ouvriers sont victimes dans l'exercice de leur travail.

2634, séance du 16 février 1884, Accidents dont les ouvriers sont victimes dans l'exercice de leur travail.

157, séance du 3 décembre 1885, Accidents dont les ouvriers sont victimes dans l'exercice de leur travail.

220, séance du 12 décembre 1885, Accidents dont les ouvriers sont victimes dans l'exercice de leur travail.

327, séance du 29 décembre 1885, Accidents dont les ouvriers sont victimes dans l'exercice de leur travail.

391, séance du 2 février 1886, Accidents dont les ouvriers sont victimes dans l'exercice de leur travail.

395, séance du 2 février 1886, Accidents dont les ouvriers sont victimes dans l'exercice de leur travail.

433, séance du 11 février 1886, Accidents dont les ouvriers sont victimes dans l'exercice de leur travail.

474, séance du 22 février 1886, Accidents dont les ouvriers sont victimes dans l'exercice de leur travail.

884, séance du 26 juin 1886, Accidents dont les ouvriers sont victimes dans l'exercice de leur travail.

1161, séance du 21 octobre 1886, Accidents dont les ouvriers sont victimes dans l'exercice de leur travail.

2150, séance du 28 novembre 1887, Accidents dont les ouvriers sont victimes dans l'exercice de leur travail.

3041, séance du 15 octobre 1888, Accidents dont les ouvriers sont victimes dans l'exercice de leur travail.

1926, séance du 25 février 1892, Accidents dont les ouvriers sont victimes dans l'exercice de leur travail.

1890, séance du 2 avril 1896, Accidents dont les ouvriers sont victimes dans l'exercice de leur travail.

255, séance du 11 juillet 1896, Accidents dont les ouvriers sont victimes dans l'exercice de leur travail.

2624, séance du 7 juillet 1897, Accidents dont les ouvriers sont victimes dans l'exercice de leur travail.

2719, séance du 19 octobre 1897, Accidents dont les ouvriers sont victimes dans l'exercice de leur travail.

3142, séance du 22 mars 1898, Accidents dont les ouvriers sont victimes dans l'exercice de leur travail.

101, séance du 14 juin 1906, Accidents dont les ouvriers sont victimes dans l'exercice de leur travail.

3234, séance du 17 mars 1910, Accidents dont les ouvriers sont victimes dans l'exercice de leur travail.

Collection « Impression » Journal officiel – Sénat

7, séance du 26 janvier 1886, Accidents dont les ouvriers sont victimes dans l'exercice de leur travail.

213, séance du 11 juin 1886, Accidents dont les ouvriers sont victimes dans l'exercice de leur travail.

552, séance du 17 juillet 1888, responsabilité des accidents dont les ouvriers sont victimes dans leur travail.

9, séance du 24 janvier 1889, Accidents dont les ouvriers sont victimes dans l'exercice de leur travail.

6, séance du 27 janvier 1890, Accidents dont les ouvriers sont victimes dans l'exercice de leur travail.

1176, séance du 2 février 1891, Accidents dont les ouvriers sont victimes dans l'exercice de leur travail.

24, séance du 26 janvier 1893, caisses de secours et de retraites des ouvriers mineurs.

233, séance du 26 juin 1893, Accidents dont les ouvriers sont victimes dans l'exercice de leur travail.

73, séance du 3 avril 1895, Accidents dont les ouvriers sont victimes dans l'exercice de leur travail.

146, séance du 28 juin 1895, Accidents dont les ouvriers sont victimes dans l'exercice de leur travail.

48, séance du 2 mars 1896, Accidents dont les ouvriers sont victimes dans l'exercice de leur travail.

14, séance du 5 novembre 1897, les responsabilités des accidents dont les ouvriers sont victimes dans leur travail.

15, séance du 25 janvier 1898, Accidents dont les ouvriers sont victimes dans l'exercice de leur travail.

15, séance du 25 janvier 1898, Accidents dont les ouvriers sont victimes dans l'exercice de leur travail, annexe.

117, séance du 14 mai 1907, Accidents dont les ouvriers sont victimes dans l'exercice de leur travail.

287, séance du 12 juillet 1907, Accidents dont les ouvriers sont victimes dans l'exercice de leur travail.

320, séance du 9 décembre 1907, Accidents dont les ouvriers sont victimes dans l'exercice de leur travail.

267, séance du 5 novembre 1908, Accidents dont les ouvriers sont victimes dans l'exercice de leur travail.

310, séance du 1er décembre 1908, Accidents dont les ouvriers sont victimes dans l'exercice de leur travail.

361, séance du 19 décembre 1908, Accidents dont les ouvriers sont victimes dans l'exercice de leur travail.

367, séance du 21 décembre 1908, Accidents dont les ouvriers sont victimes dans l'exercice de leur travail.

367, séance du 31 décembre 1908, accidents du travail.

Santé publique (loi de 1902, section IV de la thèse)

Collection « Impression » Journal officiel – Chambre des députés

3017, séance du 21 juillet 1884, santé publique.

864, séance du 22 juin 1886, santé publique.

1032, séance du 10 juillet 1886, santé publique.

2152, séance du 1er décembre 1887, santé publique.

13, séance du 19 novembre 1889, santé publique.

502, séance du 27 mars 1890, santé publique.

779, séance du 4 juillet 1890, santé publique.

1774, séance du 3 décembre 1891, santé publique.

2334, séance du 13 juillet 1892, santé publique.

1286, séance du 4 novembre 1907, santé publique.

1361, séance du 6 décembre 1907, santé publique.

1995, séance du 11 juillet 1908, santé publique.

Collection « Impression » Journal officiel – Sénat

267, séance du 11 juillet 1893, santé publique.

1774, séance du 27 décembre 1895, santé publique.

1774, séance du 27 décembre 1895, santé publique, annexe.

8, séance du 28 janvier 1908, santé publique.

153, séance du 4 juin 1908, santé publique.

14, séance du 21 janvier 1902, protection de la santé publique.

Assainissement des logements insalubres (loi de 1902)

Collection « Impression » Journal officiel – Chambre des députés

199, séance du 10 décembre 1885, assainissement des logements insalubres.

374, séance du 28 janvier 1886, assainissement des logements insalubres.

1418, séance du 13 janvier 1887, assainissement des logements insalubres.

12, séance du 19 novembre 1889, assainissement des logements et habitations insalubres.

Habitations à bon marché (loi de 1902)

<u>Collection « Impression » Journal officiel – Chambre des députés</u>

1012, séance du 23 novembre 1894, les habitations à bon marché.

988, séance du 15 novembre 1894, les habitations à bon marché.

1867, séance du 24 mars 1896, les habitations à bon marché.

<u>Collection « Impression » Journal officiel – Sénat</u>

123, séance du 19 juin 1894, habitations à bon marché.

Habitations ouvrières (loi de 1902)

<u>Collection « Impression » Journal officiel – Chambre des députés</u>

1940, séance du 5 mars 1892, Habitations ouvrières.

2059, séance du 7 avril 1892, Habitations ouvrières.

2375, séance du 29 octobre 1892, Habitations ouvrières.

Service de désinfection pour les villes (loi de 1902)

<u>Collection « Impression » Journal officiel – Chambre des députés</u>

2615, séance du 28 juin 1909, Service de désinfection pour les villes.

3305, séance du 26 mars 1910, Service de désinfection pour les villes.

1289, séance du 7 novembre 1911, service autonome de désinfection.

2404, séance du 19 décembre 1912, service autonome de désinfection.

Organisation municipale (loi de 1902)

<u>Collection « Impression » Journal officiel – Chambre des députés</u>

1672, séance du 8 février 1883, attributions des conseils municipaux.

Vaccination, revaccination (loi de 1902)

<u>Collection « Impression » Journal officiel – Chambre des députés</u>

2500, séance du 26 mars 1880, vaccination et revaccination.

2786, séance du 24 juin 1886, vaccination et revaccination.

2825, séance du 9 juin 1913, préparation et vente des sérums thérapeutiques et autres produits analogues.

Dénombrement de la population (loi de 1902)

Collection « Impression » Journal officiel – Chambre des députés

1789, séance du 13 mars 1883, dépopulation de la France, et aux moyens d'y remédier.

1723, séance du 22 février 1883, arrêter la dépopulation en France et encourager la production des enfants dans les familles par des primes fixes et des réductions de contributions.

397, séance du 2 février 1886, dénombrement de la population.

Assistance médicale gratuite (législation en cours d'élaboration sur la loi de 1893, section de la thèse)

Collection « Impression » Journal officiel – Assemblée nationale- Chambre des députés

1281, séance du 9 juillet 1872, organisation de l'assistance médicale dans les campagnes et dans les localités dépourvues d'un service public de secours médicaux pour les indigents.

181, séance du 16 décembre 1893, Assistance médicale gratuite.

1585, séance du 13 mars 1908, Assistance médicale gratuite.

Collection « Impression » Journal officiel – Sénat

43, séance du 10 février 1893, assistance médicale gratuite.

50, séance du 11 février 1898, assistance obligatoire aux vieillards et aux infirmes indigents.

348, séance du 13 novembre 1900, modification de l'article 10 de la loi du 10 août 1871, en ce qui concerne l'incompatibilité appliquée aux médecins de l'assistance publique.

326, séance du 3 juillet 1901, modification de l'article 10 de la loi du 10 août 1871, en ce qui concerne l'incompatibilité appliquée aux médecins de l'assistance publique.

Assistance des vieillards et des infirmes (loi de 1893)

Collection « Impression » Journal officiel – Chambre des députés

1193, séance du 22 février 1893, Assistance des vieillards et des infirmes.

714, séance du 3 février 1899, assistance des vieillards et des infirmes.

Service des enfants assistés (loi de 1893)

Collection « Impression » Journal officiel – Chambre des députés

187, séance du 3 décembre 1881, pour la création d'asiles des enfants sauvés.

1298, séance du 10 août 1882, création d'asiles des enfants sauvés.

3548, séance du 19 février 1885, pour la création d'asiles d'enfants nouveau-nés.

641, séance du 10 avril 1886, création d'asiles des enfants nouveau-nés.

1350, séance du 18 janvier 1900, organisation de l'assistance aux enfants des familles indigentes.

489, séance du 29 novembre 1906, service des enfants assistés.

JO du 20 décembre 1906.

4728, séance du 6 juin 1918, assistance des enfants infirmes ou incurables.

Création d'hôpitaux-hospices cantonaux (loi de 1893)

Collection « Impression » Journal officiel – Chambre des députés

717, séance du 21 avril 1886, création d'hospices cantonaux et instituts annexes spéciaux de vaccination.

29, séance du 19 novembre 1889, création d'hôpitaux-hospices cantonaux.

286, séance du 23 janvier 1890, création d'hôpitaux-hospices cantonaux.

1899, séance du 23 janvier 1892, création d'hôpitaux-hospices cantonaux.

Ministère du travail (loi de 1893)

Collection « Impression » Journal officiel – Chambre des députés

1256, séance du 16 novembre 1886, création d'un ministère du travail.

Outrages aux bonnes mœurs (loi de 1893)

Collection « Impression » Journal officiel – Chambre des députés

765, séance du 2 mai 1882, Outrages aux bonnes mœurs.

927, séance du 8 juin 1882, Outrages aux bonnes mœurs.

1691, séance du 31 octobre 1891, Prostitution des femmes et filles de débauche.

2555, séance du 25 juin 1897, Outrage aux bonnes mœurs.

2839, séance du 25 novembre 1897, Outrages aux bonnes mœurs.

Collection « Impression » Journal officiel – Sénat

450, séance du 25 juillet 1882, outrages aux bonnes mœurs.

367, séance du 10 juillet 1882, outrages aux bonnes mœurs.

130, séance du 18 mai 1897, modification de la loi du 2 août 1882, sur la répression des outrages aux bonnes mœurs.

75, séance du 3 mars 1898, répression des outrages aux bonnes mœurs.

80, séance du 4 mars 1898, répression des outrages aux bonnes mœurs.

PARTIE II

LA BIBLIOGRAPHIE GÉNÉRALE[1]

1 Les ouvrages généralistes

Avril Pierre, 1988, Personnel politique français, 1870-199, Paris, PUF.

Bellanger Claude, Godechot Jacques, Guiral Pierre, Terrou Fernand (sous la direction de), 1972, Histoire générale de la presse française, 1871-1940, volume 3, Paris, PUF.

Bourguin Fernand (Dr), chef du service de documentation et Pigot (Dr), inspecteur de l'Assistance Publique, 1942, Bulletin du Secrétariat d'État à la Santé, Recueil des textes officiels concernant la protection de la santé publique présenté par le Docteur, Paris, Imprimerie Nationale, tome IV (1901-1910), tome V (1911-1920).

Braudel Fernand, 1986, L'identité de la France, 1986.

Burguière André, Revel Jacques, 1989, Histoire de la France, la longue durée de l'État, Paris, Le Seuil, collection Points/histoire.

Chailley-Bert Joseph et Fontaine Arthur, 1896, Lois sociales, recueil des textes de la législation sociale de la France, Paris, Berger-Levrault & cie.

Chaussinard-Nogaret Guy, 1991, Histoire des élites en France du XVIe au XXe siècle, Paris, Éditions Taillandier.

[1] Pour la partie bibliographique, il faut noter, d'une part, les références de littérature secondaire d'époque (XIXe-1930) qui viennent étayer mon travail de recherche pour lesquelles j'ai pris le temps de consulter ; d'autre part, les références de littérature secondaire, plus tardives, qui viennent s'ajouter en complément d'éclairage à mon sujet de thèse comme références bibliographiques à mentionner et pour lesquelles il m'a été impossible de tout citer ou de lire en profondeur en raison des nouveautés permanentes qui sortent sur le marché du livre en abondance. Il faut rappeler que ce travail extrait de la thèse repose pour l'essentiel sur un corpus d'archives de première main qui fonde cette recherche entreprise.

Décembre 1967, Liste provisoire et sommaire de 1500 journaux de Paris quotidiens et hebdomadaires publiés de 1800 à 1967, Bibliothèque Nationale, département des périodiques, Paris.

Duby Georges et Perrot Michelle, 1990-1991, Histoire des femmes en Occident, Paris, Plon, 5 volumes. Volume 4. Le XIXe siècle.

Durkheim Émile, 1893, De la division du travail social, Paris, PUF.

Duvergier Jean-Baptiste, 1824-1849, Collection complète des lois, décrets, ordonnances, réglements et avis du Conseil d'État, Paris, J.-B. Sirey.

Dada Nadine, 1985, Bibliographie pour servir à l'histoire de la Sécurité sociale de l'assistance et de la mutualité en France, de 1789 à nos jours, Paris, Association pour l'étude de la Sécurité sociale, 3 volumes.

Dreyfus Michel, 1987, Les sources de l'histoire ouvrière, sociale et industrielle en France (XIXe et XXe), Paris, édition ouvrière.

Dupâquier Jacques, 1998, Histoire des populations d'Europe, Paris, Fayard, tome II.

Dupâquier Jacques, 1995, Histoire de la population française, Tome 3 : de 1789 à 1914, Paris, Quadrige, PUF.

Grand-Carteret John, 1896, Les almanachs français : bibliographie-iconographie des almanachs, années, annuaires, calendriers, chansonniers, étrennes, états, heures, listes, livres d'adresses, tableaux, tablettes et autres publications annuelles éditées à paris : 1600-1895, Paris, J. Alisié.

Forrest Alan, 1986, La Révolution française et les pauvres, Paris, Librairie Académique Perrin.

Hatin Eugène, 1866, Bibliographie historique et critique de la presse périodique française, Paris, Librairie de Firmin Didot frères, fils et cie.

Ichok Grégoire (Dr), Secrétaire général de la Commission de codification des lois d'hygiène, conseiller technique sanitaire au Ministère de la Santé Publique, 1939, Recueil des textes officiels concernant la protection de la santé publique, Paris, Imprimerie Nationale, tome III (1871-1900).

Imbert Jean, 1997, Guide du chercheur en histoire de la protection sociale, volume II (1789-1989), Paris, Comité d'Histoire de la Sécurité Sociale.

Le Bras Hervé, 1986, Les trois France, Paris, Éditions Odile Jacob, Le Seuil.

Leca Antoine, Lunel Alexandre, Sanchez Samuel, 2014, Histoire du droit de la santé, Bordeaux, Les Études Hospitalières.

Le Clere A., 1817-1843, Œuvres complètes du vicomte de Bonald, 14 volumes, in-8° dont *Du divorce considéré au XIXe siècle relativement à l'état domestique et à l'état public de la société*, tome 2, Paris.

Lévy-Leboyer Maurice, 1996, Histoire de la France industrielle, Paris, Larousse-Bordas.

Mathorez Jules, 1923, La pénétration allemande en France au XIXe siècle, notes démographiques, Paris, A. Picard.

Maurepas Arnaud De, 1998, Économie et finances au XIXe siècle, guide du chercheur, 1789-1870, Paris, Comité pour l'histoire économique et financière de la France.

Parias Louis, Henri (sous la direction de), 2000, L'homme et ses métiers. Histoire générale du Travail, Paris, Nouvelle Librairie de France. Tome III, L'Ère des révolutions. Tome IV, Le travail au XXe siècle.

Pic Paul, 1894, Traité élémentaire de législation industrielle, Paris, Arthur Rousseau.

Savoye Antoine, 1934, Les débuts de la sociologie empirique, études socio-historiques, Paris, Méridiens-Klincksieck.

Statistiques de la France, publiée par le ministre de l'Agriculture, du Commerce et des Travaux publics, 1ère série, Imprimerie royale, T.1 : Documents statistiques, 1835, t.II : territoire et population, 1837 ; t.XII-XIII, Administration publique ; établissements de bienfaisance et de répression, 2 volumes, 1843-1844.

Taton René (sous la direction), 1957, Histoire générale des sciences : La science contemporaine – Le XIXe siècle, Paris.

Wickersheimer Ernest (Dr), 1919, Bibliothèque de l'Académie de Médecine, catalogue alphabétique des ouvrages imprimés depuis 1872, 1126 pages, Académie de médecine, Paris.

Willard Claude (sous la direction de), 1995, La France ouvrière, Paris, les éditions de l'Atelier. Tome 1. Des origines à 1920.

2 Les dictionnaires médicaux

- Dictionnaire encyclopédique des sciences médicales sous la direction d'Amédée Dechambre, 1864, Paris, G. Masson, P. Asselin.

- Dictionnaire des sciences médicales, 1812, Une société de médecins et de chirurgiens, Paris, Panckoucke.

- Dictionnaire encyclopédique des sciences médicales, Amédée Dechambre (sous la direction de), 1864-1889, Paris, G. Masson, P.Asselin, 100 volumes.

- René TATON (sous la direction de), 1957, « Histoire générale des Sciences », Paris, PUF.

3 Les articles

Ackerknecht Erwin H., « Anticontagionnisme entre 1821 et 1867 » *Bulletin d'Histoire de la Médecine,* 22 (Septembre-Octobre 1948), pp.562-93.

Abad Reynald, « Les tueries à Paris sous l'Ancien Régime ou pourquoi la capitale n'a pas été dotée d'abattoirs aux XVIIe et XVIIIe siècles » Revue *Histoire, économie et société,* 1998, volume 17, n°s 17-4, pp.649-676.

Arbalu Pedro, Vaslin Jacques-Marie, « Le financement des infrastructures par la Bourse de Paris au XIXe siècle » *Revue d'économie financière,* 1999, volume 51, n°1, pp.27-44.

Aron Jean-Paul, « Sur les consommations avariées à Paris dans la deuxième moitié du XIXe siècle » *Annales, Économies, Sociétés, Civilisations,* 1975, volume 30, n°2, pp.553-562.

Aucoc Léon, « Les controverses sur la décentralisation administrative, étude historique » extrait de la *Revue politique et parlementaire*, avril et mai 1895, pp.1-73.

Bargeton Maurice, Ziegler Albert, « Historique des Ministères du Travail, de la Santé Publique et des Affaires sociales » *Revue française des affaires sociales*, janvier-mars 1971, pp.56-176.

Barras Vincent, « Homos criminalis : théories et pratiques médico-légales, XVI-XXe siècles » *Revue de sciences humaines,* 22, 2000.

Baud Jean-Pierre, « Les hygiénistes face aux nuisances industrielles dans la première moitié du XIXe siècle. » *Revue juridique et économique du Sud-Ouest*, (3, 1981), pp.205-20.

Béaur Gérard et al., « Revisiter les crises » *Revue Histoire & mesure,* volume XXVI, 2011/1, 260 pages.

Benhamou Dorothée, « Les origines internationales des réformes sociales » *Génèses, sciences sociales et histoire,* n°71, juin 2008.

Bédarida François, « L'histoire sociale de Londres au XIXe siècle. Sources et problèmes » *Annales, Économies, Sociétés, Civilisations,* 1960, volume 15, n°5, pp.949-962.

Bernard Léon, « L'hygiène et ses perspectives. Leçon inaugurale de la Chaire d'hygiène de la Faculté de Médecine de Paris, prononcée le 20 mars 1920, en présence de M. J-L. Breton, ministre de l'Hygiène, de l'Assistance et de la Prévoyance sociales » *Revue d'hygiène*, 1926, pp.993-1143.

Bernard Léon, « L'enseignement de l'Hygiène dans les Facultés et Écoles de Médecine » *Revue d'Hygiène,* 1919, pp.1159-1171.

Bert Paul (Dr), « Rapport sur les facultés de médecine de France » *Gazette des hôpitaux,* 1874, p.452.

Bertillon Jacques « Les enfants illégitimes et leur mortinatalité » *Revue d'hygiène et de police sanitaire*, 1884, pp.893-897.

Beule H., Lévy Claude, « Histoire et chronologie des réunions et congrès internationaux sur la population » *Population*, 9e année, n°1, 1954, pp.9-36.

Bluzet Albert, « Attributions des sous-préfets en matière d'assistance » *La Revue philanthropique,* tome 11, 1902, pp. 304-321.

Bluzet Albert, « L'application de la loi sur la protection de la santé publique » *La Revue d'Hygiène,* XXIV, 1916, pp.625-637.

Bogani Lisa, « À bas les rats ! À bas les contributions ! » Les résistances à l'impôt des boissons dans le département du Puy-de-Dôme au cours du premier XIXe siècle (1811-1851), Revue *Rh 19*, 2014, n°48, Varia.

Bomier-Landowski Alain, « Les groupes parlementaires de l'Assemblée nationale et de la Chambre des députés de 1871 à 1940 », in Goguel F et Dupeux G. dir., *Sociologie Électorale. Esquisse d'un bilan,* Paris, A. Colin, 1951, pp. 75-89.

Boudriot Pierre-Denis, « Les égouts de Paris aux XVIIe et XVIIIe siècles. Les humeurs de la ville pré-industrielle » *Histoire, économie et société*, 1990, volume 9, n°2, pp.197-211.

Bourdelais Patrice, « Contagion d'hier et d'aujourd'hui » *Sciences sociales et Santé*, 7 (1), 1989, pp.7-20.

Bourdelais Patrice, Fijalkow Yankel, « Les grandes villes françaises et la loi de 1902 (anticipations et applications, 1880-1980) » *Ruptures, revue transdisciplinaire en santé,* volume 10, n°1, 2004, pp.105-116.

Bourgeois Léon, « Les applications de la solidarité sociale » extrait de la *Revue Politique et parlementaire*, janvier 1902.

Boyer Anne, Cantau Alina, « Regards sur quelques journaux éphémères d'hygiène du XIXe siècle conservés à la Bibliothèque nationale de

France » Revue *Histoire des sciences médicales,* tome XLIV, n°3, 2010, pp.281-301.

Brodin Marc, Vincent Gérard, Le Bras Michel, Roczenveig Jean-Pierre, Prieur Christian, Rollet Christian, Zmirou Denis, Baudier François, Herlich Claudine. « Un siècle de santé publique. » *Revue Politique Santé,* (12, 1997, n°1), 26, 16 p.

Carmino Guillaume, « La Science au XIXe siècle : l'usine, le fait, la République » Journées Jeunes chercheurs, vendredi 30 novembre 2012, organisées *des sociétés savantes d'histoire de l'Homme, des Sciences et des Techniques et des Sciences de la Vie à l'École Normale Supérieure*, Paris.

Carol Anne, Teysseire Daniel, « la médecine du peuple de Tissot à Raspail (1750-1850) » *Annales, Histoire, Sciences sociales,* 2001, volume 56, n°1, pp.221-222.

Charbonneau Simon, « Repères dans le paysage agricole français : Hygiénisme, santé publique et aménagement du territoire) » *Courrier de l'environnement de l'INRA,* 10, 2000, n°41, pp.79-80.

Chaumier Edmond, « La question de la vaccination : la vaccination à Paris ; le vaccin de l'Académie », *La Gazette des maladies infantiles,* Paris, 1901, 46 p.

Comiti Vincent-Pierre, « Les modalités du contrôle des structures et des actions de santé en France de 1850 à 1920 » *Communication présentée à la séance du 25 juin 1988 de la Société française d'Histoire de la Médecine*, pp.277-281.

Corvisy Catherine-Émily, « Le mouvement philanthropique et anti-urbaniste londonien à la fin du XIXe siècle : une représentation de la peur des classes dirigeantes » *Représentations,* 3, décembre 2007.

Darmon Pierre, « L'odyssée pionnière des premières vaccinations françaises au XIXe siècle » *Histoire, économie et société,* 1982, volume 1, n°1, pp.105-144.

Démier Francis, « La société européenne au XIXe siècle, hiérarchies et mobilité sociales » La Documentation française, bimestriel n°8024, décembre 2001, le dossier.

Desborde Gérard, « L'État face aux risques de pandémies » *Revue d'histoire française des hôpitaux*, 2008, 131-132.

Dogan Mattei, « La stabilité du personnel parlementaire sous la troisième République » *Revue Française de Science Politique,* avril-juin 1953, pp.319-348.

Doizy Henri (médecin-député), « Sur la création d'un ministère de la santé publique » *Revue d'Hygiène,* XXXVIII, 1916, pp.865-874.

Dujarric de la Rivière R., « Lavoisier, économiste » *Revue d'histoire des sciences et de leurs applications*, 1950, volume 3, n°s 3-2, pp.194-195.

Imbeaux Édouard (Dr), « Odeur, couleur et limpidité de l'eau » *Bulletin des séances de la Société des sciences de Nancy*, Série III, tome IV, fascicules I à IV, Société des sciences de Nancy, Nancy, 1903, p.197-228.

Éric Pierre, « L'hippophagie au secours des classes laborieuses » *Communications*, 2003, volume 74, n°74, pp.177-200.

Flahault Jean, « Qui est le véritable inventeur de la vaccine ? » *Revue d'histoire de la pharmacie,* 1996, volume 84, n°310, pp.286-287.

Fouassier Éric, « Le titre de pharmacien et ses prérogatives » *Revue d'Histoire de la Pharmacie,* LI, n°339, 3e trimestre, 2003, pp.417-426.

Foucault Michel, « À la conférence de presse du Dr Carpentier, 29 juin 1972 » *Revue psychiatrie aujourd'hui,* n°10, septembre 1972, pp.15-16.

Gacon Stéphane (sous la direction de), « L'alimentation au travail depuis le milieu du XIXe siècle » Revue *Le Mouvement social,* avril-juin 2014, n°247, pp.1-189.

Gaillard Jean-Michel « 1887, l'hygiène et la santé publique au programme » *Le Monde de l'Éducation* (11, 1999), n°275.

Garrigues Jean, « Les groupes parlementaires aux origines de la IIIe République », dans *Parlement(s) Revue d'histoire parlementaire et politique*, mars 2003, pp.51–68.

Gaumer Benoît, « Évolution du concept de santé publique dans quelques pays industrialisés du bloc occidental de la fin du XVIIIe siècle aux années 1970 » *Ruptures,* (1995, V : 2, N :1), pp.37-55.

Gonjo Yves, « Le Plan Freycinet, 1878-1882 : Un aspect de la grande dépression économique en France » *Revue historique*, juillet-septembre 1972, pp.49-79.

Goubert Jean-Pierre, « L'eau et l'expertise sanitaire dans la France du XIXe siècle : le rôle de l'Académie de médecine et des congrès internationaux d'hygiène » *Sciences sociales et santé*, volume 3, n°2, 1985, pp.75-102.

Goubert Jean-Pierre, « Équipement hydraulique et pratiques sanitaires dans la France du XIXe siècle » *Études rurales,* 1984, volume 93, n°1, pp.123-142.

Goubert Jean-Pierre, « Environnement et épidémies : Brest au XVIIIe siècle » *Annales de Bretagne et des pays de l'Ouest*, 1974, volume 81, pp.733-743.

Gribaudi Maurizio, Magaud Jacques, Cristofoli Pascal, collab., Loitron Mathieu, collab., L'Helgoual'ch Suzanne, collab., Varetvitu Anne collab. « L'action publique et ses administrateurs dans les domaines sanitaire et social en France (1800 à 1900) » *Cahiers de la Recherche de la MIRE*, (12, 1999, n°7), pp.31-35.

Grinbert Martine, « François Loyer, Paris XIXe siècle. L'immeuble et la rue » *Annales, Économies, Société et Civilisations*, 1988, volume 43, n°2, pp.548-550.

Guillemain Hervé, « Médecine et religion au XIXe siècle. Le traitement moral de la folie dans les asiles de l'ordre de Saint-Jean de Dieu (1830-1860) » *Le Mouvement social*, n°215, avril 1, 2006, pp.35-49.

Guitard Eugène-Humbert, « Une profession peu banale » *Bulletin de la Société d'histoire de la pharmacie*, 1914, volume 2, n°10, p.171.

Héricourt Jules, « Hygiène, Le projet d'organisation de l'hygiène publique » *Revuescientifique*, 3e semestre, tome 15, 1888.

Hesse Philippe-Jean, « Vincent Viet, Les Voltigeurs de la République » *Genèses*, Année 1995, volume 21, n° 1, pp.169-170.

Heurtaux-Varsavaux Geneviève, « La Question sociale au Parlement français » *Revue Mensuelle du Monde latin*, avril 1891.

Hillemand Bernard (Pr), « Rénovation de la prévention des épidémies au XIXe siècle. Rôle majeur de ses pionniers et novateurs de l'Académie de Médecine, injustement oubliés » *Bulletin de l'Académie Nationale de Médecine*, 2011, 195, n°3, 755-770, séance du 22 mars 2011.

Hobern F., « Le droit des indigents aux secours. Naissance de l'assistance publique, 1880-1914 » *Démocratie et pauvreté*. Du quatrième ordre au quart monde, Paris, Édition Quart monde/ Albin Michel, 1991, pp.535-549.

Huard Pierre (Dr), « La fortune des médecins français au XIXe siècle » *Concours médical*, novembre 1962.

Humbert Jean-Louis et Leclerc Marie-Dominique (sous la coordination de), « Hygiène et santé au XIXe. La vaccination dans l'Aube. Médecins troyens », numéro spécial sur l'histoire de l'hygiène publique de la revue *La Vie en Champagne*, n°68, octobre/décembre 2011, 64 p.

Jacquemet Gérard, « Urbanisme parisien : La bataille du tout-à-l'égout à la fin du XIXe siècle » *Revue d'histoire moderne et contemporaine,* tome XXVI, octobre-décembre 1979, pp.501-547.

Jacquement Gérard, « Médecine et maladies populaires dans le Paris de la fin du XIXe siècle. L'haleine des faubourgs » *Recherches,* n°29, décembre 1977, pp.349-364.

Jeanneret O., « Quand la médecine devient publique » *Médecine et hygiène,* ISSU, 2293, 2000, pp.694-700.

Joana Jean, « Le Municipalisme, débat public et politiques municipales à Avignon sous la Troisième République (1884-1903) » *Genèses,* 43, juin 2001, pp.89-111.

Jorland Gérard, « La variole et la guerre de 1870 » Revue *Les Tribunes de la Santé,* 4, n°33, 2011.

Jorland Gérard, « L'hygiène professionnelle au travail en France au XIXe siècle » *Le Mouvement Social,* octobre-décembre 2005, pp.71-90.

Jorland Gérard, « Où est l'erreur ? [Les budgets ouvriers au XIXe siècle selon Villermé] » *Histoire et mesure,* 2000, volume 15, n°1, pp.155-168.

Journal Le Radical du Vaucluse « Le droit des villes en matière d'éclairage », 10 janvier 1892.

Jules Rochard, « Les hôpitaux marins » *Revue des Deux Mondes,* tome 100, 1890.

Julien Pierre, « Histoire d'eaux » *Revue d'histoire de la pharmacie,* 1987, volume 75, n°272, pp.30-32.

Kearns Gerry, Laxton Paul, Campbell Joy, 1993, "Duncan and the cholera test : public health in mid nineteeth-century Liverpool" *Transactions Historic Society of Lancashire and Cheschire,* 143, pp.87-115.

Lachaise Bernard, « Les Parlementaires de la Dordogne sous la Troisième République : étude et mobilité sociale » *Bulletin de l'Institut Aquitain et études sociales,* 2e semestre, 1987, n°50, pp.19-39.

Lafont Olivier, « Parmentier, hygiène et santé publique » *Annales pharmaceutiques,* volume 72, n°3, 2014, pp.194-201.

Lafont Olivier, « L'évolution de la législation pharmaceutique des origines à la loi de Germinal an XI » *Revue d'Histoire de la pharmacie,* LI, n°339, 3e trimestre 2003, pp.361-376.

Larcan Alain (Pr) « De la Revue médicale de l'Est aux Annales médicales de Nancy. Cent trente ans de presse médicale lorraine » Revue *Histoire des Science médicales,* tome XLIV, n°3, 2010, pp.269-280.

Laugier Alain, Pincemin Jacqueline, « Les médecins » *Revue française de science politique,* volume 9, 1959, n°4, pp.881-900.

Launois Robert, J., « La médecine libérale a-t-elle jamais existé ? » *Politiques et management public,* 1985, volume 3, n°4, pp.87-97.

Le Béguec Gilles, « Naissance et développement des groupes parlementaires sous la Troisième République » ouvrage collectif *Associations et champ politique,* Publications de la Sorbonne, 2001, pp.183-210.

Lécuyer Bernard, « Les maladies professionnelles » *Annales d'hygiène publique* puis *Le Mouvement social,* juillet 1983, pp.45-69.

Léonard Jacques, « Les relations entre le corps médical et les instances administratives locales en France de 1803 à 1892 » *Société française d'Histoire de la médecine,* séance du 25 juin 1988.

Léonard Jacques, « La médicalisation de l'État : l'exemple des premières décennies de la IIIe République » *Annales de Bretagne et des pays de l'Ouest,* 1979, volume 86, n°2, pp.313-320.

Léonard Jacques, « Les études médicales en France entre 1815 et 1848 » *Revue d'histoire moderne et contemporaine,* 1963, pp.87-94.

Le Fort Léon, « De la mortalité des Enfants et de l'industrie des nourrices en France » *Revue des Deux Mondes,* tome 86, 1870.

Le Gall Yvon, « La préparation de la loi de 1898 » revue *Histoire des accidents du travail,* n°10 et n°11, 1er et 2e semestres 1981, 243 p. et 127 p.

Linon Pierre-Jean, « Les médecins militaires propagateurs de la vaccine dès le début de l'occupation de l'Algérie » *Histoire des Sciences médicales,* 2010, tome XLIV, n°4, 12 pages.

Loonis Vincent, « Les déterminants de la réélection des députés français de 1871 à 2002 » *Histoire & Mesure,* 2006, XXI, 1, pp.221-254 (URL : http://histoiremesure.revues.org/1547.)

Mafart Bertrand, Morillon Marc, « Les épidémies à Marseille au XIXe siècle » *Bulletin et Mémoires de la Société d'anthropologie de Paris,* 1998, volume 10, n°1, pp.81-98.

Marey Étienne-Jules, « Discussion sur les mesures définitives contre les épidémies » *Bulletin de l'Académie de médecine,* 1879, 2e série, tome VIII, n°9, pp.171-182.

Mansotte François, « La loi sur l'hygiène publique de 1902, un des fondements de l'action de l'État au XXe siècle » *Revue Santé Publique* (03, 1996, n°1), pp.53-67.

Mantz Jean-Marie, « Naissance de la Sécurité sociale en Alsace-Moselle » *Revue d'histoire de la pharmacie,* 2008, volume 95, n°357, pp.29-38.

Michard Claire-Élise, « Les accidents, fléaux méconnus en agriculture. De la solidarité facultative à la solidarité obligatoire : pour une histoire sociale du monde agricole » *Ruralia,* revue de l'Association des ruralistes français, Varia, 14, 2004, 15 p.

Monod Henri, « L'œuvre d'assistance de la Troisième République » *Revue philanthropique,* 1909, 13e année, tome XXVI, n°151, p.18.

Monod Henri « L'assistance publique en France en 1900 par Henri Monod » *La revue philanthropique,* tome 7, 1900, pp.422-442.

Monod Henri, auteur d'une « Réflexion sur l'œuvre de l'assistance sous la Troisième République » *Revue philanthropique,* XXVI, 1897, Paris, Masson et cie, p.269.

Mucchielli Laurent, « Criminologie, hygiénisme et eugénisme en France (1870-1914) : débats médicaux sur l'élimination des criminels réputés « incorrigibles » *Revue d'histoire des sciences humaines,* n°3, 2000, pp.57-89.

Murard Lion, Zylbermann Patrick, « Heurts et malheurs de la santé publique en France (1848-1945) » *Horizontes, Bragança Paulista,* juillet/décembre 2004, volume 22, n°2, pp.205-218.

Mykita Caroline, « La prévention des accidents du travail en Haute-Normandie au XIXe siècle (1830-1914) » *Annales de Normandie,* 1997, volume 47, n°2, pp.147-202.

Napias Henri (Dr), « Enquête sur les modifications à apporter aux lois sur le travail dans l'industrie » *Revue générale d'administration,* 1866.

Navarre Louis (député), « Création d'un Ministère de la Santé publique » *Revue d'Hygiène,* 1918, pp.628-644.

Nonnis-Vigilane Serenella, « Se protéger des contagions : la mise en œuvre du service municipal de désinfection de Turin (XIXe, XXe siècles) » *Revue française d'histoire des hôpitaux,* n°s 131-132, 2008.

Panzac Daniel, « Pratiques anciennes et maladies nouvelles : la difficile adaptation de la politique sanitaire au XIXe siècle » *Bulletins et Mémoires de la Société d'anthropologie de Paris,* 1998, volume 10, n°1, pp.53-66.

Parayre Séverine, « L'hygiène à l'école aux XVIIIe et XIXe siècles : vers la création d'une éducation à la santé » Revue *Les Sciences de l'éducation : histoire, débats, perspectives,* 2008, n°1, 2e semestre, pp.177-193.

Pascal Jean, « Les pharmaciens députés de 1848 à nos jours » *Revue d'Histoire de la pharmacie,* 288, 1er trimestre, 1991, pp.47-61.

Pernot Jean-Marie, Tuchszirer Carole, « Républicains, socialistes et syndicalistes face à la solidarité (1890-1910) : l'introuvable consensus » *Revue de l'IRES,* 30, 1999/2. pp.1-36.

Perrot Annick, « Pasteur et l'environnement microbien » revue *Médecine et armées,* volume 23, n°7, 1995, pp.594-602.

Pietra de Santa Prosper, « La crémation des morts en France et à l'étranger » revue *Annales d'hygiène publique et de médecine légale,* 1874, série 2, n°42, p.203.

Pingaud Marie-Claude, « J. Bonneau et R. Malézieux. La mutualité sociale agricole » *Études rurales,* 1964, volume 15, n°1, p.105.

Proust Adrien (Pr), « Déclaration obligatoire des maladies épidémiques en vertu de l'article 15 de la loi du 30 novembre 1892 sur l'exercice de la médecine » *Revue d'hygiène,* XXIII, pp.170-201.

Queirel Auguste, 1890, « Constitution d'un bureau d'hygiène à Marseille » A.F.A.S. 19e session. Congrès de Limoges, pp.325-326.

Renard Didier, « Intervention de l'État et génèse de la protection sociale en France (1880-1940) » *Lien social et Politique,* n°33, printemps 1995, pp.13-26.

Reynal Cécile, « Un exemple d'eau minérale artificielle à reconstituer chez soi : les fameux « Lithinée du Dr Gustin » *Revue d'histoire de la pharmacie,* 2007, volume 94, n°356, pp.505-518.

Riemenschneider Rainer, « Décentralisation et régionalisme au milieu du XIXe siècle » *Romantisme,* 1982, volume 12, n°35, pp.115-136.

Riols Alain, « Enseignement populaire et hygiénisme au début du XXe siècle. » *Acte du 110e Congrès National des Sociétés Savantes,* Montpellier, 1985, pp.209-219.

Robert François, « Références bibliographiques des travaux universitaires se rapportant à l'histoire des entreprises en Rhône-Alpes » *Bulletin du Centre Pierre Léon d'histoire économique et sociale,* 4, 1994, pp.64-78.

Rochard Jules (Pr), « L'organisation du service de la vaccine en France » *Revue d'hygiène et de police sanitaire,* n°7, 1885.

Rouban Luc, « Le nombre des fonctionnaires : le débat autour du fonctionnarisme (1877-1914 » *Revue française d'administration publique,* 2010, 3, n°135.

Roy Jean-Marie, « Les grandes étapes de la pénétration touristique dans le Dauphiné alpestre » *Revue de géographie alpestre,* 1953, volume 41, n°2, pp.327-348.

Schnapper Bernard, « La correction paternelle et le mouvement des idées au dix-neuvième siècle (1789-1935) » *Revue historique* 263, avril-juin 1980, pp.320-349.

Ségal Alain, Hillemand Bernard, « L'hygiéniste Adrien Proust, son univers, la peste et ses idées de politique sanitaire internationale » revue des Sciences Médicales, tome XLV, n°1, 2011, p.63.

Sournia Jean-Charles, « L'idée de police sanitaire pendant la révolution » Communication présentée à la séance du 25 juin 1988 de la *Société française d'Histoire de la Médecine.*

Sueur Jean-Pierre, « Crémation et statut des cendres : pourquoi une loi est nécessaire ? » *Études sur la mort,* 132, 2007, pp.19-22.

Teyssandier Lionel, « La vie politique et les parlementaires du Cantal sous la Troisième République (1871-1940) » *Société des lettres, sciences et arts,* La Haute-Auvergne, 1995.

Thivend Marianne, « L'école maternelle entre les municipalités et les familles, Lyon, 1879-1919 » *Histoire de l'éducation,* 1999, volume 82, n°1, pp.159-188.

Thuillier Guy, « Pour une histoire de la lessive dans le Nivernais au XIXe siècle » *Annales, Économies, Sociétés, Civilisations,* 1969, volume 24, pp.367-390.

Thuillier Guy, « Note sur les sources de l'histoire régionale de l'alimentation au XIXe siècle » *Annales, Économies, Sociétés, Civilisations,* 1968, volume 23, n°6, pp.1301-1318.

Toulier Bernard, « L'architecture des bains de mer : un patrimoine marginalisé » *Revue de l'Art,* 1993, volume 101, n°1, pp.29-40.

Viel Claude, « Des accidents dans les laboratoires de chimie au XIXe siècle » *Revue d'Histoire de la pharmacie,* LIII, n°346, 2e trimestre, 2005, pp.175-186.

Warolin Christian, « La création de l'École de pharmacie en 1803 » *Revue de la pharmacie,* LI, n°339, 3e trimestre 2003, pp.453-474.

Zanotto Jacques, « Simon Parvery, ouvrier des fours (1865-1945) » Revue *Le mouvement social,* octobre-novembre 1983, numéro 125, Paris, les éditions ouvrières, (collection dirigée par Jean Maitron).

4 La bibliographie thématique :

*** Histoire, histoire politique et constitutionnelle de la France**

Actes du Colloque international organisé par l'École française de Rome, 2000, La politisation des campagnes au XIXe siècle France, Italie, en collaboration avec l'École normale supérieure (Paris), l'Universitat de Girona et l'Università degli studi della Tuscia-Viterbo, Rome, 20-22 février 1997, collection de l'École française de Rome, 274.

Agulhon Maurice *et al.*, 1986, Les maires en France du Consulat à nos jours, Paris, Publications de la Sorbonne.

Agulhon Maurice, 1973, 1848 ou l'apprentissage de la république, 1848-1852, Paris, Le Seuil.

Agulhon Maurice, 1989, Marianne au pouvoir, l'imagerie et la symbolique républicaines de 1880 à 1914, Paris, Flammarion.

Albert Pierre, 2010, Histoire de la presse politique aux débuts de la Troisième République, 1870-1889. Paris, PUF, 11e édition.

Albertini Jean-Benoît, 2000, Réforme administrative et réforme de l'État en France, thèmes et variations de l'esprit de réforme de 1815 à nos jours, Paris, Économica.

Ambrosi Christian, Ambrosi Arlette, 1991, La France 1870-1990, Paris, Masson.

Anceau Éric, 2000, Les députés du Second Empire, prosopographie d'une élite du XIXe siècle, Paris, H. Champion.

Antonetti Guy, 1986, Histoire contemporaine politique et sociale, Paris, PUF.

Associations et champ politique (sous la direction de Claire Andrieu, Gilles Le Béguec, Danielle Tartakowsky), 2001, La constitution des groupes parlementaires, Question de méthode, Paris, Publications de la Sorbonne.

Azéma Jean-Pierre, Winock Michel, 1970, La IIIe République, Paris, Calmann-Lévy.

Azzouz Rachid, 1999, La France de 1870 à 1958, Paris, PUF, collection Que sais-je ?

Barjot Dominique, Chaline Jean-Pierre, Encrevé André, 1998, La France au XIXe, 1814-1914, Paris, PUF.

Barouch Olivier, Duclert Vincent (sous la direction de), 2000, Serviteurs de l'État. Une politique de l'administration française 1875-1945, Paris, La Découverte de l'Histoire.

Bayly Alan Christopher traduit de l'anglais par Michel Cordillot, 2007, La naissance du monde moderne (1780-1914), Paris, Les Éditions de l'Atelier.

Beaufils Marcel, 1948, Toutes les élections. Assemblée nationale, Conseil de la république, Conseils généraux, Conseils d'arrondissement, Conseils municipaux, Maires et Adjoints. Bibliothèque, Sénat, 5e édition.

Berstein Serge, 1999, Les cultures politiques en France, Paris, Éditions du Seuil.

Blanchard I.-F. (Dr), 2014 (édition originale 1910), Hygiène publique, Paris, Hachette, BnF.

Bloch Marc, 1961, Les caractères originaux de l'histoire rurale française, collection « économies-sociétés-civilisations », Paris, Armand Colin, deux tomes.

Bonnefous Georges et Bonnefous Édouard, 1956-1967, Histoire politique de la Troisième République, 1906-1940, Paris, PUF, 7 volumes.

Bouché Denise, 1991, Histoire de la colonisation française, Paris, Fayard.

Bouju Paul et Henri Dubois, 2000, La Troisième République, Paris, PUF.

Breton André, 1922, Les Commissions et la réforme de la Procédure parlementaire, préface de Louis Soulié, sénateur de la Loire, maire de Saint-Étienne, Paris, Librairie de l'Enseignement technique (annexes).

Brunschwig Henri, 1949, La Colonisation française du Pacte colonial à l'Union Française, Paris, Calmann-Lévy.

Budin Pierre, Gide Ch, Monod H, Paulet G, Robin Auguste, Siegfried J, Brouardel P, 1904, Les applications sociales de la solidarité, Paris, Félix Alcan.

Capdevielle Christian, 1993, Les élections législatives dans le Tarn, 1870-1914 », Conseil général, Archives départementales.

Casanova Francis [np], Les 5712 parlementaires de la Troisième République : répartition des sièges par élection, Paris, Centre de recherche sur l'histoire du XIXe siècle, 2 volumes.

Chagnollaud Dominique, 2005, Droit constitutionnel contemporain, le régime politique français, tome 2, 4e édition, Paris, Armand Colin.

Chandernagor André, 1993, Les maires en France XIXe-XXe : histoire et sociologie d'une fonction, Paris, Fayard.

Charle Christophe, 1980, Les Hauts fonctionnaires en France au XIXe siècle, Paris, Gallimard, Julliard.

Charle Christophe, 1987, Les Élites de la République (1880-1900), Paris, Fayard.

Charlot Jean, 1971, Les partis politiques, Paris, A. Collin.

Chastenet Jacques, 1952, Histoire de la Troisième République, 3 volumes, Paris, Hachette.

Chevalier Guillaume (Dr), 1871, Histoire de la vie civile, militaire et politique de M. Chevalier, docteur en médecine, ancien maire de Saint-Michel-de-Double et de Saint-Vincent de Connazac, suivie de l'opinion théologique, du mouvement de l'opinion médicale et d'un écrit lu à la Garde nationale de Saint-Vincent de Connazac, Ribérac, C.Delecroix.

Chevalier Jean-Jacques, 1985, Histoire des institutions politiques et des régimes politiques de la France de 1789 à nos jours, Paris, Dalloz, 7e édition.

Chianéa Gérard, 1994-1996, Histoire des institutions publiques de la France. 3, l'État moderne en formation (1789-1870), Grenoble, Presses universitaires de Grenoble, 3 volumes.

Condorcet Jean-Antoine-Nicolas de Caritat (marquis de), 1829, Esquisse d'un tableau historique des progrès de l'esprit humain, Paris, bureau de la bibliothèque choisie.

Cova Anna, 1997, Maternité et Droits des femmes en France (XIXe-XXe siècles), Paris, Anthropos.

Delafosse Jules, 1904, Psychologie du député, Paris, Plon-Nourrit et Cie.

Démier Francis, 2000, La France du XIXe siècl[e] 1814-1914, Paris, Éditions du Seuil.

Denis Henri, 1966, Histoire de la pensée économique, Paris, PUF.

Digeon Claude, 1959, La crise allemande de la pensée française, 1870-1914, Paris, PUF.

Dodu Gaston, 1911, Le parlementarisme et les parlementaires sous la Révolution (1789-1799), Paris, Plon-Nourrit & Cie.

Duby Georges (directeur de publication), 1983, Histoire de la France urbaine, Paris, Éditions du Seuil, volume 4. La ville de l'âge industriel : le cycle haussmannien.

Duby Georges, 1972, Histoire de la France, III, Paris, Larousse, contribution de J. Bouvier, G. Dupeux, P. Joutard.

Duby Georges, Wallon A, 1976, Histoire de la France rurale, Paris (1789-1914), Paris, Éditions du Seuil, volume 3.

Duclert Vincent, 2010, La République imaginée (1870-1914), collection Histoire de France, Paris, Belin.

Durand Paul, 1953, La politique contemporaine de Sécurité sociale, Paris, Dalloz.

Duret Théodore, 1878, Histoire de quatre ans (1870-1873), la Défense Nationale, tome second, Paris, G. Charpentier éditeur.

Duverger Maurice, 1976, Les partis politiques, Paris, Éditions du Seuil.

Estèbe Jean, 1982, Les Ministres de la République, 1871-1914, Paris, FNSP.

Eugène Pierre, Poudra J, 1885, Traité pratique de droit parlementaire, Paris, A. Quantin.

Galant Henry C., 1955, Histoire politique de la Sécurité Sociale Française, 1945-1952, Paris, Armand Colin.

Gallois Léonard, 1849-1850, Histoire de la révolution de 1848, Paris, Naud et Gourju.

Garrigues Jean (commissaire de l'exposition), 4 avril-31 mai 2011, Aux urnes Parisiens. La vie politique à Paris de 1880 à nos jours, Paris, Exposition du Comité d'Histoire de la Ville de Paris à la Mairie du 10e arrondissement, 72 rue du Faubourg Saint-Martin.

Garrigues Jean (directeur de publication), 2002, Les groupes de pression dans la vie politique contemporaine en France et aux États-Unis de 1820 à nos jours, Collection Carnot, Presses Universitaires de Rennes.

Garrigues Jean, 1993, Léon Say et le Centre gauche 1871-1893. La bourgeoisie libérale dans les débuts de la Troisième République, thèse de doctorat « nouveau régime », Université de Paris X (Directeur : Philippe Vigier), 3 volumes.

Gatulle George, 2011, Petite histoire du Palais Bourbon, Paris, Élitys.

Gauchet Marcel, 2007, L'avènement de la démocratie (I). La révolution moderne, Paris, Gallimard.

Gaudillère Bernard, 1995, Atlas historique des circonscriptions électorales françaises. Paris, Droz.

George Jocelyne, 1989, Histoire des maires en France, Paris, Plon.

Girard Louis, Prost Antoine, Gossez Rémi, 1967, Les conseillers généraux en 1870, Paris, PUF.

Girardet Raoul, 1983, Le nationalisme français, Anthologie, 1871-1914, Paris, Éditions du Seuil, collection Points Histoire.

Godin Jean-Baptiste (fondateur du familistère de Guise), 1883, Le Gouvernement, ce qu'il a été, ce qu'il doit être, et le vrai socialisme en action, Paris, Guillaumin et Cie, éditeurs.

Goguel François, 1946, La politique des partis sous la IIIe République, Paris, Seuil.

Goguel François, 1951, Géographie des élections françaises de 1870 à 1951, Paris, A. Colin.

Gouault Jacques, 1954, Comment la France est devenue républicaine : les élections générales et partielles à l'Assemblée nationale 1870-1875, Paris, Armand Colin.

Guerlain de Guer Albert, 1903, La protection de la santé publique. Les pouvoirs des maires et la loi du 15 février 1902. Caen, Henri Delesques imprimeur-éditeur.

Guiral Pierre, Thuillier Guy, 1980, La vie quotidienne des députés en France de 1871 à 1914, Paris, Hachette.

Hanotaux Gabriel, 1908, Histoire de la France contemporaine (1871-1900), Paris, Combet.

Haucour Louis d', 1893, Gouvernements et ministères de la IIIe République Française (Du 4 septembre 1870 au 1er juillet 1893), Paris, Paul Dupont éditeur.

Joana Jean, 1999, Pratiques politiques des députés français au XIXe siècle. Du dilettante au spécialiste, Paris, L'Harmattan.

Julliard Jacques, 1965, Clemenceau, briseur des grèves, Paris, Julliard.

Karpik Lucien, 1995, Les avocats. Entre l'État, le public et le marché, XIII-XXe siècle, Paris, éditions Gallimard, collection « nrf ».

Kayser Jacques, 1962, Les grandes batailles radicalisme, 1820-1901, Paris, édition Rivière.

Lacombe Charles de, 1869, Les Préfets en tournée de révision, Paris, A. Sauton.

Lagoueyte Patrick, 1997, La vie politique en France au XIXe siècle, Paris, Éditions Ophrys.

Lavroff Dmitri Georges, 1990, Histoire des idées politiques depuis le XIXe siècle, Paris, Dalloz, 7e édition.

Le Béguec Gilles, 2003, La République des avocats, Paris, A. Colin.

Lévêque Pierre, 1992, Histoire des forces politiques en France, 1789-1940, 3 volumes, Paris, Armand Colin.

Mayeur Jean-Marie, 1973, Les débuts de la Troisième République, 1871-1898, Paris, Éditions du Seuil.

Mayeur Jean-Marie, 1984, La vie politique sous la Troisième République, 1870-1940, Paris, Éditions du Seuil.

Mayeur Jean-Marie, Chaline Jean-Pierre et Corbin Alain (sous la direction de), 2003, Les parlementaires de la Troisième République : actes du colloque international, Paris, les 18 et 19 octobre 2001, organisé par le Centre de recherche en histoire du XIXe siècle, Université Paris I et Paris IV, UMR 8072 du CNRS, Paris, Publications de la Sorbonne.

Michels Robert, 1971, trad. de S.Jankelevitch, Les partis politiques. Essai sur les tendances oligarchiques des démocraties, Paris, Flammarion.

Morazé Charles, 1952, La France bourgeoise, XVIIIe-XXe siècles, préface de Lucien Febvre, treizième édition, Paris, Armand Colin.

Muel Léon, 1890, Gouvernements, ministères et constitution de la France depuis cent ans : précis historique des révolutions, des crises ministérielles, présidentielles et gouvernementales et des changements de constitutions de la France, depuis 1789 jusqu'en 1890, Paris, société anonyme de publications périodiques.

Néant Hubert, 1996, La politique en France, XIXe-XXe siècle, Paris, Hachette.

Nordmann Jean-Thomas, 1977, La France radicale, Paris, Gallimard.

Nye Robert A., 1984, Crime, madness and politics in modern France, the medicals of national decline, Princeton University Press.

Offerlé Michel (sous la direction de), 1999, La profession politique, XIXe-XXe siècle, Paris, Belin.

Olszack Norbert, 1999, Histoire du droit du travail, Paris, PUF, collection « Que sais-je ? » n°3450.

Ozouf Mona, 1963, L'École, l'Église et la République, 1871-1914, Paris, A. Colin.

Paquier Maurice, 2000, Histoire illustrée de 5 000 ans d'hygiène publique (réglementations, anecdotes, matériels), Paris, Johanet.

Petiteau Nathalie, 1997, Élites et mobilités : la noblesse d'Empire au XIXe siècle, 1808-1914, Paris, La Boutique de l'Histoire.

Pierre Patrice, 2010, Les élites politiques et le peuple dans la France du XIXe siècle. L'ordre face au désordre, Paris, L'Harmattan.

Pinet Marcel, 1993, Histoire de la fonction publique, Paris, Nouvelle librairie de France, 3 volumes.

Poutrin Isabelle, 1995, Le XIXe, science, politique et tradition, Paris, éditions Berger-Levrault.

Prévost-Paradol Lucien, 1868, La France nouvelle, Paris, Michel Lévy-frères.

Prévost-Paradol Lucien, Coulon Georges, 1869, Aux maires des 38 000 communes de France. Lettre circulaire, Paris, Le Chevalier.

Prost Antoine, Gossez Rémi, 1967, Les Conseillers généraux en 1870, Paris, PUF.

Rémond René, 1966, Atlas historique de la France contemporaine, 1800-1965, Paris, Armand Colin, Collection U, « Histoire contemporaine ».

Rémond René, 1982, Les Droites en France, Paris, Aubier.

Rémond René, 1997, Le XIXe siècle, 1845-1914, Paris, Éditions du Seuil.

Reybaud Louis, 1849, Études sur les réformateurs ou socialistes modernes, Paris, Michel-Lévy frères.

Richardson, Benjamin Ward, 1876, Hygea, a city of health, London, Macmillan.

Rivet Auguste, 1979, La vie politique de la Haute-Loire de 1815 à 1974. Éditions des cahiers de la Haute-Loire. Archives départementales de la Haute-Loire – Le Puy.

Rimbault Aurélie, décembre 2013, La politique sanitaire et sociale des édiles parisiens au XIXe siècle (1849-1914), thèse d'histoire sous la direction de Michel Dreyfus, Université Paris 1, (theses.fr).

Robert David, 1934, La Troisième République, Paris, Plon.

Rollet-Échalier Catherine, 1990, La Politique à l'égard de la petite enfance sous la IIIe République, Paris, PUF.

Rosanvallon Pierre, 1989, Le libéralisme économique : histoire de l'idée de marché, Éditions du Seuil.

Rosanvallon Pierre, 1990, L'État en France de 1789 à nos jours, Paris, Seuil-Points.

Rosanvallon Pierre, 1992, La crise de l'État-providence, Paris, Éditions du Seuil.

Rosanvallon Pierre, 1995, La nouvelle question sociale, Repenser l'État-providence, Paris, Seuil-Points.

Roussy Damien, 2005, La politique d'assistance publique de la ville de Bordeaux sous la IIIe République, thèse de droit, Université Montesquieu, Bordeaux IV.

Salmon Frédéric, 2001, Atlas de la France, 1848-2001, Paris, Seuil.

Schittly Marc, 1982, Essai sur les médecins parlementaires en France de 1920 à 1940, thèse de droit à la Faculté de droit et de sciences politiques. Université des sciences juridiques, politiques, sociales et de technologie de Strasbourg.

Schnerb Robert, 1957, Histoire générale des civilisations, Tome VI., le XIXe siècle. L'apogée de l'expansion européenne (1815-1914), Paris, PUF.

Seignobos Charles, Ernest Lavisse…, 1933, Histoire de France contemporaine. Tome VII. Le déclin de l'Empire et l'établissement de la troisième République (1859-1875), Paris, Hachette.

Siegfried André, 1952, Mes souvenirs de la IIIe République. Mon père et son temps. Jules Siegfried, 1836-1922, Paris, PUF.

Siegfried André, 1964, Tableau politique de la France de l'Ouest sous la Troisième République, Paris, A. Colin.

Spinoza Baruch, 1954, Traité des autorités théologique et politique, Paris, Gallimard, collection « Folio essais ».

Strauss Léo, 2008, La philosophie politique et l'histoire, Paris, Le Livre de Poche, collection « biblio essais inédit ».

Teyssandier Lionel, 1995, La vie politique et les Parlementaires du Cantal sous la Troisième République 1871-1940, Société des lettres, sciences et arts, « La Haute-Auvergne ».

Thomas Yves, 1995, Histoire de l'administration, Paris, la Découverte, collection Repères.

Thuillier Guy, 1976, La vie quotidienne dans les ministères au XIXe siècle, Paris, Hachette.

Touchard Patrice, Bermond Christine, Cabanel Patrick et Lefebvre Maxime, 1992, le siècle des excès. De 1870 à nos jours, Paris, PUF, collection Major.

Urvoas Jean-Jacques, Magali Alexandre, 2012, Manuel de survie à l'Assemblée Nationale. L'art de la guérilla, Paris, édition Odile Jacob.

Villeneuve-Bargemont Alban (de), 1834, Économie politique chrétienne, ou Recherches sur la nature et les causes du paupérisme en France et en Europe, et sur les moyens de le soulager et de le prévenir, Paris, Paulin, 3 volumes.

Willard Claude, 1965, Le Mouvement socialiste en France 1893-1905. Les guesdistes, Paris, Éditions sociales.

Winock Michel, 2003, La France politique, Éditions du Seuil.

Wright Vincent, 2007, Les préfets de Gambetta, texte complété et mis à jour par Éric Anceau et Sudhir Hazareesingh, préface de Jean-Pierre Machelon, Paris, Presses de l'Université Paris-Sorbonne.

Wright Vincent, Le Clère Bernard, 1973, Les Préfets du Second Empire, Paris, PUF.

1873, Les députés par groupes parlementaires, Paris, Librairie des publications législatives.

1874, Les députés par groupes parlementaires, Paris, Librairie des publications législatives.

1996, Les Constitutions de la France, 3e édition, Paris, Dalloz.

*** Histoire sociale et économique**

Audier Serge, 2010, La pensée solidariste : aux sources du modèle social républicain, Paris, PUF.

Augé-Laribie Michel, 1940, La politique agricole de la France de 1880 à 1940, Paris, PUF.

Baume Albert, 1899, Recueil des lois ouvrières, Paris, Imprimerie économique.

Beaumont Gaston, 1901, L'industrie cotonnière en Normandie, son histoire sous les différents régimes douaniers, Paris, A. Rousseau.

Beaune Jean-Claude, 1993, Le vagabond et la machine. Essai sur l'automatisme ambulatoire, médecine, technique et société, 1880-1910, Paris, Champ Vallon.

Beltran Alain, 1998, Un siècle d'histoire industrielle en France. Industrialisation et sociétés, 1880-1970, Paris, SEDES.

Bergeron Louis, 1992, L'industrialisation de la France au XIXe siècle, Paris, SEDES.

Blais Marie-Claude, 2006, La solidarité, histoire d'une idée, Paris, Gallimard, collection nrf, bibliothèque des Idées.

Bonnef Léon & Maurice, 1908, La vie tragique des travailleurs, enquêtes sur la condition économique et morale des ouvriers et ouvrières d'industrie, Paris, J.Rouff, DL.

Borin-Fournet J., 1893, La Société moderne et la question sociale, Paris, Guillaumin.

Bouglé Célestin, 1907, Le solidarisme, Paris, V. Giard et E. Brière.

Bouquet Louis, 1885, Le travail des enfants et des filles mineures dans l'industrie, loi du 19 mai 1874, Paris, Librairie administrative Berger-Levrault & Cie.

Bourgeois Léon, 1906, Solidarité, Paris, Armand Colin.

Braudel Fernand et Labrousse Ernest, 1993, Histoire économique et sociale de la France, tome 4, 1880-1950, Paris, PUF.

Bunel Henri, 1887, Établissements insalubres, incommodes et dangereux. Législation, Paris, André, Daly fils et Cie.

Cfdt réflexion, 1978, Le Mouvement ouvrier, 1815-1977, Montholon-Services.

Chailley-Bert Joseph, 1892, L'impôt sur le revenu : législation comparée et économie politique, Paris, Guillaumin.

Charbit Yves, 2009, Economic, social and demographic thought in the XIXth century : the population debate from Malthus to Marx, Springer, cop.

Charle Christophe, 1991, Histoire sociale de la France au XIXe siècle, Paris, Éditions du Seuil.

Chavagnac Xavier-Roger-Marie de, Grollier Gaston-Antoine (marquis de), 1906, Histoire des manufactures françaises de porcelaine, Paris, A. Picard et fils.

Clemenceau Georges, 1907, La mêlée sociale, Paris, G. Charpentier et E. Fasquelle.

Chevallier Émile, 1887, Les salaires au XIXe siècle, Paris, Hachette.

Cohn Samuel, 1993, When Strikes make sense. And why : lessons from Third Republic French coals miners, Springer.

Collini Stefan, 1975, Liberalism and Sociology : L.T. Hobhouse and Political Argument in England, 1880-1914, Cambridge, Paperback Library.

Comité Sciences sociales, 1998, Solidarité. Léon Bourgeois. Sociologie, Villeneuve d'Ascq, Presses Universitaires de Septentrion.

Congrès national des syndicats ouvriers, 1886, Congrès national des syndicats ouvriers, tenu à Lyon en octobre 1886, compte rendu officiel, Lyon, imprimerie nouvelle.

Corneille A., 1873, La Seine Inférieure industrielle et commerciale. Étude historique, statistique et économique, Rouen, Herpin.

Delabre Guy et Gautier Marie, 1988, Vers une république du travail. J.B.A Godin 1817-1888, Paris, Éditions de la Villette.

Donzelot Jacques, 1994, L'invention du social. Essai sur le déclin des passions politiques, Paris, Seuil.

Dreyfus Jacques, 1990, La société du confort. Quel enjeu, quelles illusions, Paris, Éditions L'Harmattan.

Dubief Fernand, Jean-Baptiste (Dr), 1905, À travers la législation du travail, Paris, E. Cornély.

Dupeux Georges, 1964, La société française, 1789-1960. Paris, Armand Colin, collection U, série « Histoire contemporaine » dirigée par René Rémond.

Duprat Catherine, 1995, Pour l'amour de l'humanité. Le temps des philanthropes, Tome 1, Paris, Éditions du Comité des Travaux historiques et scientifiques.

Ducpetiaux Édouard, 1843, De la condition physique et morale des jeunes ouvriers et des moyens de l'améliorer, Bruxelles, Méline, Cans et compagnie, tome premier.

Durkheim Émile, 1925, L'Éducation morale, Paris, Félix Alcan.

Duroselle Jean-Baptiste, 1951, Les débuts du catholicisme social en France (1822-1870), Paris, PUF.

Dutouquet Hippolyte Ernest (Dr), 1846, De la condition des classes pauvres à la campagne ; des moyens les plus efficaces de l'améliorer, Paris, Librairie de Guillaumin et Cie.

Eleb Monique, Debarre Anne, 1995, L'invention de l'habitation moderne, Paris, 1880-1914, Paris, Hazan, AAM.

Ewald François, 1986, L'État providence, Paris, Grasset.

Farcy Jean-Claude, 1999, Les accidents du travail dans le XIXe arrondissement de Paris en 1912 d'après les procès-verbaux de déclarations d'accidents du travail », *Centre d'histoire de la France contemporaine et d'étude des croissances*, UMR 604. Institutions et dynamiques historiques de l'économie.

Fassin Didier, 1996, La production locale de la santé publique en France, *Prévenir*, 31, pp.9-19.

Fauconnet Paul, 1920, La responsabilité : étude de sociologie, Paris, Félix Alcan.

Figuier Louis, 1873-1877, Les merveilles de l'industrie ou Description des principales industries modernes : industries chimiques. Le verre et le cristal, les poteries, Paris, Furne, Jouvet.

Figuier Louis, 1873-1877, les merveilles de l'industrie ou Description des principales industries modernes : industries chimiques. Industries agricoles et alimentaires, Paris, Furne, Jouvet.

Fillaut Thierry, 1983, L'alcoolisme dans l'Ouest de la France pendant la seconde moitié du XIXe siècle, Paris, La Documentation Française.

Gavignaud Geneviève, 1990, Les campagnes en France au XIXe siècle, Paris, Ophrys.

Girardet Jean-Guy, Bernard Lafon, Suchel-Mercier Isabelle, Médiathèque Roanne Loire, Jean Cabotse, 1993, Ombres et lumières : imagerie industrielle et technique à Roanne et dans la Loire de 1780 à 1914, exposition, 18 septembre – 17 octobre 1993, Théâtre municipal de Roanne, Paris, Fédération française de coopération entre bibliothèque.

Guillerme André, 2007, La naissance de l'industrie à Paris. Entre sueurs et vapeurs 1780-1830, Paris, Champ Vallon.

Guillot Adolphe, 1889, Les prisons de Paris et les prisonniers, Paris, E. Dentu.

Guitton Georges S.J., 1927, Léon Harmel (1829-1915), Paris, Éditions Spes.

Jourdet E., 1906, Les habitations à bon marché : le rôle de l'ouvrier dans la société, les logements insalubres, la maison collective, la maison individuelle, l'ouvrier propriétaire, Paris, Dujarric.

Jung Benjamin, 2012, La bataille du placement et les sans-travail. Concurrences entre intermédiaires et synthèse républicaine dans la genèse du marché du travail en France (1880-1914) sous la direction d'André Gueslin, Université Paris 7 Denis Diderot.

Hanauer Auguste, 1876-1878, Études économiques sur l'Alsace ancienne et moderne. Denrées et salaires, Paris, A. Durand et Pédone-Lauriel.

Hilaire Yves-Marie, 1983, Histoire de la France urbaine, la ville de l'âge industriel, le cycle haussmannien, Paris, Seuil.

Horne Janet, 2004, Le Musée Social aux origines de l'État providence, Paris, Belin.

Kergomard Pauline, 1910, Les Écoles maternelles de 1837 jusqu'en 1910, aperçu rapide, Paris, Nathan.

Lagneau Gustave (Dr), 1888, Conditions démographiques amenant l'accroissement ou la diminution des familles, Paris, G. Masson.

Le Play Frédéric, 1877-1879, Les ouvriers européens : étude sur les travaux, la vie domestique et la condition morale des populations ouvrières de l'Europe ; précédées d'un exposé de la méthode d'observation, tome 6, Tours, A. Mame et fils.

Leroux Gaston, 2009, Les Mohicans de Babel, Paris, Ebooks libres et gratuits.

Le Roux Thomas, Lette Michel, Locher Fabien, 2011, Histoire des risques et des accidents industriels. France, Angleterre, fin XVIIe-fin XIXe siècle, journée d'étude à Saint-Lambert des Bois (78470) (Centre Port Royal).

Mayeur Françoise, 2004, Histoire de l'enseignement et de l'éducation, 1789-1930, tome III, Paris, Éditions Perrin, collection « tempus ».

Marx Karl, 1968, trad., Manuscrits de 1844 dans Œuvres II, Paris, Gallimard, collection « Bibliothèque de la Pléiade ».

Melun Armand de, 1849, De l'intervention de la société pour prévenir et soulager la misère, Paris, Plon frères.

Messineo Dominique, 2010, La jeunesse irrégulière (1830-1912) entre moralisation, correction et tutelle judiciaire, essai sur une dynamique doctrinale, thèse de doctorat sous la direction de Jean-Pierre Baud, Université Paris Ouest.

Meyer Jean, 1989, Histoire du sucre, Paris, Desjonquères.

Montclos De Xavier, 2005, L'ancienne Bourgeoisie en France du XVIe au XXe siècles, Editions Christian.

Moreau de Jonnès Alexandre, 1856, Statistiques de l'industrie de la France, Paris, Guillamin et cie, Libraires.

Nozick Robert, 1988, (trad. d'E d'Auzac de Lamartine) Anarchie, État et Utopie, Paris, PUF.

Nourrisson Didier, 1987, Alcoolisme et antialcoolisme en France sous la Tr oisième République : l'exemple de la Seine Inférieure, Lille 3, ANRT.

Pansu Henri, 1957, Contribution à l'étude du patronat lyonnais : Claude Joseph Bonnet, fabricant de soieries (1786-1867), D.E.S., Université de Lyon (dir. P. Léon), (s.l.).

Pareto Vilfredo, 1902-1903, Les systèmes socialistes : cours professé à l'Université de Lausanne (3 tomes) Paris, V. Giard et E. Brière.

Paugam Serge, 2007, Repenser la solidarité : l'apport des sciences sociales, Paris, PUF.

Pecqueur Constantin, 1842. Théorie nouvelle d'économie sociale et politique ou études sur l'organisation des sociétés, Paris, Capelle.

Perrot Michèle, 1972, Enquête sur la condition ouvrière en France au XIXe siècle, Paris, Hachette.

Perrot Michèle, 1975, Les ouvriers en grève, France : 1871-1890, 2 volumes, thèse universitaire Paris I, Lille service de reproduction des thèses.

Pierrard Pierre, 1965, La vie ouvrière sous le Second Empire, Paris, Bloud & Gay.

Poussou Jean-Pierre, 1992, La croissance des villes au XIXe siècle, Paris, SEDES.

Prévost-Paradol Anatole, 1889, Aux maires des 38.000 communes de France, lettre-circulaire, Paris, A. Le Chevalier.

Raspail FrançoisVincent, 1872, Réformes sociales, Paris, Bureau des Publications.

Rawls John, 1991 (trad. de Catherine Audard) Théorie de la justice, Paris, éditions du Seuil.

Rioux Jean-Pierre, 1971 (rééd. 1999), La révolution industrielle (1780-1880), Paris, Éditions du Seuil.

Reybaud Louis, 1859, Études sur le régime des manufactures. Condition des ouvriers en soie, Paris, Michel Lévy frères, Libraires-éditeurs.

Rossi Pellegrino, 1865, Cours d'économie politique, 3e tome, Paris, Librairie de Guillaumin et Cie.

Say Léon, 1886, Les solutions démocratiques de la question des impôts : conférences faites à l'École des Sciences politiques, Paris, Guillaumin, 2 volumes.

Schneider, Autun, Conseil général du commerce, 1846, Rapport au nom de la commission chargée d'examiner la loi du 22 mars 1841 sur le travail des enfants dans les manufactures, Paris, Imprimerie administrative de Paul Dupont.

Sée Henri, 1925, La France économique et sociale au XVIIIe siècle, Paris, Armand Colin, collection CAC.

Simon Jules, 1861, L'ouvrière, Paris, Librairie de L. Hachette et Cie.

Société internationale de science sociale, 1857-1928, Les Ouvriers des deux mondes, Paris, Société d'économie sociale.

Statistiques de la France, 1874, Statistique sommaire des industries principales en 1873, Paris, Imprimerie nationale.

Tabin Jean-Pierre, 2008, Le gouvernement des pauvres en Suisse romande depuis la fin du XIXe siècle, Lausanne, Antipodes.

Tabuteau Didier, 2013, Démocratie sanitaire. Les nouveaux défis de la politique de santé, Paris, Odile Jacob.

Tallon Eugène et Maurice Gustave, 1875, Travail des enfants dans les manufactures, recueil des documents parlementaires législatifs et statistiques relatifs à la loi du 19 mai 1874 sur l'emploi des enfants et des filles mineures dans l'industrie, Paris, Librairie de J. Baudry.

Tallon Eugène, 1877, La vie morale et intellectuelle des ouvriers, Paris, Plon.

Vadot Napoléon, 1875, Le Creusot : son histoire, Le Creusot, Pautet.

Villermé Louis René, 1820, Des prisons telles qu'elles sont et telles qu'elles devraient être… : par rapport à l'hygiène, à la morale et à la morale politique, Paris, Méquignon-Marvis.

Villermé Louis René (Dr), 1837, Mémoire sur la distribution de la population française, [s.n].

Villermé Louis René (Dr), 1838, De la mortalité des enfants trouvés considérés dans ses rapports… [s.n.].

Villermé Louis René (Dr), 1840, Tableau de l'état physique et moral des ouvriers employés dans la manufacture de coton, de laine et de soie, Paris, J. Renouard.

Villermé Louis René (Dr), 1849, Des associations ouvrières, Paris, Pagnerre.

Villermé Louis René (Dr), 1850, Sur les cités ouvrières, Paris, J.B. Baillière.

Villermé Louis René (Dr), 18.. , Des sociétés de prévoyance ou de secours mutuels, […].

Villermé Louis René (Dr), 18.. , Note sur les ravages du choléra morbus dans les maisons, […].

Villermé Louis René (Dr), 18.. , Mémoire sur la taille de l'homme en France, […].

Villermé fils, 1849, Du droit au travail et du droit à l'assistance, Paris, Guillaumin.

Wolowski Louis, 1874, Discussion sur les impôts, Paris, Guillaumin.

[s.n], 1878-1880, Défense du libéralisme et du mandat impératif au nom du syllabus : le droit social. Pratique du droit social, Montbéliard, Imprimerie P. Hoffmann.

*** Hygiène et santé publiques**

Ackerman Evelyn B., 1990, Health care in the parisian country side, 1800-1914, Londres, Rutgers University Press.

Agostoni Claudia, 1997, Monuments of Progress : Modernisation and Public Health in Mexico City, 1876-1910, Ph.D dissertation, University of London.

Aisenberg Andrew R., 1999, Contagion. Disease, Government, and the "Social Question" in Nineteeth-Century France, Stanford, Stanford University Press.

Archives départementales d'Indre-et-Loire, 2007, Répertoire numérique de la sous-série 5M, Tours, Conseil général.

Armengaud Eugène, 1861-1862, Traité théorique et pratique des moteurs à vapeur, Paris, Armengaud aîné.

Baldwin Peter, 1999, Contagion and the State in Europe, 1830-1930, Cambridge, Cambridge University Press.

Barles Sabine, 1999, La ville délétère. Médecins et Ingénieurs dans l'espace urbain XVIII-XIXe siècle, Éditions Champ-Vallon.

Barnes David, 1995, The Making of A Social Disease, Tuberculosis in Nineteeth-Century France, Berckeley, University of California Press.

Barras Vincent (avec la collaboration de Marie-France Vouilloz), 2004, De l'hospice au réseau santé. Histoire de la santé publique et des systèmes hospitaliers en Valais, XIXe-XXe siècle, Sierre, Éditions Monographic.

Bauret Michel, 1994, Hygiène et santé publiques à Bordeaux (1870-1914), thèse universitaire des sciences et des techniques, Bordeaux 3.

Bec Fortuné (Dr), 1906, Les Pouvoirs du maire en matière d'hygiène (1798-1902), thèse de doctorat en médecine, Aix.

Berche Patrick (Pr), 2012, Faut-il encore avoir peur de la grippe ? Histoire des pandémies, Paris, Odile Jacob.

Berche Patrick (Pr), 2007, L'histoire des microbes, Paris, John Libbey Eurotext.

Bergeret Louis François Étienne, 1870, De l'abus des boissons alcooliques, dangers, et inconvénients pour les individus, la famille et la société. Moyens de modérer les ravages de l'ivrognerie, Paris, J.-B. Baillière et fils.

Bertillon Jacques (Dr), 1880, La statistique de la France (naissance, mariage, mort), Paris, G. Baillière.

Bertillon Jacques (Dr), 1886, Calcul de la mortalité des enfants du premier âge. De la méthode à suivre et des documents pour calculer la mortalité des enfants en bas âge, et spécialement celle des enfants protégés par la loi du 24 décembre 1874. Rapport présenté au Conseil supérieur de statistique (deuxième session de 1886), Paris, Imprimerie nationale.

Bertillon Jacques (Dr), 1894, Essai de statistique comparée du surpeuplement des habitations à Paris et dans les grandes capitales européennes, Paris, Imprimerie de Chaix.

Bertillon Jacques (Dr), 1903, Nomenclature des maladies, statistique de morbidité, statistique des causes de décès : arrêtées par la Commission internationale chargée de réviser les nomenclatures nosologiques (18-21 août 1900) pour être en usage à partir du 1er janvier 1901 avec notices et annexes, Montevrain, Imprimerie typographique de l'école d'Alembert.

Bertillon Jacques (Dr), 1911, La dépopulation de la France. Ses conséquences – Ses causes. Mesures à prendre pour la combattre, Paris, Librairie Félix Alcan.

Bertulus Évariste, 1845, L'hygiène navale dans ses rapports l'économie politique, commerciale et avec l'hygiène publique, Marseille, impr. de Barlatier-Feissat et Demonchy.

Biraben Jean-Noël, 1975-1976, Les hommes et la peste en France et dans les pays européens et méditerranéens, Mouton, Paris-La Haye.

Blyth Alexander, Winter, 1876, A dictionnary of hygiene and public health composing, sanitary chemistry, engineering and legislation, the dietetic values of foods and the detection of adulteration. On the plan of the dictionnaire d'hygiène publique du Pr Ambroise Tardieu, London.

Bobierre Adolphe, 1848, De l'intervention de l'État dans les industries insalubres, Nantes, L. Guéraud.

Bœll (de Baugé) E. (Dr), 1896, L'hygiène du paysan, traité populaire d'hygiène rurale, Angers, Imprimerie Gaston Paré.

Borchard Marc (Dr), 1864, Du régime sanitaire (hygiène publique endémique) en France et dans les pays étrangers, Paris, l'auteur éditeur.

Bordelais Patrice, Raulot Jean-Yves, 1987, Une peur bleue, histoire du choléra en France, 1832-1854, Paris, Payot.

Bourdelais Patrice (sous la direction de), 2001, Les hygiénistes : enjeux, modèles et pratiques (XVIIIe-XXe siècles), Paris, Belin.

Bourgeois Léon, 1913-1919, La politique de la prévoyance sociale. La doctrine et la méthode, Paris, E. Fasquelle.

Bourguignat Auguste, 1858-1859, Législation appliquée des établissements industriels… traité complet d'après le dernier état des lois, de la doctrine et de la jurisprudence, tome 1, Paris, V. Dalmont.

Bourguignon Charles, 1910, Des attributions de l'autorité municipale en matière d'hygiène, thèse de droit, Bordeaux.

Bourguignon Émile Ph., 1910, De l'intervention des pouvoirs publics en matière d'hygiène des habitations, thèse de droit.

Brand Jeanne L., 1965, Doctors and the State : The British Medical Profession and Government Action in Public Health, 1870-1912, Baltimore, The Johns Hopkins University Press.

Broca Paul, 1871-1888, Mémoires d'anthropologie, tome 1, Paris, C. Reinwald.

Brochard André-Théodore, 1871, Les nourrissons, les enfants trouvés et les animaux, Lyon, Josserand.

Brunfaut Jules, 1882, Hygiène publique. Les odeurs de Paris, Paris, Vve Ambroise Lefèvre, Libraire.

Cadet Ernest, 1870, Le mariage en France : statistiques, réformes : études morales sur la société contemporaine, Paris, Guillaumin.

Carol Anne, 1995, Histoire de l'eugénisme en France, Paris, Éditions du Seuil.

Cavé Isabelle, 2015, Les médecins-législateurs et le mouvement hygiéniste, Paris, Éditions L'Harmattan, collection 'Histoire de la médecine à travers les siècles'.

Cazeaux Pierre Euryale, 1873, Aux vieillards : l'individu, la famille, la nation, Bordeaux, Lefebvre.

Chabrol Étienne, 1962, Études cliniques, historiques et sociales, Paris, Expansion scientifique française, Éditeur.

Chadwick Edwin, 1997, Nineteeth-century Social Reform, ed. David Gladstone, Routledge.

Charvet Marie, 2005, Les fortifications de Paris : De l'hygiénisme à l'urbanisme, 1880-1919, Rennes, PUR.

Chéron Henri, 1907, Département du Calvados. Assistance des vieillards, des infirmes et des incurables, Caen, Ch. Valin imprimeur de la Préfecture.

Chevallier Alphonse, Beaudrimont Ernest, 1882, Dictionnaire des altérations et falsications des substances alimentaires, médicamenteuses et commerciales, Paris, Asselin.

Chevallier Fabienne, 2010, Le Paris moderne, Histoire des politiques d'hygiène (1855-1898), Presses Universitaires de Rennes, Comité d'Histoire de la Ville de Paris.

Clément Emmanuel, 1873, Guide des gens mariés, Paris, J. Taride.

Clerc Alexis, (image de Totain L. dessinateur), 1885, Allaitement artificiel, Paris, Jules Rouff.

Coleman William, 1982, Death is a social disease. Public health and political economy in early industrial France, Wisconsin, The University of Wisconsin Press.

Colin Léon, 1885, Paris, sa topographie, son hygiène, ses maladies, Paris, G. Masson.

Comiti Vincent-Pierre, 1994, Histoire du droit sanitaire en France, Paris, PUF.

Corbin Alain, 1986, Le Miasme et la jonquille : l'odorat et l'imaginaire social XVIIIe-XIXe siècles, Paris, Flammarion.

Corthay Auguste, 1891, La conserve alimentaire : traité pratique de fabrication, Paris, Dentu.

Cosmacini Georgio, 1992, Soigner et réformer. Médecine et santé en Italie de la grande peste à la Première Guerre mondiale, (1987), Paris, Payot.

Coudereau C.-A. (Dr), 1875, Projet d'une fondation municipale pour l'élevage normal de la première enfance. Moyens pratiques de prévenir la mortalité excessive des nourrissons, Paris, impr. de V. Goupy.

Coudour Pierre (Dr), 1904, Travail du laboratoire d'hygiène de la Faculté de médecine. Les quarantaines, Lyon, A. Rey.

Couturier Lydie, 2012, L'influence de la loi du 30 juin 1838 sur le traitement de l'aliénation mentale. L'exemple de l'établissement public de Stephansfeld (1835-1870) thèse de Master 2 Faculté de droit de Strasbourg.

Csergo Julie, 1988, Liberté, égalité, propreté. La morale de l'hygiène au XIXe siècle, Paris, Albin Michel.

Dangivillié Émile, 1850, Traité des falsifications des denrées alimentaires et des moyens de les reconnaître, Paris, Goldschmidt frères.

Debourge Jean-Baptiste (Dr), 1866, Le rachitisme et l'alimentation, conseils aux mères et aux nourrices, causeries populaires, Mirecourt, Humbert.

Debré Patrice (Pr), Gonzalez Jean-Paul (Dr), 2013, Vie et mort des épidémies, Paris, éditions Odile Jacob.

Debré Patrice (Pr), 2010, Louis Pasteur, Paris, Flammarion.

Decante René, 1913, Les délits et les fournisseurs et la répression des fraudes aux armées, Paris, L. Fournier.

Delmas Jean, 1989, L'élu local, acteur et promoteur de santé publique, mémoire de travail de recherche hospitalier, ENSP, Rennes.

De Luca Barrusse Virginie, Rollet Catherine (sous la direction), 1999, Les inspecteurs de l'Assistance Publique : figures tutélaires de la Troisième République, Thèse de doctorat en démographie, Université de Versailles, Saint-Quentin en Yvelines, 2,2 vol. 390 p.

Descieux Louis-Cyprien (Dr), 1865, Influence de l'état moral de la société sur la santé publique, Paris, Jacques Lecoffre, libraire-éditeur.

Desloges Louis, Camille-Auguste, 1857, Traité des substances alimentaires, Paris, Desloges.

Després Armand, 1883, La prostitution en France : études morales et démographiques, avec une statistique générale de la prostitution en France, Paris, J.B. Baillière et fils.

Didiot Pierre-Augustin (Dr), 1863, Code sanitaire du soldat, ou Traité d'administration et d'hygiène militaires, complété des dispositions réglementaires relatives à l'exécution du service de santé, Paris, Rozier.

Dujardin-Beaumetz Georges, 1889, L'hygiène prophylactique : microbes, ptomaïne…, Paris, O. Doin.

Dumons Bruno, Pollet Gilles, 1999, Élites et pouvoirs locaux, la France du Sud-Est sous la Troisième République, Lyon, PUL.

Dumont Marie-Jeanne, 1991, Le logement social à Paris, 1850-1930. Les habitations à bon marché, Liège, Mardaga.

Dursent Georges, Delorme Henri, 1908, Code pratique de l'enseignement primaire, législation, administration, jurisprudence, Paris, A. Picard.

Ellis Jack. D., 1990, The physician-legislators of France. Medicine and politics in the Early Republic, 1870-1914, Cambridge University Press.

Esquerre Arnaud, 2011, Les os, les cendres et l'État, Paris, Fayard.

Falret Jules, 2013, Les aliénés et les asiles d'aliéniés, assistance, législation et médecine légale, Paris, J.-B. Baillière.

Fan Xingzhun, 1953, Zhongguo yufang yixue sixiang shi (Histoire de la pensée médicale preventive en Chine), Shanghai, Huadong yiwu sheng-huo she.

Fay-Sallois Fanny, Peter Jean-Pierre, 1980, Les nourrices à Paris au XIXe siècle, Paris, Payot.

Fillassier Alfred, 1899, De la détermination des pouvoirs publics en matière d'hygiène, Paris, Jules Rousset.

Fleury Émile (Dr), 1896, Manuel d'hydrologie, eaux potables et eaux minérales, Paris, J. Frisch.

Fleury Pierre, 1888, Des causes de la dépopulation française et de la nécessité de réorganiser les services d'assistance et d'hygiène : résultats de l'application de la loi Roussel dans le Calvados, Guéret, P. Amiault.

Fodéré François-Emmanuel, 1813, Traité de médecine légale et d'hygiène publique ou de Police de santé, adapté aux codes de l'empire français, et aux connaissances actuelles. À l'usage des gens de l'Art, de ceux du Barreau, des Jurés et des Administrateurs de la santé publique, civils… Paris, Mame.

Foucault Michel, 1978, Sécurité, territoire, population, Cours au collège de France, 1977-1978, Paris, Gallimard, Seuil.

Foucault Michel, 1970-1975,1994, Dits et écrits, 1954-1988, Paris, Gallimard, tome II.

Freycinet Charles Louis de Saulces de, 1866, Rapport sur l'assainissement industriel et municipal en France, Paris, Dunod.

Freycinet Charles Louis de Saulces, 1870, Traité d'assainissement industriel comprenant la description des principaux procédés employés dans les centres manufacturiers de l'Europe occidentale pour protéger la santé publique et l'agriculture contre les effets des travaux industriels, Paris, Dunod.

Frioux Stéphane, 2013, Les batailles de l'hygiène. Villes et environnement de Pasteur aux Trente Glorieuses, Paris, PUF.

Frioux Stéphane, Fournier Patrick, Chauveau Sophie, 2011, Hygiène et santé en Europe. De la fin du XVIIIe siècle aux lendemains de la Première Guerre mondiale, Paris, Armand Colin.

Frioux Stéphane, 2009, Les réseaux de la modernité. Amélioration de l'environnement et diffusion dans la France urbaine (fin XIXe siècle – année 1950), thèse d'histoire, Lyon, Université Lumière Lyon 2.

Frutiger Olivier, 1988, Le développement de l'hygiène publique à Annecy entre 1860 et 1914, Mémoire de licence, Genève, août 1988.

Gauthier Armand, 1884, La sophistication des vins. Méthodes analytiques et procédés pour reconnaître les fraudes, Paris, J.-B. Baillière et fils.

Gleichmann Peter, R., 1979, Städte reinigen und geruchlos machen (Assainir et rendre inodores les villes) in Sturm H., Aesthetik und Umwelt, Tübingen, Günther Narr Verlag.

Goubert Jean-Pierre, 2008, Une histoire de l'hygiène – Eau et salubrité dans la France contemporaine, Paris Hachette littératures, collection « Pluriel ».

Goubert Jean-Pierre, 1993, Médecine et santé, Atlas de la Révolution française, fascicule 7 (co-direction scientifique), Paris, Éditions de l'EHESS.

Goubert Jean-Pierre, 1988, Du luxe au confort, Paris, Belin.

Granier Camille, 1906, La femme criminelle, Paris, O. Doin.

Granveau Antoine, 1867, La prostitution dans Paris, monographie imprimée.

Grenut Isabelle, 2009, L'abandon des enfants par leurs parents biologiques au XIXe siècle, sous la direction d'Anne Carol, professeur d'histoire contemporaine, mémoire de Master 2, Université de Provence, Aix-Marseille.

Guilbert Françoise, 1992, Le pouvoir sanitaire. Essai sur la normalisation hygiénique, thèse de doctorat en droit sous la direction de Jean-Pierre Baud, Université Strasbourg III (theses.fr).

Guillaume Jean-Marie-Amédée (Dr), 1865, Catéchisme d'hygiène populaire mise à la portée de la classe ouvrière des villes et des campagnes, Dole, impr. de L.A. Pillot.

Guillerme André, Anne-Cécile Lefort, Gérard Jigaudon, 2004, Dangereux, insalubres et incommodes. Paysages industriels en banlieue parisienne XIXe-XXe siècles. Paris, Champs Vallon.

Guignard Laurence, 2006 « Juger la folie. La justice pénale et la folie des criminels à l'âge de l'aliénisme 1791-1865 » thèse de doctorat, Histoire, Université de Paris I, Panthéon-Sorbonne, dact., 3 volumes.

Guiraud Louis, 1904, Manuel pratique d'hygiène à l'usage des médecins et des étudiants, Paris, G. Steinheil.

Fabre Jean (Pr), 1907, La dépopulation à Lyon. Ses principaux remèdes : protection de la grossesse, liberté de tester l'allaitement rationnel, Lyon, impr. réunies.

Fiaux Louis, 1892, Les maisons de tolérance, leur fermeture, Paris, G. Carré.

Hatzfeld Henri, 1971, Du paupérisme à la sécurité sociale en France, 1850-1940, Paris, Armand Colin.

Hildreth Martha L., 1987, Doctors, Bureaucrats, and Public Health in France, 1888-1902, New-York and London, Garding Publishing, Inc.

Hogg Walter Douglas, 1883, La médecine publique en Angleterre, Paris, G. Masson.

Imbeaux Édouard (Dr), 1905, La filtration artificielle des eaux, conférence donnée à l'Institut chimique, le 25 janvier 1905, Nancy, Impr. P. Pierron.

Imbeaux Édouard (Dr), 1901, L'alimentation en eau et l'assainissement des villes, Paris, Bernard, 2 volumes.

Imbeaux Édouard (Dr) (avec E. Macé), 1909, Hygiène et salubrité générales des collectivités rurale et urbaine, Paris, J.B. Baillière.

Imbeaux Édouard (Dr) (avec E. Macé), 1899, Recherches sur la teneur microbienne des eaux de la Moselle et de la Meurthe, Paris, J. B. Baillière.

Jorland Gérard, 2010, Une société à soigner. Hygiène et salubrité publique en France au XIXe siècle, Paris, éditions Gallimard.

Juery Jean, 1906, L'assistance aux vieillards, infirmes et incurables, Paris, J.-B. Sirey.

Kalff Elsbeth, 2008, Le logement insalubre et l'hygiénisation de la vie quotidienne. Paris (1830-1990), Paris, L'Harmattan.

Kottek Samuel, 2012, La Bible, la santé et l'hygiène, Paris, Glyphe.

Labreure David, 2005, Louis Ferdinand Céline : une pensée hygiéniste, thèse en histoire sous la direction de Régis Tettamanzi, Université de Nantes, dans le cadre Sociétés, Cultures, Échanges, (theses.fr).

Lallemand Léon, 1899, Le Prétendu monopole des bureaux de bienfaisance devant la loi et devant l'histoire, étude critique, Paris, Maison de la Bonne presse.

Lambert Jacques, 1991, Le chirurgien de papier : Études d'histoire et de philosophie de l'hygiène, thèse de philosophie, Paris, Sorbonne.

Lauvray Mathieu, 2007, Le département et l'assistance publique au XIXe siècle : l'exemple des Basses-Pyrénées (1800-1914) thèse de doctorat en droit, Université Montesquieu Bordeaux IV.

Layet Alexandre, 1875, Hygiène des professions et des industries, Paris, J.-B. Baillière et fils.

La Berge Fowler Anne, 1992, Mission and Method. The Early-Nineteenth-Century French Public Health Movement, Cambridge University Press.

Lecadre Adolphe-Aimé, 1866, Questions d'hygiène publique : Des quarantaines. De la sophiscation des denrées alimentaires. De l'utilisation des matières fécales au profit de l'agriculture, Havre, impr. de Lepelletier.

Le Cour Charles-Jérôme, 1870, La Prostitution à Paris et à Londres 1789-1870, [s.n.].

Le Cour Grandmaison Olivier, 2014, L'empire des hygiénistes. Vivre aux colonies, Paris, Fayard, Collection essais.

Le Gouvé Ernest, 1897, Histoire morale des femmes, Paris, J. Hetzel.

Le Roux B.F., 1886, Abrogation de la loi de 1816 : libre circulation des vins, cidres, poirés, bières, alcools sur le territoire français, suppression de l'exercice de la régie, Caen, Imprimerie de H. Delesgues.

Le Roux Thomas, 2011, Le laboratoire des pollutions industrielles - Paris (1770-1830), Paris, Albin Michel.

Liger François-Joseph, 1875, Dictionnaire historique et pratique de la voirie, de la construction, de la police municipale (…) fosses d'aisances, latrines, urinoirs et vidanges, Paris, Baudry.

Littré Émile, « Les grandes épidémies », *Revue des Deux mondes,* tome 5, 1836.

Locher Fabrice, 1984, L'hygiénisme au XIXe siècle, thèse de doctorat de médecine, Paris, VII.

Loyer François, 1987, Paris XIXe siècle, l'immeuble et la rue, Paris, Hazan.

Loua Toussaint, 1879, Les logements insalubres à Paris, Paris, Berger-Levrault.

Macé Eugène, Imbeaux Édouard, 2014, Traité d'hygiène. Tome 12, Hygiène générale des villes et des agglomérations communales, Paris, Hachette bnf (originellement J.-B. Baillière).

Maigne W., 1865, Nouveau manuel complet des conserves alimentaires, Paris, Roret.

Maïmonide Moïse, 1887, Principes de la santé physique et morale de l'homme, Alger, Ruff.

Marchand Eugène, 1880, Conférence sur la doctrine des engrais chimiques, Rouen, impr. de Hoissel.

Marec Yannick, 2002, Bienfaisance communale et protection sociale à Rouen (1796-1927), Paris, Association pour l'étude de l'histoire de la Sécurité sociale, 2 volumes.

Marec Yannick, 2006, Pauvreté et protection sociale au XIXe et XXe siècles, Rennes, PUR.

Marty Nicole, 2010, Hygiène hospitalière, (s.n.), Sauremps eds.

Mauchan Émile, 1899, L'allaitement artificiel des nourrissons par le lait stérilisé, Paris,

G. Carré et C. Naud.

Merrien François-Xavier, 1991, La bataille des eaux. L'hygiène des eaux à Rennes au XIXe siècle), Rennes, PUR.

Massard-Guilbaud Geneviève, 2010, Histoire de la pollution industrielle. France, 1789-1914, collection « En temps & lieux », 17, Paris, Éditions de l'EHESS.

Mediterranean Institute University of Malta, 2014, Mediterranean Under Quarantine, First International conference of Quarantine Studies Network, 7-8 November 2014, Old University Campus, Valletta.

Ministère de l'Intérieur, 1894, Direction de l'assistance et de l'hygiène publique, bureau de l'hygiène, Melun, Imprimerie administrative.

Ministère de la Santé Publique, 1930, Office national d'hygiène sociale, l'armement sanitaire en France, Paris, le mouvement sanitaire.

Monin Ernest (Dr), 1890, L'hygiène des sexes, Paris, O. Doin.

Monod Henri (1843-1911), 1884, De l'administration de l'hygiène publique à l'étranger et en France, Caen, Imprimerie F. Le Blanc-Hardel.

Monod Henri, 1889, Assistance médicale dans les campagnes, rapport du Conseil supérieur de l'assistance publique, Paris, Impression nouvelle.

Monod Henri, 1893, Conseil supérieur de l'assistance publique. Assistance médicale gratuite, situation actuelle, desiderata, dépenses, Melun, Impression administrative.

Monod Henri, 1894, Conseil supérieur de l'assistance publique. Création d'asiles spéciaux pour les aliénés alcooliques. 1° Rapport de M. le directeur de l'assistance et de l'hygiène publiques [Henri Monod]. 2° Rapport présenté à la 4e section par MM. Magnan et Legrain, Melun, Impression administrative.

Monod Henri, 1898-1903, L'assistance médicale obligatoire en France, application de la loi du 15 juillet 1893, Melun, Imprimerie administrative.

Monod Henri, 1904, La santé publique : législation sanitaire de la France, Paris, Hachette.

Monod Henri, 1905, L'Assistance obligatoire aux vieillards, discours de M. Henri Monod au Sénat, le 6 juillet 1905, Paris, Masson.

Moro Julia, 2008, Pauvreté et protection sociale dans le Sud Est Parisien de 1848 à 1914 : Assistance prévoyance et paupérisme, sous la direction de Florence Bourillon professeur d'histoire contemporaine, thèse de Master 2 à l'Université de Paris XII Créteil.

Murard Lion, Zylberman Patrick, 1996, L'hygiène dans la République : la santé publique en France ou l'utopie contrariée : 1870-1918, Paris, Fayard.

Murat Laure, 2001, La maison du docteur Blanche, histoire d'un asile et de ses pensionnaires, De Nerval à Maupassant, Paris, Éditions Lattès.

Musée International de la Parfumerie, 2014, Bains, bulles et beautés. Une histoire de la toilette et du savon, du XVIIIe au XXIe siècle, Grasse, Gourcuff Gradenigo, catalogue d'exposition.

Napias Henri, 1882, Manuel d'hygiène industrielle comprenant la législation française et étrangère et les prescriptions les plus habituelles des conseils d'hygiène et de salubrité relatives aux établissements insalubres, incommodes et dangereux, Paris.

Napias Henri et Martin A.J., 1882, L'étude et le progrès de l'hygiène en France de 1878 à 1882, Paris, G. Masson.

Nonnis Vigilante Serenella, 2005, Les intolérables politiques mortuaires modernes. Le corps mort entre religion, idéologie et hygiène en France et en Italie in Bourdelais Patrice, Fassin Didier (direction), Les Constructions de l'intolérable, Paris, La Découverte.

Nonnis Vigilante Serenella, 2000, Igiene publica e sanità municipale in Levra U. (dir.), Da capitale politica a capitale industriale (1864-1915), Storia di Torino, vol. VII, Turin, Einaudi.

Nonnis Vigilante Serenella, 1998, I cittadini tra inumazione e cremazione, in Comba A, Mana E, Nonnis Vigilante Serenella, La morte laica. Storia della cremazione Torino (1880-1920), Turin, Paravia, II° vol.

LePain G., 1896, Le régime des aliénés et la liberté individuelle, Bourges, H. Sire.

Orgeas Joseph (Dr), 1886, La pathologie des races humaines et le problème de la colonisation. Étude anthropologique et économique faite à la Guyane française, Paris, O. Doin.

Paquy Lucie, 2001, Santé publique et pouvoirs locaux. Le département de l'Isère et la loi du 15 février 1902, thèse d'histoire, Lyon, Université Lyon 2.

Parent-Duchâtelet Alexandre (Dr), 1857, De la prostitution dans la ville de Paris, 2 volumes, 3e édition, Paris, Baillière.

Parent-Duchâtelet Alexandre (Dr), Les chantiers d'équarrissage de la ville de Paris, Paris, E. Crochard.

Parent-Duchâtelet Alexandre (Dr), 1824, Essai sur les cloaques ou égouts de la ville de Paris envisagés sous le rapport de l'hygiène et de la topographie de cette ville, Paris, Crevot.

Pascal Edmond, 1884, Devoirs des maires en temps d'épidémie. Lois, décrets, arrêtés, instructions du conseil d'hygiène, ordonnances du préfet de police, prescriptions, mesures préventives à prendre, Paris, P. Dupont.

Pasteur Louis, 2012, Écrits scientifiques et médicaux, Paris, Flammarion.

Pasteur Vallery-Radot Louis, 1922-1939, Œuvres de Pasteur, Paris, Masson, 7 volumes.

Pasteur Vallery-Radot Louis, 1951, Correspondance de Pasteur 1840-1895, Paris, Flammarion, 2 tomes.

Pellot A., 1860, De la libre concurrence en matière de produits pharmaceutiques ou autres tombés dans le domaine public, Paris, l'auteur éditeur.

Perrot Annick, Maxime Schwartz, 2013, Pasteur et ses lieutenants, Roux, Yersin et les autres, Paris, Éditions Odile Jacob.

Peschaud Marcel, 1898, De l'intervention de l'état en matière d'hygiène publique, Paris, Lamullet et Poisson.

Pezzoni Antoine, 1854, L'inefficacité des quarantaines contre le choléra asiatique, Paris, H. Bossange et fils.

Pick Daniel, 1989, Faces of degeneration in mental disorders 1848-1918, Cambridge University Press.

Préfecture de Police, 1885, Rapports à Messieurs les Ministres de l'Intérieur et du commerce sur les mesures prises contre l'épidémie cholérique de 1884 à Paris et dans le département de la Seine, Paris, Imprimerie de Chaix.

Proal Louis, 1894, Le crime et la peine (2e édition), Paris, F. Alcan.

Quesne Lionel, 1994, De l'insalubrité à l'hygiénisme, émergence politique d' une problématique environnementale : l'exemple du Mans, thèse de doctorat en géographie urbaine, Le Mans.

Richard Valentin, 1908, La nouvelle législation sur la répression des fraudes dans la vente des marchandises et des falsifications des denrées alimentaires et des produits agricoles, Paris, L. Larose et L. Tenin.

Renault Noëlle, Doreau Colette, 2004, Le Morvan et ses nourrices, Saint-André en Morvan, Association les nourrices du Morvan.

Régis Emmanuel, Buard G., 1856-1928, IIIe Congrès national d'assistance et de bienfaisance privée, Bordeaux, impr. G. Gounouilhou.

Reinvillier Aristide, 1870, Hygiène publique : empoisonnement des eaux potables par le plomb, Paris, Dentu.

Robert Louis-Joseph-Marie, 1826, Guide sanitaire des gouvernements européens ou nouvelles recherches avec la fièvre jaune et le choléra-morbus, Paris, Crevot.

Rochard Jules, 1890, « Préface » Encyclopédie d'hygiène et de médecine publique, Paris, Arthur Rousseau et Vigot frères.

Rosen George, 1993, The History of Public Health, [1958], New-York, MD, Publications.

Roussel Théophile (Dr), 1879, De l'éducation correctionnelle et de l'éducation préventive, Paris, J. Bonhoure et Cie.

Roussel Théophile (Dr), 1873, Proposition de loi ayant pour objet la protection des enfants du premier âge en particulier du nouveau-né, rapport parlementaire à l'Assemblée Nationale, Impression 1707, Versailles, impr. de Cerf et fils.

Roussel Théophile (Dr), 1871, Proposition de loi tendant à réprimer l'ivresse sur la voie publique, (rapport parlementaire à l'Assemblée Nationale, impression n°567), Versailles, impr. de Cerf.

Sage-Pranchère Nathalie, 2007, Mettre au monde. Sages-femmes et accouchées en Corrèze au XIXe siècle, Tulle, Études historiques corréziennes.

Sagnier Henry, 1889-1895, La reconstitution du vignoble français, Châteauroux, Imprimerie de A. Majesté.

Salomon-Bayet Claire, 1986, Pasteur et la révolution pastorienne, Paris, Payot.

Silguy de Catherine, 2009, Histoire des déchets du Moyen Âge à nos jours, Paris, éditions du Cherche Midi.

Silhol Jacques, 1906, Indications pratiques sur l'installation hygiénique d'une clinique chirurgicale, Marseille, Imprimerie marseillaise.

Sirven Alfred, 1865, Les abrutis, Paris, F. Cournol.

Strauss Paul, 1902, La croisade sanitaire, Paris, Bibliothèque Charpentier.

Syndicat central du commerce en gros des liquides de la Seine-Inférieure, 1885, Protestation contre une augmentation énorme du droit de consommation sur l'alcool, sous le prétexte de protéger l'agriculture contre la concurrence des blés étrangers, Rouen, Imprimerie de J. Lecerf.

Taquet Paul, 1904, Le monopole de l'alcool : les monopoles en général, le monopole de l'alcool sous ses différentes formes et modalités (étude générale), le monopole sur l'alcool à l'étranger, les divers monopoles en France, les projets de monopole sur l'alcool, Paris, Guillaumin.

Thénard-Duvivier Franck (sous la coordination de), 2012, Hygiène et protection sociale, de la fin du XVIIIe siècle à nos jours, actes du colloque organisé au Lycée Gabriel-Fauré de Saint-Étienne, Paris, éditions Ellipses.

Teysseire Daniel, 1991, Un plan révolutionnaire de santé populaire : le projet de décret du 31 août 1790, La médecine du peuple de Tissot à Raspail (1750-1850), Créteil, Conseil Général du Val-de-Marne, Archives Départementales.

Touaillon fils, Charles, 1879, Les industries agricoles alimentaires et le broyage des engrais, Paris, Librairie agricole de la Maison rustique.

Thulié Henri (Dr), 1867, La folie et la loi, Paris, G. Baillière, 2e édition.

Thulié Henri (Dr), 1912, La lutte contre la dégénérescence et la criminalité, Paris, Vigot frères, 2e édition.

Veil-Picard Olga, J. (Présidente de la Société Maternelle parisienne « La Pouponnière »), Sergent Henri (Médecin du Ministère de l'Intérieur), 1913, La loi Roussel : des améliorations à apporter au contrôle de l'élevage. Rapport moral et administratif, Paris, G. Steinhel.

Vigarello Georges, 1999, Le propre et le sale. L'hygiène du corps depuis le Moyen Âge, Paris, Éditions du Seuil.

Vigarello Georges, 1999, Histoire des pratiques de santé : le sain et le malsain depuis le Moyen Âge, Paris, Éditions du Seuil.

Wojciechowki Jean-Bernard, 1998, Hygiène mentale et hygiène sociale : contribution à l'histoire de l'hygiénisme, Paris, éditions L'Harmattan, 2 volumes.

Wojciechowski Jean Bernard, 1996, Hygiène mentale et hygiène sociale ; contribution à l'histoire de l'hygiénisme : naissance et développement de l'hygiène mentale en France. La ligue d'hygiène et de prophylaxie mentales (1920-1960) et l'action du docteur Édouard Toulouse (1865-1947), thèse de doctorat en sociologie sous la direction de Christian de Montlibert, Université de Strasbourg II, (theses.fr).

Ygonin Jean-Baptiste (Dr), 1866, Observations sur les maladies des ouvriers employés dans la manufacture impériale des tabacs de la ville de Lyon, Lyon, impr. de Storck.

1878, Eaux minérales et eaux potables de la France analysées au Bureau d'essai de l'École des Mines de 1841 à 1877, Paris, Dunod.

*** Médecine et hôpitaux**

Ackerknecht Erwin H., 1967, Medicine at the Paris Hospital, 1794-1848. Baltimore, Johns Hopkins University Press.

Administration générale de l'Assistance Publique à Paris, 1949, Cent ans d'assistance publique à Paris, 1849-1949, AP-HP.

Amis du Patrimoine du CHU de Bordeaux, avril 2012, La vie des Hôpitaux bordelais de 1850 à 1914, Actes du Colloque organisé en septembre 2011, Talence, Édition M&S.

Auzuy Théodore (Dr), 1863, Asile public d'aliénés de Pau. Colonie agricole de Saint-Luc et projet de l'asile de Pau sur les terrains de cette colonie. Compte-rendu moral, administratif et médical du service de l'établissement. Exercice 1862, Pau, Imprimerie de E. Vignancour.

Balland Antoine, 1913, Les pharmaciens militaires français, Paris, L.Fournier.

Barbier Justine, Biesuz Julie, Bonnefous Pauline, Master Patrimoine, 2014, C'est l'hôpital qui (ne) se fout (pas) de la charité : les hôpitaux de Cahors entre assistance et médecine, Toulouse, Université Toulouse-Le-Mirail.

Barillé Claire, Francis Démier, 2008, Les maux et les soins. Médecins et malades dans les hôpitaux parisiens au XIXe siècle, Paris, Éditions de la Maison des sciences de l'homme.

Baruk Henri, 1967, La psychiatrie française de Pinel à nos jours, Paris, PUF.

Belmas Élisabeth et Nonnis-Vigilante Serenella, 2013, Les relations Médecin-Malade, des Temps modernes à l'époque contemporaine, Presses universitaires du Septentrion.

Berche Patrick (Pr), 2013, Le savoir vagabond, histoire de l'enseignement de la médecine, Paris, Docis.

Bescond Jacques, 1998, Génèse et devenir de deux ordres de praticiens en France. Les officiers de santé de 1803 à 1892, thèse université Paris VII Denis-Diderot, 3 volumes.

Bichat Xavier (Pr), 2014, Anatomie pathologique, dernier cours de Xavier Bichat, Paris, Hachette, collection : Sciences.

Blondel-Pasquier Michel, 2014, Institut interdépartemental Théophile Roussel (établissement public de santé), 1895-1995 : de l'éducation pénitentiaire à la thérapie, Montesson, éditeur Institut interdépartemental Théophile Roussel.

Bonne Gérard, 2014, Du clystère au stéthoscope : Les débuts de la médecine scientifique, Paris, Éditions Glyphe.

Bouchardat Appolinaire, 1883, Traité d'hygiène privée et publique basé sur l'étiologie, Paris, G. Baillière.

Bouchardat Appolinaire, 1863, L'Eau-de-vie, ses dangers, conférences populaires, Paris, C. Meyrueis.

Bourgoin Edme, 1880, Traité de pharmacie galénique, Paris, A. Delahaye et E. Lecrosnier.

Boyer Anne (avec la collaboration de Caroline Rives), 2008, Guide des sources pour l'histoire de la médecine, Paris, éditions de la BnF.

Broca Paul (Pr), 1856, Des Anévrysmes et de leur traitement, Paris, Labé.

Brouardel Paul (Pr), 1873, De l'exercice de la médecine et de l'enseignement de la médecine, rapport fait au nom du Conseil général de l'Association des médecins de France, sur la révision des lois de l'an XI sur l'exercice de la médecine et de la pharmacie, Paris, imprimerie de F. Malteste.

Brouardel Paul (Pr), 1887, Le secret médical, Paris, J.B. Baillière et fils.

Brouardel Paul (Pr), Gilbert A., Girode, 1895-1902, Traité de médecine (Tome 3) Paris, J.B. Baillière et fils.

Bulard Jules-Amédée (Dr), 1871, Asile public d'aliénés de Maréville (Meurthe). Rapport médical sur le service de la division des femmes pour l'année 1870, Nancy, Imprimerie de Sordoillet et fils.

Caffort Jean-Pierre, 1844, De l'étude, de l'enseignement et de l'exercice de la médecine, tome premier, Montpellier, Louis Castel ; Paris, J.B. Baillière.

Calmette Albert (Dr), Pottevin Henri (Dr), Imbeaux Édouard (Dr), 2014, Traité d'hygiène. Tome 15, Égouts et vidanges, ordures ménagères, cimetières, Paris, Hachette, collection : Sciences.

Chenu Jean-Charles (Dr), 1874, Aperçu historique, statistique et clinique sur le service des ambulances et des hôpitaux de la société française de secours aux blessés des armées de terre et de mer pendant la guerre de 1870-71, Paris, Librairie militaire de J. Dumaine, éditeur.

Chevallier Alphonse (Dr), 1850-1852, Dictionnaire des altérations et falsifications des substances alimentaires médicamenteuses et commerciales avec l'indication des moyens de les reconnaître, Paris, Béchet jeune.

Chevallier Émile (Dr), 1889, De l'assistance dans les campagnes, Paris, A. Rousseau.

Claude Nicolas, 1887, Consommation de l'alcool en France, (rapport parlementaire du Sénat, Impression n°42), Paris, P. Mouillot.

Coury Charles, 1968, L'enseignement de la médecine en France ; des origines à nos jours, Paris, l'Expansion scientifique française.

Cunningham Andrew et Perry Williams, 1992, The Laboratory revolution in medicine, Cambridge Press.

Daremberg Charles, 1870, Histoire des sciences médicales : comprenant l'anatomie, la physiologie, la médecine, la chirurgie et les doctrines de pathologie générale : depuis les temps historiques jusqu'à Harvey, tome 2, Paris, J.-B. Baillière.

Faure Olivier, 1993, Les Français et leur médecine au XIXe siècle, Paris, Belin.

Faure Olivier, 1994, Histoire sociale de la médecine en France (XVIII-XX siècles), Paris, Anthropos.

Faure Olivier, Dominique Dessertine (préface de Maurice Garden) 1994, La maladie entre libéralisme et solidarités, Paris, Mutualité française.

Faure Olivier, 1981, Génèse de l'hôpital moderne : Les hospices civils de Lyon de 1802 à 1845, Éditions du CNRS et des Presses Universitaires de Lyon.

Féré Charles, 1886, Traité élémentaire d'anatomie médicale du système nerveux, Paris, A. Delaye et Lecrosnier.

Ferreyrolles Paul, Billard Gabriel, 1909, Les eaux minérales en tant que sérums artificiels. Étude expérimentale et clinique des Eaux de la Bourboule en injections hypodermiques, Paris, A. Maloine.

Foucault Michel, 1963, La naissance de la clinique, Paris, PUF.

Foucault Michel, 1975, Surveiller et punir. Paris, Gallimard.

Ganière Paul (Dr), 1964, L'Académie de Médecine, ses origines et son histoire, Paris, Librairie Malaine S.A..

Gavoy Émile (Dr), 1894, Le service de santé militaire en 1870, Hier, aujourd'hui, demain, Paris, Charles Lavauzelle, éditeur militaire.

Germain Michel, 2012, L'épopée des gants chirurgicaux, Paris, L'Harmattan.

Grandordy Béatrice, 2012, Darwin, Pasteur, Koch et Freud dans le roman : l'évolution et la santé dans la réalité et l'imaginaire européens, Paris, L'Harmattan.

Guillaume Pierre, 2000, Mutualistes et médecins, conflits et convergences, XIXe-XXe siècles, Bordeaux, Atelier éditeur.

Guillaume Pierre, 1998, Le rôle social du médecin depuis deux siècles, 1800-1945, Paris, Comité d'Histoire de la Sécurité Sociale.

Hanhart Joël, 2001, Haffkine, une esquisse. Biographie intellectuelle et analytique de Waldemar Mordekhaï, thèse de doctorat à la Faculté de biologie et de médecine de l'Université de Lausanne (Suisse) sous la direction de Vincent Barras.

Laurent Émile (Dr), 1891, L'anthropologie criminelle et les nouvelles théories du crime, Paris, Société d'éditions scientifiques.

Lacassagne Alexandre (Dr), 1876, Précis d'hygiène privée et sociale, Paris, G. Masson.

Lacassagne Alexandre (Dr), 1906, Précis de médecine légale, Paris, Masson.

Laget Pierre-Louis et Laroche Claude (sous la direction), 2012, L'Hôpital en France : histoire et architecture, collection Cahiers du patrimoine, Lieux Dits Éditions, Lyon.

Lancereaux Étienne, 1873, Traité historique et pratique de la syphilis, Paris, G. Baillière.

Larcan Alain (Pr), Ferrandis Jean-Jacques (Dr), 2008, Le service de santé aux armées pendant la Première Guerre mondiale, Paris, éditions Little Big Man.

Lazare Jean (avec la coordination de) 2000, Histoire de la médecine en Moselle de 1800 à 1950, Metz, Société des sciences médicales de la Moselle.

Léonard Jacques, 1977, La vie quotidienne du médecin de province au XIXe siècle, Paris, Hachette.

Léonard Jacques, 1978, Les médecins de l'Ouest au XIXe siècle, Paris, diffusion H. Champion, 3 volumes.

Léonard Jacques, 1981, La médecine entre les pouvoirs et les savoirs, Paris, Aubier.

Lombroso Cesare, 1899, Le crime, causes et remèdes ; (avec un) Appendice sur le progrès de l'anthropologie criminelle pendant les années 1895-1898, Paris, Schleicher frères.

Marec Yannick, Reguer Daniel, 2013, De l'hospice au domicile collectif : la vieillesse et ses prises en charge de la fin du XVIIIe siècle à nos jours, Presses Universitaires de Rouen et du Havre.

Marec Yannick (sous la direction de), 2005, Les hôpitaux de Rouen du Moyen-Âge à nos jours. Dix siècles de protection sociale, Rouen, Éditions PTC.

Martin Odilon (Dr), 1908, Traitements de Vichy. Effets physiologiques et thérapeutiques, conduites cliniques, régimes, Paris, J.-B. Baillière et fils.

Ménissier Pierre, 1825, De l'exercice de la médecine en France, des moyens de l'améliorer et de l'étendre au domicile du pauvre, Paris, Béchet jeune.

Ollivier Auguste (Dr), 1890, Rapport du conseil d'hygiène et de salubrité du département de la Seine, La teigne à Paris et sa prophylaxie, Archives de la préfecture de la police de Paris, Maubert-Mutualité.

Orrico Stéphanie, 2000, Le discours hygiéniste, thèse de doctorat de droit médical sous la direction de Francine Demichel, Université Paris VIII (theses.fr).

Peck Jean, Jean-Loup Avril et Jean Faure (sous la direction de), 1992, La Santé en Bretagne, Paris, Éditions Huvas.

Peter Mathieu, 2009, Les orphelinats du Tarn sous la Troisième République, thèse de doctorat en droit sous la direction de Philippe Nélidoff, Professeur à l'Université de Toulouse I.

Pocquet Barthélemy, 1877, Essai sur l'assistance publique : son histoire, ses principes, son organisation actuelle, Paris, A. Marescq.

Poirier Jacques, 2012, L'externat des hôpitaux de Paris (1802-1968), Paris, Édition Hermann.

Pozzi Samuel (Pr), 1897, Traité de gynécologie clinique et opératoire, Paris, Masson et Cie.

Revue d'histoire des hôpitaux, 2014, Dossier spécial sur les archives hospitalières, Clermont-Ferrand, Société française d'histoire des hôpitaux, n°150, mars 2014.

Riant Aimé (Dr), 1878, Société française de secours aux blessés des armées de terre et de mer. Le Matériel de secours de la société à l'exposition de 1878. Manuel pratique de transport et d'hospitalisation rationnelle et rapide des blessés et malades, en temps de guerre et d'épidémie : type de brancards, wagons, voitures, baraques, tentes, appareils, etc., Paris, Imprimerie Nationale.

Rochard Jules, 1888, Traité d'hygiène sociale, Paris, Adrien Delaye et Émile Lecrosnier. Ackerknecht Erwin H., 1967, « Medicine at the Paris Hospital, 1794-1848. Baltimore, Johns Hopkins University Press.

Rossé Christian, 2014, Montagu. Un siècle et demi d'histoire du 3e âge à La Neuveville, Première édition, Editions Alphil.

Sournia Jean-Charles, 1991, Histoire de la médecine et des médecins, Paris, Larousse.

Tardieu Ambroise, 1865, Projet de construction du nouvel Hôtel-Dieu de Paris, rapport fait au Conseil Municipal de Paris, Paris, J.B. Baillière et fils.

Teyssou Roger, 2012, Charcot, Freud et l'hystérie. Acteurs de la Science, Paris, L'Harmattan.

Tissot Samuel Auguste, 1762, Avis au peuple sur sa santé ou traité des maladies les plus fréquentes, Paris, F. Didot le Jeune.

Vander Elst Édouard, 2012, Histoire de la pensée scientifique, Paris, Édition Glyphe.

Vanderpooten Claude, 1992, Samuel Pozzi, chirurgien et ami des femmes, Ozoir-La-Ferrière, VO Éd.

Wohnlich-Despaigne Isabelle, 1987, Historiens français de la médecine au XIXe siècle, Paris, Librairie philosophique J. Vrin.

Weber A., 1936, Tableau de la caricature médicale depuis les origines jusqu'à nos jours, 130 gravures, Paris, Édition Hippocrate.

Weiss Georges, 1995, La Société Royale de médecine et l'Académie de chirurgie. The medical mandarins – The French Academy of Medecine in the nineteen and early twenty century, Oxford University Press.

1890-1893, Fêtes pédagogiques à l'Orphelinat Prévost : sessions normales de pédagogie pratique, Cempuis, Oise, Orphelinat Prévost.

1900, Manuel des œuvres : institutions religieuses et charitables de Paris et principaux établissements des départements pouvant recevoir des orphelins, des indigents et des malades de Paris, Paris, C. Poussielgue.

1905, La laïcisation des hôpitaux : appel à tous les amis des pauvres, Paris, H.Oudin.

[s.n.], 2014, Insanity and the Lunatic Asylum in the Nineteenth Century, edited by Thomas Knowles and Serena Trowbridge.

*** Maladies**

Auber Théophile, Charles, Emmanuel (Dr), 1858, De la fièvre puerpérale devant l'Académie impériale de médecine de Paris et des principes de vitalisme hippocratique appliqués à la solution de cette question, Paris, Garnier Baillière.

Bayard Armand (Dr) 1855, Influence de la vaccine sur la population ou de la gastro-entérite varioleuse avant et depuis la vaccine, Paris, Librairie de Victor Cousin.

Beauchamp Chantal, 1990, Délivrez-nous du mal ! Épidémies, endémies, médecine et hygiène au XIXe siècle dans l'Indre, l'Indre-et-Loire et la Loir-et-Cher, Maulévrier, Hérault-Éditions.

Berger E., 1840, De la morve et du farcin des chevaux de troupe, [s.n.].

Bernheim Samuel (Dr), 1901, Défense pratique contre la tuberculose, Paris, impr. de G. Maurin.

Bertillon Jacques (Dr), 1883, De la fréquence de la fièvre typhoïde à Paris pendant la période 1865-1882, Paris, G. Masson.

Biraben Jean-Noël, 1976, Les hommes et la peste, Paris, Mouton, 2 volumes.

Boudard Auguste, 1895, Histoire de la vaccine, de la variole et de la sérothérapie, Marseille, impr. Méridionale, 16 p., in 8°.

Bourru Henri (Dr), 1883, Distribution géographique des grandes épidémies pestilentielles, leurs dangers actuels, moyens de s'en garantir, Nantes, Mme Vve Camille Mellinet, imprimeur.

Brouardel Paul et Thoinot Léon-Henri, 1895, La fièvre typhoïde, Paris, Librairie J.-B. Baillière et fils.

Certes Adolphe-Adrien, 1877, Phylloxéra et le budget, Paris, Guillaumin.

Chantemesse André, 1884, Étude sur la méningite tuberculeuse de l'adulte. Les formes anormales en particulier, Paris, thèse de médecine de Paris, n°124.

Chapuis Edmond (Dr), 1883, La fièvre typhoïde et les bains froids à Lyon, Paris, A. Delahaye et E. Lecrosnier.

Charcot Jean-Martin, 1874, Leçons cliniques sur les maladies des vieillards et les maladies chroniques (2e édition), Paris, A. Delahaye.

Chérot Auguste, 1861, Note sur la fièvre jaune à Saint-Nazaire, Paris, Dentu.

Colin Léon, 1885, Paris, sa topographie, son hygiène, ses maladies, Paris, G. Masson.

Cornil André-Victor, Babes Victor, 1886, Les Bactéries et leur rôle dans l'anatomie et l'histologie pathologiques des maladies infectieuses, Paris, Félix Alcan éditeur.

Darmon Pierre, 1986, La longue traque de la variole : les pionniers de la médecine préventive, Paris, Librairie académique Perrin.

Desmartis, Télèphe Poytevin (Dr), Étude sur les épidémies de croup, d'angine couenneuse, de fièvre typhoïde et de dysenterie qui ont sévi dans le département de la Dordogne, Bordeaux, impr. de Vve J. Dupuy.

Deutsch Maurice (Dr), 1897, Mémoire sur la vaccination obligatoire adressé en 1881 aux deux chambres françaises, Paris, Imprimerie Paul Dupont, 2e édition.

Dufour Léon, 1888, La diphtérie à Fécamp : contribution à l'hygiène des villes, Fécamp, Imprimerie de L. Durand et fils.

Dupuytren Guillaume, 1834, Traité théorique et pratique des blessures par armes de guerre, tome 1, rédigé d'après les leçons cliniques de M. le Bon Dupuytren, Paris, J.B. Baillière.

Fairet Jules (Dr), 1890, Les Aliénés et les asiles d'aliénés, assistance, législation et médecine légale, Paris, J.-B. Baillière.

Foucault Michel, 1961, Folie et déraison. Histoire de la folie à l'âge classique. Paris, Plon.

Gaillard François-Lucien, Note sur la fièvre typhoïde de 1855, Poitiers, impr. de H. Oudin.

Gaudin Marc, 1866, Réflexions d'un chimiste philosophe sur les maladies épidémiques : la fièvre des marais, la fièvre jaune, la fièvre typhoïde, la variole, le choléra, la peste, etc., Paris, Ch. Gaudin.

Giraudeau Jean, 1841, Description de la rougeole, de la scarlatine, et de leur traitement, Paris, G. Baillière.

Grancher Joseph (Pr), 1897-1898, Traité des maladies de l'enfance, Paris, Masson.

Grimaud de Caux Gabriel, 1865, Études sur le choléra, faites à Marseille en septembre et octobre 1865, Paris, Gauthier-Villars.

Guinand J. (Dr), 1881, De la syphilis des verriers, hygiène et prophylaxie par la visite sanitaire, Paris, G. Masson.

Hilmy Ahmed, 1933, La variole en Égypte. Son histoire et les moyens de lutter contre elle (en arabe), Le Caire, Imprimerie nationale.

Jeannel Julien François, 1874, De la prostitution dans les grandes villes au dix-neuvième siècle et de l'extinction des maladies vénériennes, Paris, J. B. Baillière.

Jousset de Bellesme Georges (Dr), 1873, Hygiène des épidémies. Courtes instructions pour se préserver sûrement des maladies contagieuses, choléra-fièvre typhoïde-croup et angine couenneuse-variole-rougeole-scarlatine, Paris, Imprimerie de J. Claye.

Kelsch Achille, 1903, La Tuberculose dans l'armée, Paris, O. Doin.

Larrey Dominique, Jean, M. le baron, 1831, Mémoire sur le choléra-morbus, Paris, J.B. Baillière.

Laveran Alphonse, 1898, Traité du paludisme, Paris, Masson.

Legendre Henri (Dr), 1881, Étude sur la scarlatine chez les femmes en couches, Paris, A. Delahaye.

LeGrain Paul-Maurice, 1895, Dégénérescence sociale et alcoolisme, Paris, G. Carré.

Le Foll Maurice (Dr), 1904, Quelques considérations hygiéniques au sujet d'une épidémie de scarlatine observée en Bretagne.

Mesureur André, 1905, Administration générale de l'Assistance publique à Paris. Congrès international de la tuberculose. L'Œuvre de l'assistance publique à Paris contre la tuberculose (1896-1905), Paris, Berger-Levrault.

Mireur Hippolyte (Dr), 1875, La syphilis et la prostitution dans leurs rapports avec l'hygiène, la morale et la loi, Paris, G. Masson.

Moursou Joseph (Dr), 1885, De la fièvre typhoïde, à bord des navires de la marine de l'État particulièrement dans les pays chauds, Paris, O. Doin.

Murchison Charles (Dr), 1878, La fièvre typhoïde, Paris, Germer Baillière.

Papelier Jean-Marc (Dr), 1899, La variole en Lorraine. Son histoire, son traitement, T.M. Nancy, n°39, impr. A . Crépin Le Blond, 142 p. in -8°.

Picot Constant, Espine Adolphe, 1899, Traité pratique des maladies de l'enfance, Paris, J.B.-Baillière et fils.

Portanier Marius, 1886, La rage, biographie et travaux de Pasteur : notions générales sur la rage considérée chez l'homme et chez différentes espèces animales, législation et police sanitaire, Nice, Imprimerie de A. Viterbo.

Proust Adrien (Pr), Ballet Gilbert, 1897, L'hygiène du neurasthénique, Paris, Masson.

Proust Adrien (Pr), 1889, Rapport sur la vaccine, extrait du recueil des travaux du Comité consultatif d'hygiène publique de France et des actes officiels de l'Administration sanitaire.

Proust Adrien (Pr), 1883, Le Choléra, étiologie et prophylaxie suivi de l'Instruction populaire sur les précautions d'hygiène à prendre en cas d'épidémie, Paris, G. Masson.

Razzi Muhammad, Leclerc Lucien (traducteur), 1866, Traité de la variole et de la rougeole de Razès, Paris, Paris, J.-B. Baillière.

Reilhac Ferdinand (Dr), 1894, Des causes de la transmission de la fièvre typhoïde au Havre et les moyens de les combattre, Le Havre, Imprimerie de La Salle.

Reynaud Augustin, 1882, Étude sur les épidémies de fièvre jaune au Sénégal, Paris, Imprimerie de Collombon et Brulé.

Roubinovich Jacques, 1890, Hystérie mâle et dégénérescence, thèse de médecine, Faculté de médecine de Paris.

Swain Glaydis, 1988, Le sujet de la folie : Naissance de la psychiatrie, « Rhadamanthe », Toulouse, Privat.

Tardieu Ambroise (graveur), 1835, Exanthèmes : rougeole, roséole, scarlatine, érysipèle, Paris, J.-B. Baillière.

Totain L. (dessinateur), Stablo (Graveur), 1885, Homme attaqué par la morve, Paris, Jules Rouff.

Van Ermengem Émile Pierre Marie (Dr), 1885, Recherches sur le microbe du choléra asiatique : rapport présenté à M. le ministre de l'Intérieur, le 3 novembre 1884, Bruxelles, A. Manceaux.

Villemont Michel (Dr), 1882, Histoire des maladies vénériennes, Paris, Librairie des publications nouvelles.

Warlomont Évariste (Dr), 1883, Traité de la vaccine et de la vaccination humaine et animale, Paris, J.-B. Baillière et fils.

1898, La lutte contre la tuberculose. Un sanatorium populaire en Picardie, Amiens, imprimerie de T. Jeunet.

1894, Étude historique, expérimentale et critique sur l'identité de la variole et de la vaccine, T.M. Paris, n°149, Steinheil, 126 p. 5 fig, in-4°.

5 Les revues du XIXe siècle (début XXe siècle) consultées

*** Le médical, la santé et l'hygiène publiques**

- La Revue des *Annales d'hygiène publique et de la médecine légale*, 1870-1893 publiée par la Société de médecine légale de France, Paris, Jean-Baptiste Baillière.
- La *Revue d'hygiène et de police sanitaire*, 1879-1921, Paris, Masson, 1879. (Il s'agit de la revue qui succède à la précédente mentionnée ci-dessus) :

1879

p.26 - Les conseils d'hygiène des départements, ce qu'ils sont et ce qu'ils pourraient être.

p.514 - Des chiffres sur la variole à Paris pour 1878, 1879.

p.647- Note sur l'industrie des buandiers et la législation actuelle concernant les établissements insalubres par le D. G. Drouineau de la Rochelle.

1881

p.675 - Répression des falsifications.

1883

p.940 - Note sur les poussières industrielles. Modifications à apporter à la législation en matière d'hygiène industrielle par MM. E. Blaise et le Dr Napias.

1884

p.273 et 407 - L'enseignement de l'hygiène dans les établissements d'enseignement supérieur par le médecin-député A-J. Martin.

1885

p.218 - Martin A.-J. Martin, 1885, De la nature et de l'étendue des pouvoirs respectifs des maires, des municipalités et des préfets en matière d'hygiène et de salubrité publique.

p.603 - Le nouveau règlement sur la prophylaxie sanitaire maritime des maladies pestilentielles et exotiques (peste, fièvre jaune, choléra).

p.697- Rochard Jules, l'organisation du service de la vaccine en France.

1886

p.439 - Enquête sur les modifications à apporter aux lois sur le travail dans l'industrie par le docteur Henri Napias (Revue générale d'administration, 1866).

p.545 - La réforme de l'administration sanitaire en France.

1887

p.861 - L'hygiène et la législation des fabriques.

1888

p.92 - Administration de la santé publique.

p ?- L'hygiène il y a cent ans par le docteur H. Napias.

p ?- Projet de réorganisation de la société de médecine publique et d'hygiène professionnelle par H. Napias.

p.560 - La réforme de la législation de l'alcool en France au point de vue de l'hygiène.

1889

p.766 - La réforme de la législation sanitaire française.

1891

p. ? - La police et la protection des eaux au point de vue de la salubrité et de l'hygiène par le docteur A-J. Martin.

p.322 - De la déclaration des maladies contagieuses par le Docteur Drouineau inspecteur général des établissements de bienfaisance.

1892

p.1 - La future loi sanitaire par le docteur A.J. Martin.

p.209 - La profession d'hygiéniste.

p.361 - Contribution à l'étude de la législation des établissements dangereux, insalubres ou incommodes par Edmond Dupuy (Annales d'hygiène publique et de médecine légale, 1891, p.121).

p.773 - Un doctorat en hygiène, université de Durham par M.L. Vintras.

1893

p.36 - La déclaration obligatoire des maladies contagieuses et l'inspection médicale des écoles par le Dr Mangenot.

1894

p.96 - Les agents atmosphériques et les maladies infectieuses par M. le Docteur A. Charrin.

p.244 - But de la loi Roussel.

p.569 - La loi sur l'assainissement de Paris et de la Seine.

1895

p.568 - Du rôle de l'ingénieur sanitaire dans la création. La direction et le fonctionnement des bureaux municipaux d'hygiène.

1896

p.193 et p.627-La protection de la femme dans l'industrie d'après la législation des différents pays par H. Napias.

p ? - L'évolution de l'hygiène et les doctrines pastoriennes par Chantemesse (professeur).

1899

p. ? - Projet d'organisation d'un service de l'hygiène publique, Alphand (Inspecteur des ponts et chaussées, directeur des travaux de la ville de Paris).

1902

p.97- La loi pour la protection de la santé française.

1904

p.782 - Les dispensaires antituberculeux, leur rôle hygiénique et social, par le docteur R. Bretheau, thèse de Paris.

- La *Revue des Sciences médicales,* Paris, Société française d'histoire de la médecine, 1967-... :

2012

- Pr Bernard Hillemand, La police sanitaire maritime française au XIXe siècle, tome XLVI, n°2.
- Pr Bernard Hillemand, Trois hygiénistes, C.R. Prus, S.A. Fauvel et A. Proust et leurs rapports avec l'Orient. Continuité de pensée et d'action dans la prévention des épidémies, tome XVLI, n°3.

2006

- Pr Bernard Hillemand, L'épidémie de fièvre jaune de Saint-Nazaire en 1861, n°1, tome XL.
- Geneviève Dupont, Alain Lellouch et Régis Olry, Pierre-Joseph Duhem (1758-1807) médecin régicide et les autres médecins-députés conventionnels face au progrès de Louis XVI, n°1, tome XL.
- Georges Androutsos, François Raspail (1794-1878), Un grand vulgarisateur de la médecine et ses points de vue urologiques originaux, n°2, tome XL.
- Idelette de Bures, À propos de la loi sur les aliénés du 30 juin 1838, n°3, tome XL.

2007

- Pr Marcel Guivarc'h, L'armée de l'Est et les services de santé (15 décembre 1870-13 février 1871), tome XLI, n°2.

- Francis Trépardoux et Alain Ségal, Bouchardat et la médecine hygiénique, n°3, tome XLI.

- François Chast et Gérard Slama, Apollinaire Bouchardat et le diabète, n°3, tome XLI.

- Pierre Vayre et Bernard Hillemand, François Mélier (1798-1866). Un Limousin pionnier de santé publique et d'épidémiologie au XIXe siècle à Paris, n°4, tome XLI.

- Xavier Riaud, L'influence de trois dentistes américains pendant la Guerre de Sécession (1861-1865), n°4, tome XLI.

2009

- Pr Bernard Hillemand, La place de la consultation de médecine « porte » de l'hôpital Saint-Antoine (Paris) dans la lutte contre la production de guerre allemande par le sabotage du service du travail obligatoire (S.T.O.), 1943-1944, n°3, tome XLIII.

La Revue *Alcoologie de la Société Française d'Alcoologie*

1995

- Auteur non précisé, Structures d'hospitalisation et d'hébergement pour alcoolo-dépendants. Évolution, tome 17, 4S.

- Auteur non précisé, L'évolution de l'organisation des soins pour alcooliques en France, tome 17, 4S.

- Auteur non précisé, Les « asiles pour alcooliques » au XIXe siècle dans quelques pays d'Europe continentale, tome 17, 4S.

- Auteur non précisé, Les « asiles pour alcooliques » au cours du XIXe siècle aux USA et en Grande-Bretagne, tome 17, 45.

- Auteur non précisé, Premières structures spécifiques de soins pour alcooliques en France. Centenaire, tome 17, 3.

1997

- Georges Nugue, La prévention auprès des conscrits au début du siècle, tome 19,4.

- Pascal Menecier, Catherine Simonin, Laure Menecier-Ossia, Daniel Debatty, Ivresses et alcoolopathies à l'hôpital, après 75 ans, tome 19, 4.

- Pr Bernard Hillemand, Les sociétés dites de tempérance au XIXe siècle en milieu anglo-saxon, tome 19, 4.

- François Vabret, Rémy Morello, Hervé Jean, Jean-François Desson, Annie Davy, L'alcoolisation pathologique des hospitalisés du CHU de Caen, tome 19, 4.

1998

- Pr Bernard Hillemand, Les sociétés dites de tempérance au XIXe siècle et au début du XXe siècle en France et en Europe continentale, tome 20, 25.

La *Revue scientifique*

1873

- Dr Levieux, Des institutions d'hygiène publique et de salubrité publique, 2e série, tome 40, p.318.

1880

- Dr A.J. Martin, Essai d'organisation de la médecine en France, 3e série, tome 4, p.148.

1882

- Dr A.J. Martin, Organisation de la médecine en France, création d'une direction de la santé publique, 3e série, tome 7, p.242.

1884

- Dr R., Réorganisation du Comité consultatif d'hygiène, 3e série, tome 12, p.464.

1887

- Du Mesnil O. (Dr), les bureaux d'hygiène en France, tome 17.

1888

- J. Héricourt, le projet de l'hygiène publique, 3e série, tome 15, p.244.
- Dr L.Reuss, De l'organisation des services d'hygiène publique en France, 3e série, tome 19, n°3.

1899

- Dr Paul Reille, De l'intervention de l'état en matière d'hygiène publique, 3e série, tome 41, p.154.
- Dr L. Thoinot, Le rôle de l'initiative privée en matière d'hygiène publique, 3e série, tome 41,

p.338.

1901

- Dr Paul Reille, hygiène et pouvoirs publics, tome 45, p.53.

- *Annales de gynécologie et d'obstétrique : maladies des femmes, accouchements,* 1874-1918.

- Les *annuaires médicaux, les almanachs* du XIXe siècle.

- Le *Bulletin de l'Académie nationale de médecine*, Paris, J.-B. Baillière, 1836-…

(Numéros particulièrement consultés : 1870-1914).

- Le *Bulletin médical*, Paris, in-4° depuis 1887.

- Le *Bulletin mensuel de la Société de prophylaxie sanitaire et morale*, 1901-1908.

- Le *Bulletin de la Société d'Histoire de la Pharmacie,* Paris, 1913-…

- Le *Bulletin de la Société de médecine publique et d'hygiène professionnelle*, Paris, [S.N], 1877-1900.

- Le *Bulletin d'Histoire de la Sécurité sociale*, Paris, Comité d'Histoire de la Sécurité sociale, 1986-2006.

- Les *comptes rendus de l'Académie des sciences*, Paris, Institut de France, 1835-…

- Le *Concours médical*, 1879-…

- L'*Enfant. Organe des Sociétés protectrices de l'enfance*, Paris, [s.n.], 1891-1936.

- *La Jeune mère ou l'éducation du premier âge.* Journal illustré de l'enfance, Lyon [s.n.], 1874.

- Le *Journal d'hygiène*, Paris, in-4°, 1874-1914.

- Le *Journal de médecine mentale*, Paris, éditeur Victor Masson et fils, 1861-1870.

- Le *Journal de pharmacie et de chimie,* 1842-1894.

- La *Gazette médicale de Paris*, 1830-1916.

- La *Gazette des hôpitaux de Toulouse*, Journal hebdomadaire, Toulouse [s.n.], 1887-1914.

- Le *Progrès médical*, Paris, Librairie A.Duval, 1873-1982.

- Le *Réveil médical de médecine, de chirurgie et de pharmacie*, Paris, in-4°, 1880-1888.

- La *Revue médicale*, Paris, in-8°, puis in-4° depuis 1892.

- La *Revue de la société française d'histoire des hôpitaux*, Paris, SFHP, 1959-…

dont un numéro spécial portant les archives hospitalières (n°150, mars 2014) et la politique de la vieillesse depuis 1801 : de l'assistance aux soins (n°129, 2008).

- La *Revue des philanthropes,* 1897-1934.

- La *Tribune médicale*, Paris, 1867-193.

- *Lyon médical* : Gazette médicale et Journal de médecine réunis, 1869-1940.

  - Seine. *Conseil d'hygiène publique et de salubrité.* Rapport général sur les travaux du Conseil de salubrité, Paris, [s.n.], 1819-1897.

*** Le politique**

- Buloz François (1804-1877), Directeur de publication, *Revue des deux mondes : recueil de la politique, de l'administration et des mœurs, 1829-1971*. Paris, Revue des deux mondes.

- *Chantecler*. Littéraire, satirique, humoristique (puis politique, satirique…), 1932, Hanoï [s.n.].

- La *Revue politique et parlementaire*, Paris, Colin, 1894-…

- L'*Année politique*, Paris, [S.N.], 1945-1964.

- *Le Constitutionnel*, Journal politique et littéraire, Paris, [S.N.], 1815-1914.

- La *Gazette nationale ou le Moniteur universel* du lundi 13 septembre 1790, n°256 et du mercredi 15 septembre 1790, séance du mardi 14 septembre, n°258.

- Le XIXe siècle, journal quotidien politique et littéraire, directeur-rédacteur en chef Gustave Chadeuil, 1871-1921.

*** L'économique**

- L'*année scientifique et industrielle*, 1857-1914. Auteurs : Louis Figuier, Émile Gauthier, [s.n.], Louvain.

- *Annales de Bretagne et des pays de l'Ouest* sous la direction de François Lebrun, Les industries textiles dans l'Ouest XVIIIe-XXe siècles, tome 97, année 1990, n°3, 435 pages.

- *Annales industrielles*, Paris, [s.n.], 1869-1895.

- *Bulletin de la Société industrielle de l'Est*, Nancy, [s.n.], 1883.

- *Bulletin de la Société industrielle de Rouen,* Rouen, Société industrielle de Rouen, 1873-1939.

- *Causeries scientifiques : découvertes et inventions, progrès de la science et de l'industrie,* par Henri de Parville, Paris, F. Sauvy, 1861-1890.

- Le *Génie civil* : revue générale des industries françaises et étrangères, 1880-1942.

- *Journal de la Société de statistique de Paris*, Paris, Berger-Levrault, 1860-1998.

- *Revue de la législation des mines, minières, usines métallurgiques, carrières et sources d'eaux minérales*, Paris, Chevallier-Maresq, 1884-1914.

*** Le social**

- Association médicale mutuelle, *Journal de l'Association médicale mutuelle*, Paris [s.n.], 1901-1922.
- *La Réforme sociale*, Paris, Société internationale de science sociale, 1881-1930.
- *La Science sociale suivant la méthode de F. Le Play*, Paris, la Science sociale, 1886-1935.

*** La presse d'époque**

- Journal *Le Matin*, quotidien (1883-1944).
- Journal *Le Temps*, quotidien (1861-1939).

6 Les séminaires de l'EHESS à Paris et autres formations universitaires :

* Séminaire « Les Lumières scientifiques . Le mouvement hygiéniste en France au XIXe siècle » Gérard Jorland, Directeur d'études, EHESS, Paris, 2000-2004 ;

Avec un complément d'éclairage :

Pour une réévaluation des conseils de salubrité Ann F. La Berge, Graduate Program in Science ans Technology Studies, Center for Interdisciplinary Studies – Virginia Polytechnic Institute and State University Blacksburg, Virginia 24061 USA.

* Séminaire « Histoire et anthropologie de la médecine, des thérapeutiques et des savoirs sur le corps » – Jean-Pierre Peter, Directeur d'Études, EHESS, Paris, 2000-2004.

* Séminaire « Introduction à l'anthropologie historique », André Burguière, Directeur d'études, EHESS, Paris, 2000-2002.

* Séminaire de « Méthodologie », Henriette Asséo, Professeur agrégé, Vincent Duclert, Professeur agrégé, EHESS, Paris, 2001-2002.

* Séminaire « Archives et Sciences sociales », Pape Ndiaye, Maître de conférences, Vincent Duclert, Professeur agrégé, EHESS, Paris, 2001-2002.

* Séminaire « La statistique en histoire : des outils pour le traitement des sources sérielles », Michel Demonet, Maître de conférences, EHESS, Paris, 2001-2002.

* Séminaire « La mise en archives » histoire des institutions et des pratiques d'archives, Yann Potin, Professeur agrégé, EHESS, Paris, 2011.

* Séminaire « Une histoire de l'antiparlementarisme » par le Comité d'Histoire parlementaire et politique animé par Jean Garrigues, Président du CHPP – Professeur d'histoire de sciences politiques à l'Université d'Orléans et par Jean-Claude Caron, Professeur d'histoire contemporaine à l'Université Blaise-Pascal de Clermont-Ferrand, 2012.

* Séminaire « Histoire du Corps mort à l'époque contemporaine, hygiène, idéologie, religion et culture dans la construction des politiques funéraires (XIXe-XXIe siècles) » approches médico-anthropologique, historique, politique de la mort et des morts par Serenella Nonnis-Vigilante, Maître de conférences à l'Université Paris Nord (Paris XIII) et l'EHESS de Paris, 2011-2013.

* Cours « Histoire moderne et contemporaine du politique », Pierre Rosanvallon, Professeur au Collège de France, Paris, 2007.

ANNEXES

Annexe 1

Liste des lieux d'archives consultés pour ce travail de recherche

Thèse doctorale d'« Histoire et Civilisations » conduite à l'*École des Hautes Études en Sciences Sociales de* Paris, sous la direction de Gérard Jorland, directeur d'études et directeur de recherche au CNRS (travaux, réalisés, en 2000-2013).

A/ Bibliothèques et Services des archives des institutions

Bibliothèque et service des archives de l'Assemblée nationale,

Bibliothèque et service des archives du Sénat,

Archives nationales de France,

Archives départementales de France,

Archives communales de France,

Service d'états civils des mairies de France et d'outre-mer,

Bibliothèque nationale de France (sites géographiques de Richelieu, de François Mitterrand dont une année d'étude passée au département "Sciences, Techniques et Sciences médicales" et site de L'Arsenal).

Bibliothèque de l'Académie nationale de médecine de Paris,

Bibliothèque de l'Académie nationale des Sciences,

Service des archives de l'Académie nationale des sciences morales et politiques,

Bibliothèque Thiers, Fondation Dosne-Thiers de l'Institut de France,

Bibliothèque et service des archives du Conseil de l'État,

Service des archives de la Présidence de la République, *Palais de l'Élysée*,

Service des archives du ministère de l'Intérieur,

Bibliothèque et service des archives du ministère de la Justice.

Bibliothèque de la Faculté de médecine Paris-Descartes

(rue de l'École de médecine) : fréquentation du fonds d'histoire,

Bibliothèque interuniversitaire de pharmacie à la Faculté de pharmacie de Paris,

Service des Archives de l'AP-HP de Paris,

Bibliothèque du Ministère des Affaires sociales (santé, travail),

Bibliothèque du service de santé militaire du Val de Grâce,

Bibliothèque universitaire à l'Institut Pasteur de Paris (XVe Arrondissement),

Bibliothèque de l'Hôpital psychiatrique de Sainte-Anne de Paris.

Service des archives de la Préfecture de police de Paris,

Bibliothèque administrative de la ville de Paris,

Bibliothèque du Cédias (rue Las Cases, Paris),

Librairie et bibliothèque du *Journal officiel de la République française*,

(rue Desaix, Paris),

Bibliothèque et service des archives du Musée *Georges Clemenceau*, Paris,

Bibliothèque de la Franc-maçonnerie : La Grande Loge de France, Paris.

Bibliothèque universitaire de droit Paris I, Cujas-Panthéon

(sur dérogation, très exceptionnelle, d'accès aux magasins accordée par le Ministre délégué à la Recherche en poste de l'époque pour les collections complètes papier du *Journal officiel de la République française*),

Bibliothèque des Lettres, Université de la Sorbonne-Paris I,

Bibliothèque du Centre de recherche historique du XIXe

à l'Université de la Sorbonne, Paris I,

Bibliothèque publique Sainte-Geneviève, Paris,

Bibliothèque de la Maison des Sciences de l'Homme, Paris,

Bibliothèque et librairie de la Fondation de Sciences-Po, Paris,

Centre de recherches historiques Raymond Aron, Paris.

Archives départementales de la Seine (Paris),

Archives départementales des Yvelines,

Archives départementales de l'Oise,

Archives départementales et Conseil général de la Loire (Saint-Étienne),

Archives départementales de l'Yonne,

Archives départementales de la Savoie,

Archives départementales de l'Ille-et-Vilaine,

Archives départementales du Morbihan,

Archives départementales de la Loire-Atlantique

Archives départementales de la Haute-Vienne,

Archives départementales du Gers,

Archives départementales de la Gironde,

Archives départementales des Hautes-Pyrénées.

B/ Visites des musées et expositions

Visite des collections muséographiques du Musée de la Mine à Saint-Étienne, du Musée de l'Histoire et du Musée des arts et manufactures de la ville de Saint-Étienne (département de la Loire),

Musée de la fabrication de la soie (Établissements Bonnet) à Jujurieux (département de l'Ain), du Musée des aciéries de la ville du Creusot (département de Saône-et-Loire),

Musée de l'Assistance publique de Paris, Musée d'histoire de la médecine de Paris, Musée Louis Pasteur (Paris), Musée Georges Clemenceau (Paris), Salle d'apothicairerie de l'Académie nationale de Pharmacie (Paris),

Musée des égouts (Paris), Musées des peintres impressionnistes (Paris et la région parisienne), Musée de l'absinthe à Auvers-sur-Oise (département de l'Oise).

Visites des expositions historiques de la société française (fin XIXe et début XXe siècles) dans les Mairies des Arrondissements de Paris, Musée Cognac-Jay, Musée de l'Histoire de France, Grand-Palais, Petit Palais, Hôpitaux de l'AP-HP, etc.

ANNEXE 2

Loi du 15 février 1902 concernant la protection de la santé publique : Onze années de travail législatif

1891	3 décembre : **Projet de loi** pour la protection de la santé publique présenté à la Chambre des députés par Constans Ministre de l'Intérieur ; 31 décembre : Distribué et renvoyé à la commission de l'hygiène publique dont la Chambre décide de porter le nombre des membres à 22 ; Ce projet n'a pas été compris dans le rapport de Langlet (médecin).
1893	11 juillet : Projet de loi adopté par la Chambre des députés ayant pour objet la protection de la santé publique présenté au Sénat ;
5e Législature	27 décembre 1895 : Cordelet (juge de paix) rapporteur de la commission d'examen dépose le rapport au bureau de la Présidence du Sénat ;
	Cordelet est élu président en remplacement de Berthelot, nommé Ministre des Affaires étrangères 16 décembre 1897 : Adoption en première délibération avec modifications.
1893	11 juillet : Projet adopté par la Chambre des députés, ayant pour objet la protection de la santé publique ; 27 décembre 1895 Rapport de Cornil (médecin) ; 2 février 1896 Première délibération.
	Changement de législature[1]

[1] Il est intéressant de noter le ralenti des travaux législatifs sur la question de la protection sociale, dès la fin de la cinquième législature, en 1893, relancée en 1899 (septième législature) par une nouvelle proposition de résolution, du médecin Émile Dubois, au cours de la discussion du budget.

1899 4 décembre : Proposition de résolution présentée par Émile Dubois (médecin) et autres députés,
au cours de la discussion du budget de
l'Exercice 1900 – Nomination d'une Commission de 33 membres sous cette dénomination-
Déclaration de l'urgence et discussion immédiate. Sont entendus : Henri Ricard (médecin), Émile
Dubois, marquis de La Ferronnays (militaire-propriétaire), Aimond (industriel),
Waldeck-Rousseau, Président du Conseil.
Le principe de la proposition est adopté.

7e Législature

Commission d'hygiène publique nommée en vertu de la résolution du 4 décembre 1899, sur la
demande d'Émile Dubois, président
de la Commission ; la Chambre confère à la Commission les pouvoirs qui appartiennent aux
commissions d'enquête 15 mars 1901.

1901 15 mars : Nomination de la Commission d'hygiène publique, nommée en vertu de la résolution du 4
Décembre 1899 ;
Sur la demande d'Émile Dubois, président de la Commission ; la Chambre confère à la Commission
les pouvoirs qui appartiennent aux Commissions d'enquête.

1901 14 juin : Exposé des motifs et texte du projet de loi adopté, avec modifications, par le Sénat.
Avis de la Commission des finances présenté
au Sénat par Antonin Dubost (clerc d'avoué) ;
28 juin : Adoption ayant pour objet la protection de la santé publique ;
3 décembre : Renvoi à la commission d'hygiène publique. Rapport par Borne (médecin) ;
16 décembre : Déclaration de l'urgence et adoption ;
19 décembre : Présentation au Sénat ;
21 janvier 1902 : Rapport par Cornil (médecin) ;
30 janvier : Première délibération ;
4 février : Adoption de l'ensemble du projet ;
15 février 1902 - Loi du 15 février 1902.

ANNEXE 3

Législation relative à l'alcool : fabrication et consommation

- Loi du 2 août 1872 réglant les obligations imposées aux distillateurs et bouilleurs de cru.

- Loi du 23 janvier 1873 tendant à réprimer l'ivresse publique et à combattre les progrès de l'alcoolisme.

- Loi du 4 mars 1875 relative aux droits sur les manquants chez les marchands en gros, bouilleurs et distillateurs.

- Loi du 14 décembre 1875 relative aux bouilleurs de cru.

- Décret du 20 juillet 1878 portant règlement d'administration publique sur les distilleries de vins, poirée, lies, marcs ou fruits.

- Loi du 17 juillet 1880 qui abroge le décret du 29 décembre 1851 sur les cafés et débits de boissons.

- Décret du 5 mai 1881 concernant l'application à l'Algérie de la loi du 17 juillet 1880 sur les cabarets et débits de boissons.

- Loi du 10 décembre 1887 ayant pour objet l'institution d'un prix au profit de la personne qui découvrira un moyen pratique et usuel de déterminer, dans les spiritueux du commerce et les boissons alcooliques, la présence et la quantité des substances autres que l'alcool chimiquement pur ou alcool éthylique.

- Loi du 14 août 1889 ayant pour objet d'indiquer au consommateur la nature du produit livré à la consommation sous le nom de vins et de prévenir les fraudes dans la vente de ce produit.

- Décret du 30 août 1889 concernant les cafés, cabarets, débits de boissons, hôtels, etc. dans les colonies pénitentiaires de la Guyane et de la Nouvelle-Calédonie.

- Loi du 26 juillet 1890 concernant la fabrication et l'imposition des vins de raisins secs.

- Décret du 18 août 1890 qui rend applicable aux colonies la loi du 14 août 1889 sur le commerce des vins.

- Décret du 7 octobre 1890 relatif aux diverses obligations imposées aux fabricants de vins de raisins secs.

- Loi du 11 juillet 1891 tendant à réprimer les fraudes dans la vente des vins.

- Loi du 24 juillet 1894 relative aux fraudes commises dans la vente des vins (alcoolisation et mouillage).

- Loi du 6 avril 1897 concernant la fabrication, la circulation et la vente des vins artificiels.

- Décret du 3 mars 1897 concernant la fabrication et la vente des spiritueux en Algérie.

- Décret du 9 novembre 1897 portant règlement d'administration publique pour l'application de la loi du 16 avril 1897 concernant la répression de la fraude dans le commerce du beurre et la fabrication de la margarine.

- Loi du 16 décembre 1897 relative au régime fiscal des alcools dénaturés et à diverses mesures concernant les alcools.

- Loi du 29 décembre 1900 relative au régime des boissons.

- Décret du 11 janvier 1907 relatif à l'inspection des services des épizooties.

- Décret du 18 janvier 1907 relatif aux méthodes qui devront être employées par les laboratoires agréés pour l'analyse des alcools, eaux-de-vie et liqueurs (loi du 1er août 1905).

- Décret du 18 janvier 1907 relatif aux méthodes qui devront être employées par les laboratoires agréés pour l'analyse des farines, pains, pâtisseries, pâtes alimentaires, fleurages, chapelures, épices et condiments (loi du 1er août 1905).

- Arrêté du 18 janvier 1907 relatif aux méthodes qui devront être employées par les laboratoires agréés pour l'analyse des laits, laits concentrés et laits desséchés (loi du 1er août 1905).

- Arrêté du 18 janvier 1907 relatif aux méthodes qui devront être employées par les laboratoires agréés pour l'analyse des matières grasses (loi du 1er août 1905).

- Arrêté du 18 janvier 1907 relatif aux méthodes qui devront être employées par les laboratoires agréés pour l'analyse des confitures, sirops, miels, limonades et sucres (loi du 1er août 1905).

- Arrêté du 18 janvier 1907 relatif aux méthodes qui devront être employées par les laboratoires agréés pour l'analyse des cidres, poires, farines, pain d'épices et pour la recherche des antiseptiques et édulcorants dans les boissons et matières alimentaires.

- Loi du 28 juillet 1912 tendant à modifier et à compléter la loi du 1er août 1905 sur la répression des fraudes dans la vente des marchandises et la loi du 29 juin 1907 sur le mouillage et le sucrage des vins.

- Loi du 16 mars 1915 relative à l'interdiction de la fabrication, de la vente en gros et en détail, ainsi que la circulation de l'absinthe et des liqueurs similaires.

ANNEXE 4

Inventaire des lois, décrets, arrêtés relevant de la tuerie des animaux

- Décret du 30 septembre 1871 relatif à l'expertise, à l'abattage et à l'enfouissement des bêtes à cornes abattues sur l'ordre de l'autorité publique par suite du typhus contagieux, ainsi qu'à la désinfection des viandes et des animaux suspects.

- Décret du 19 mai 1873 portant règlement pour les écoles nationales vétérinaires.

- Décret du 22 février 1876 concernant la police sanitaire maritime.

- Loi du 21 juillet 1881 sur la police sanitaire des animaux.

- Décret du 21 octobre 1881 portant règlement pour les écoles nationales vétérinaires.

- Loi du 6 août 1884 sur le Code rural (vices rédhibitoires dans les ventes et échanges d'animaux domestiques).

- Loi du 25 novembre 1884 qui abroge celle du 15 juin 1878 autorisant l'aliénation du domaine de Villeneuve l'Étang (Seine-et-Oise) et affecte au ministre de l'Instruction publique et des Beaux-Arts une partie de ce domaine en vue des expériences à exécuter sur la prophylaxie des maladies contagieuses.

- Décret du 30 décembre 1884 portant suppression du comité consultatif des laboratoires municipaux et départementaux, et chargeant le conseil consultatif d'hygiène publique des attributions exercées par le comité supprimé.

- Loi du 14 mars 1887 concernant la répression des fraudes commises dans la vente des beurres.

- Loi du 5 avril 1887 portant modification du tarif général des douanes en ce qui concerne les bestiaux (inspection sanitaire).

- Décret du 26 mai 1888 portant règlement d'administration publique relativement à l'entrée en France des viandes fraîches importées de l'étranger.

- Décret du 28 juillet 1888 relatif à la nomenclature des maladies des animaux, réputées contagieuses.

- Loi du 24 décembre 1888 concernant la destruction des insectes, des cryptogames et autres végétaux nuisibles à l'agriculture.

- Loi du 24 juin 1889 portant modification de l'article 2 de la loi du 5 avril 1887 relatif à l'inspection sanitaire des viandes fraîches abattues avant leur entrée en France.

- Arrêté ministériel du 19 juin 1893 concernant le fonctionnement du service sanitaire maritime et quarantenaire.

- Arrêté du Gouverneur général du 10 décembre 1894 portant règlement du pèlerinage de la Mecque, des pèlerins quittant les ports de l'Algérie.

- Décret du 4 janvier 1896 portant règlement de police sanitaire maritime.

- Décret du 14 mars 1896 portant que les animaux de l'espèce bovine venant de l'étranger, présentés à l'importation en France, seront soumis à l'épreuve de la tuberculine, exception faite pour ceux de ces animaux déclarés pour la boucherie.

- Décret du 28 novembre 1896 qui modifie l'article 101 du décret du 22 juin 1882 relatif à la police sanitaire des animaux.

- Décret du 9 février 1897 étendant à tous les ports de France, dans des conditions déterminées, les dispositions du décret du 19 janvier 1897 sur l'importation et le transit d'objets ou de marchandises provenant des pays contaminés de peste et fixant les ports de débarquement des voyageurs en provenance de ces mêmes pays.

- Décret du 10 mars 1898 rendant applicable en Indochine la loi du 21 juillet 1881 sur la police sanitaire des animaux.

- Arrêté du 1er avril 1898 relatif à la désinfection dans le cas de maladies contagieuses des animaux.

- Décret du 23 novembre 1899 modifiant le décret du 4 janvier 1898 portant règlement de police sanitaire maritime.

- Décret du 2 décembre 1902, portant modification au décret du 22 juin 1882, pour l'application de la loi sur la police sanitaire des animaux.

- Arrêté du 26 mai 1903 relatif à la désinfection du matériel employé au transport des animaux vivants sur les voies ferrées.

- Arrêté du 11 juillet 1903 instituant une commission permanente de préservation contre la tuberculose.

- Décret du 19 août 1903 portant règlement d'administration publique sur l'application des articles 18 à 22 de la loi de finances du 31 mars 1903 relatifs au régime applicable aux bouilleurs de cru.

- Décret du 21 septembre 1903 relatif à la destruction des rats à bord des navires.

- Loi du 27 juillet 1904 portant reconnaissance d'utilité publique de la Société scientifique d'hygiène alimentaire et de l'alimentation rationnelle de l'homme.

- Décret du 6 octobre 1904, portant règlement d'administration publique pour l'exécution de la loi sur le Code rural (Police sanitaire des animaux), abrogeant les décrets des 22 juin 1882 et 2 décembre 1902.

- Loi du 8 janvier 1905 relative aux abattoirs.

- Loi du 23 février 1905 complétant l'article 41 du Code rural (livre III, section II) et modifiant l'article 2 de la loi du 2 août 1884 sur la police sanitaire des animaux.

- Loi du 1er août 1905 sur la répression des fraudes dans la vente des marchandises et des falsifications des denrées alimentaires et des produits agricoles.

- Décret du 4 mai 1906 concernant la destruction des rats à bord des navires provenant de pays contaminés de peste.

- Circulaire du 18 juin 1906 du ministre de l'Intérieur aux préfets relatif à l'internement des aliénés.

- Décret du 31 juillet 1906 portant règlement d'administration publique pour l'application de la loi du 1er août 1905 sur la répression des fraudes et falsifications, en ce qui concerne les boissons, les denrées alimentaires et les produits agricoles.

- Arrêté du 1er août 1906 fixant les mesures à prendre pour le prélèvement échantillons en exécution de la loi du 1er août 1905 et du décret portant règlement d'administration publique du 31 juillet 1906 sur la répression des fraudes.

- Rapport et décret du 6 août 1906 modifiant le décret du 4 mai 1906, relatif à la destruction des rats à bord des navires.

- Arrêté du 18 janvier 1907 relatif aux méthodes qui devront être employées par les laboratoires agréés pour l'analyse des cidres, poires, farines, pain d'épices et pour la recherche des antiseptiques et édulcorants dans les boissons et matières alimentaires.

- Loi du 23 juillet 1907 portant modification de certaines dispositions de la loi du 16 avril 1897 concernant la répression de la fraude dans le commerce du beurre et la fabrication de la margarine.

- Loi du 5 août 1908 modifiant l'article 11 de la loi du 1er août 1905 sur la répression des fraudes dans la vente des marchandises et des falsifications des denrées alimentaires et des produits agricoles et complétant cette loi par un article additionnel.

- Loi du 12 janvier 1909 ayant pour but de combattre les épizooties et les maladies contagieuses des animaux.

- Décret du 14 janvier 1909 rendant applicables en Algérie les dispositions sanitaires concernant la tuberculose des animaux de l'espèce bovine.

- Loi du 28 juillet 1912 tendant à modifier et à compléter la loi du 1er août 1905 sur la répression des fraudes dans la vente des marchandises et la loi du 29 juin 1907 sur le mouillage et le sucrage des vins.

- Loi du 23 avril 1915 portant approbation des conventions réglant le service de police sanitaire (épidémies), le service de police sanitaire (épizooties) à la gare internationale de Vailorbe, signées à Paris le 1er juillet 1914 entre la France et la Suisse.

- Loi du 9 novembre 1915 relative à la réglementation de l'ouverture de nouveaux débits de boissons.

ANNEXE 5

Législation afférente aux hôpitaux psychiatriques, asiles et prisons

La législation sanitaire instaurée en la matière entre 1870 et 1914 est la suivante :

- Loi du 5 juin 1875 sur le régime des prisons départementales.

- Circulaire du 11 mars 1876 aux procureurs généraux sur les jeunes détenus. – Exécution de l'article 66 du Code pénal.

- Loi du 25 juillet 1883 qui approuve la convention conclue le 27 septembre 1882, entre la France et la Suisse, en vue d'établir la réciprocité d'assistance en ce qui concerne leurs enfants abandonnés et les aliénés indigents.

- Rapport du 18 juillet 1903 au Président de la République suivi d'un décret instituant au ministère de l'Intérieur une commission extraparlementaire pour l'étude des questions relatives au régime des mœurs et nommant les membres de cette commission.

- Arrêté du 4 octobre 1904, instituant une commission pour étudier les conditions d'application aux enfants anormaux des prescriptions légales sur l'obligation scolaire.

- Arrêté du 18 février 1905 instituant un comité consultatif d'hygiène pénitentiaire.

- Décret du 14 août 1905, portant fixation des cadres et des traitements des médecins adjoints des asiles d'aliénés.

- Circulaire du 20 janvier 1906, du ministre de l'Intérieur, aux préfets, relative à la situation des enfants anormaux.

- Circulaire du 31 janvier 1906 relative à la situation des enfants anormaux.

- Décret du 1er août 1906 relatif au recrutement des médecins adjoints des asiles publics d'aliénés.

- Loi du 7 avril 1908 relative à la répression des outrages aux bonnes mœurs.

- Loi du 11 avril 1908 concernant la prostitution des mineurs.

- Loi du 15 avril 1909 relative à la création de classes de perfectionnement annexées aux écoles élémentaires publiques et d'écoles autonomes de perfectionnement pour les enfants arriérés.

TABLE DES MATIÈRES

Santé et Médecine
aux éditions L'Harmattan

Dernières parutions

MALADIES AUTO-IMMUNES
Quand notre système de défense nous trahit
Tron François
Le système immunitaire nous protège contre les virus, les bactéries et les parasites. Il peut parfois tourner ses armes contre l'organisme qu'il est censé défendre et y induire des lésions. Les maladies qui en résultent sont dites auto-immunes. Elles sont fréquentes et ensemble constituent la troisième cause de morbidité derrière les maladies cardiovasculaires et cancéreuses. Ce livre parcourt aussi les voies que la recherche emprunte pour corriger les désordres cellulaires et moléculaires observés au cours de chaque maladie auto-immune.
(Coll. Acteurs de la Science, 22.50 euros, 212 p.)
ISBN : 978-2-343-07769-7, ISBN EBOOK : 978-2-336-39806-8

LE DROIT DE LA GÉNÉTIQUE
À la recherche d'une branche du droit
Bricker Guillaume - Préface de Gérald Teboul
En matière de génie génétique, les questions éthiques et polémiques se multiplient à mesure que la technique évolue et embrasse de nombreux sujets : reproduction, OGM, tests génétiques, clonage... Le droit est-il suffisamment en avance pour y répondre ? Cet ouvrage permet de mieux connaître les règles et en assure la promotion, tout en mettant en garde contre les glissements éthiques. Il offre un panorama complet du cadre juridique applicable à la génétique. L'ensemble des textes permet de mieux comprendre les enjeux et quelquefois les limites de la législation.
(Coll. Le Droit aujourd'hui, 65.00 euros, 852 p.)
ISBN : 978-2-343-06705-6, ISBN EBOOK : 978-2-336-39860-0

BIOÉTHIQUE ET TRANSDISCIPLINARITÉ
Brelet Claudine, Patrick Curmi, Fatima Zhora Elkebir, Salwa Hamrouni, Mourad Merdaci - Préface de Christian Byk
Réflexion transdisciplinaire sur les rapports entre les sciences de l'homme et son environnement, cet ouvrage défend une bioéthique ouverte à la société civile. Il reflète les défis moraux auxquels sont maintenant confrontées les biotechnologies, depuis les OGM jusqu'à la PMA. Les chercheurs rappellent que la révolution biotechnologique peut et doit contribuer à améliorer la qualité de la vie, présente et future. La bioéthique questionne finalement la nature même de l'être humain et offre la perspective d'un nouvel avenir.
(Coll. Cultures et Médecines, 17.00 euros, 154 p.)
ISBN : 978-2-343-07225-8, ISBN EBOOK : 978-2-336-39901-0

TRANSGRESSIONS DES FRONTIÈRES DU CORPS
La chirurgie esthétique
Mitz Vladimir
Les frontières de la chirurgie esthétique délimitent, avec difficulté, une spécialité chirurgicale qui est expansive. Cette chirurgie transgressive dérange les concepts philosophiques du «accepte-toi

tel que tu es», elle bénéficie d'innovations tumultueuses telles les homogreffes du visage ou des membres, elle est constamment soumise à l'œil éveillé des médias. Cet ouvrage se propose d'en exposer les facettes en explorant ses mythes, ses bases conscientes et inconscientes et ses limites.
(Coll. Eidos série Retina, 16.50 euros, 156 p.)
ISBN : 978-2-343-07729-1, ISBN EBOOK : 978-2-336-39759-7

VERS LA CÉCITÉ
Un étrange parcours – Récit
Abbadie-Douce Paulette
Dans son précédent ouvrage « Voyage vers la cécité », l'auteur se penchait sur le choc éprouvé à l'annonce du verdict de cette maladie des yeux qui l'affecte : la « DMLA ». Dans ce nouvel ouvrage, elle nous dévoile d'étranges phénomènes qui l'assaillent et la troublent. À la suite de recherches, elle découvre avec stupéfaction que ces phénomènes sont une conséquence prévisible de la maladie des yeux qui l'affecte. Alors pourquoi ce silence autour de ces phénomènes reconnus par les spécialistes ?
(8.00 euros, 50 p.)
ISBN : 978-2-343-07608-9, ISBN EBOOK : 978-2-336-39792-4

MÉDECINE À TRAVERS LES SIÈCLES
Entre rencontres et découverte
Sous la direction de Xavier Riaud
Si la médecine et ses acteurs ont contribué incontestablement au bien-être de l'humanité, les dérives de quelques-uns ou les zones d'ombre amènent inévitablement à une discussion à propos de l'éthique qui doit la régir. Forts de ce postulat, les auteurs de cette collection ont souhaité décrire les avancées et les évolutions des sciences médicales.
(Coll. Médecine à travers les siècles, 19.00 euros, 182 p., Illustré en couleur)
ISBN : 978-2-343-07425-2, ISBN EBOOK : 978-2-336-39465-7

LA DÉPRESSION
Une pathologie à visage multiple
Lamessi Alain - Préfaces du docteur Thierry Malassiné et du professeur Michel Dieudonné Vohito
Le présent ouvrage tente de présenter les multiples visages de la dépression. Pour cela, Alain Lamessi retrace la longue histoire de cette maladie qui n'a cessé de se métamorphoser au fil des ans, avant de questionner la problématique de la classification. Passant ensuite en revue les facteurs, corrélats et autres théories, il lève un bout de voile sur la complexité de ce trouble de l'humeur, tout en faisant un détour dans ses spécificités africaines.
(26.50 euros, 270 p.)
ISBN : 978-2-343-06235-8, ISBN EBOOK : 978-2-336-39178-6

SCIENCE ET HUILES ESSENTIELLES
Baumann Alexandre
Les huiles essentielles sont fortes là où les médicaments sont faibles : maux de dos, maladies cardiovasculaires, infections chroniques, anxiété « ordinaire »... Cela est étayé par de nombreuses études scientifiques. Pourtant elles continuent à être vues comme de simples substances agréablement odorantes. Ce livre combat cette injustice en détaillant une centaine d'études scientifiques démontrant de réels effets thérapeutiques.
(17.50 euros, 172 p.)
ISBN : 978-2-343-07469-6, ISBN EBOOK : 978-2-336-39322-3

LA MALTRAITANCE DES PERSONNES ÂGÉES
L'envers du décor
Sauveur Yannick - Postface de Pascal Lardellier
Ce livre interroge les causes de la maltraitance des personnes âgées. L'auteur cible les responsabilités de l'État et la faiblesse des moyens mis au service des personnes âgées. Il offre ainsi une réflexion sur le jeunisme, l'âgisme et la société marchande. Fort de son expérience du milieu médicosocial,

l'auteur apporte un éclairage original sur l'envers du décor, les personnels maltraités. De nombreux témoignages illustrent son propos.
(Coll. Des Hauts et Débats, 19.00 euros, 186 p.)
ISBN : 978-2-343-07283-8, ISBN EBOOK : 978-2-336-39357-5

ACCOMPAGNER LA VIE JUSQUE-LÀ
Feroumont Bernadette - Préface de Gabriel Ringlet
Ouvrir ce livre, c'est plonger dans l'univers de l'accompagnement de la fin de vie et comprendre combien des attitudes simples et spontanées peuvent compter pour le patient, l'entourage ou l'équipe soignante. Les récits parlent de tendresse et de moments heureux, mais aussi de tristesses, de colères, d'injustices. Ouvrir ce livre, c'est aussi découvrir que le temps nous rappelle l'urgence de savourer la vie : il nous invite à porter sur nos rencontres et nos gestes un regard intérieur qui leur donnera du sens.
(Coll. Encres de vie, 16.50 euros, 162 p.)
ISBN : 978-2-336-30839-5, ISBN EBOOK : 978-2-336-39254-7

LES ÎLES DÉSERTES
Avela Guilloux, Rébecca Stella
Léa a 9 ans. Un jour, elle découvre qu'elle est diabétique. À partir de ce moment-là, sa vie change, devient compliquée. Elle doit faire face à sa colère, ses propres peurs, à un traitement difficile, à des contraintes auxquelles elle ne s'attendait pas, aux réflexions pas toujours délicates de son entourage. Léa va devoir apprendre à vivre avec ce diabète, cette « sale bête » qui l'accompagne désormais. Dans son imaginaire d'enfant, Léa devient Super Léa, une super-héroïne du quotidien, une dompteuse... La « sale bête » n'a qu'à bien se tenir ! «Écrite par deux mères d'enfants qui souffrent de ce mal, la pièce a des accents de vérité d'autant plus convaincants que le rôle de la fillette est endossé par Rébecca Stella, l'une des mamans qui est de surcroît une comédienne d'une subtile envergure.» (Pariscope). «Un joli spectacle.» (www.froggydelight.com)
(15.00 euros) ISBN : 978-2-336-2-97408

SE LIBÉRER D'UNE ADDICTION SANS DROGUE
Baclofène et boulimie : une expérience
Goffart Claude
Ce livre retrace l'itinéraire d'une «toxico de la bouffe», aidée dans son combat par l'usage du baclofène, molécule ancienne redécouverte par un professeur alcoolique. Elle s'avère efficace pour supprimer l'envie irrésistible qui mène à la bouteille mais semble aussi apte à aider les boulimiques. Décrit dans ces pages, ce traitement demande surtout de la ténacité et un travail sur soi attentif mené avec un thérapeute et en lien avec une association dédiée aux utilisateurs de ce traitement.
(20.50 euros, 198 p.)
ISBN : 978-2-343-06233-4, ISBN EBOOK : 978-2-336-38817-5

AUTISME
Le sacrifice invisible
Trajectoires des familles et regards croisés des professionnels
Jean-Bart Christiane
Malgré des évolutions positives dans l'accompagnement des enfants autistes, l'auteure sort de l'institution et va à la rencontre des familles. Retracer leurs trajectoires lui semble indispensable à la compréhension de l'environnement de l'enfant autiste. Il s'agit d'avoir une vision globale de l'enfant autiste, de prendre en compte tout ce qui influe sur lui dans des cadres comme l'institution qui le prend en charge, sa famille, l'école, son voisinage...
(Coll. Réseau Tessitures, 25.00 euros, 256 p.)
ISBN : 978-2-343-06565-6, ISBN EBOOK : 978-2-336-38662-1

FRAGMENTS POUR UNE HISTOIRE DE LA GÉRONTOLOGIE (Volume 1)
OAREIL
Ce livre raconte avec force anecdotes la naissance de l'action gérontologique : les errements, les oppositions et les luttes des acteurs qui ont ouvert cette voie nouvelle. Ce tome rassemble les

entretiens individuels de ces femmes et hommes, pionniers chacun dans leur domaine. Ils narrent leurs parcours, leurs rencontres, la manière dont ils s'y sont pris pour construire pas à pas des actions, des services, des organisations sur des terrains en friche.
(Coll. La gérontologie en actes, 23.50 euros, 220 p.)
ISBN : 978-2-343-06908-1, ISBN EBOOK : 978-2-336-38920-2

FRAGMENTS POUR UNE HISTOIRE DE LA GÉRONTOLOGIE (Volume 2)
OAREIL
Ce livre raconte avec force d'anecdotes la naissance de l'action gérontologique : les errements, les oppositions, et les luttes des acteurs qui ont ouvert cette voie nouvelle. Ce tome rend compte des journées régionales qui ont réuni sur des territoires différents les acteurs de la première heure. Les entretiens croisés proposent un vrai tissage d'expériences et mettent en évidence les réseaux naissants constitués autour d'affinités, de compétences, où se sont retrouvés professionnels, élus, bénévoles qui avaient à cœur d'inventer et de bâtir.
(Coll. La gérontologie en actes, 17.50 euros, 152 p.) ISBN : 978-2-336-30382-6, ISBN EBOOK : 978-2-336-38921-9

HISTOIRE ET ÉPISTÉMOLOGIE DE L'ANATOMIE ET DE LA PHYSIOLOGIE EN ART DENTAIRE
De l'Antiquité à la fin du XX e siècle
Gros Gilles - Préface de Roger Teyssou
Dans cet ouvrage, Gilles Gros retrace l'histoire des principales étapes du développement épistémologique de l'anatomie et de la physiologie, deux des déterminants fondamentaux de l'évolution épistémologique de l'art dentaire. Tout au long de cet interminable et laborieux parcours épistémologique, l'auteur se plaît à nous dévoiler la manière dont l'art dentaire a évolué dans ses rapports à l'anatomie et à la physiologie, en passant d'une attitude essentiellement morphologiste et descriptive à une vision plus physiologique et expérimentale.
(Coll. Acteurs de la Science, 40.00 euros, 426 p.) ISBN : 978-2-343-06750-6, ISBN EBOOK : 978-2-336-38774-1

DE CÉLINE – Histoire d'une thèse à Semmelweis
Histoire d'une œuvre
Deveaux Michel
Cet ouvrage rassemble l'histoire de deux médecins. *L'Histoire d'une thèse* est celle de Louis Destouches, de sa jeunesse jusqu'au début de sa carrière médicale, on y découvre les évènements et personnages qui inspirèrent Céline. *L'Histoire d'une œuvre* est celle d'Ignace Semmelweis, consacrée à sa carrière médicale et surtout à la résolution qu'il apporta au problème de la fièvre puerpérale. C'est aussi son combat mené face à la communauté médicale, longtemps résistante à ses idées.
(19.00 euros, 182 p.) ISBN : 978-2-343-06807-7, ISBN EBOOK : 978-2-336-38894-6

LES AVENTURES ET MÉSAVENTURE D'HERMÈS, MÉDECIN
Cohen Albert J.
L'exercice de la médecine générale conduit à diverses aventures, quelquefois tendres, parfois cocasses, certaines dramatiques. En cinquante années d'exercice, l'auteur a traversé tant et tant de psychodrames, et, hélas, tant de drames tout court, qu'il en a retenu ces quelques anecdotes vraies, toutes vécues... ou presque. Elles méritaient d'être racontées. C'est toute une vie de praticien, étendue sur plus de cinquante années, qui se raconte dans ce livre.
(17.50 euros, 160 p.) ISBN : 978-2-343-06284-6, ISBN EBOOK : 978-2-336-38599-0

L'HARMATTAN ITALIA
Via Degli Artisti 15; 10124 Torino
harmattan.italia@gmail.com

L'HARMATTAN HONGRIE
Könyvesbolt ; Kossuth L. u. 14-16
1053 Budapest

L'HARMATTAN KINSHASA
185, avenue Nyangwe
Commune de Lingwala
Kinshasa, R.D. Congo
(00243) 998697603 ou (00243) 999229662

L'HARMATTAN CONGO
67, av. E. P. Lumumba
Bât. – Congo Pharmacie (Bib. Nat.)
BP2874 Brazzaville
harmattan.congo@yahoo.fr

L'HARMATTAN GUINÉE
Almamya Rue KA 028, en face
du restaurant Le Cèdre
OKB agency BP 3470 Conakry
(00224) 657 20 85 08 / 664 28 91 96
harmattanguinee@yahoo.fr

L'HARMATTAN MALI
Rue 73, Porte 536, Niamakoro,
Cité Unicef, Bamako
Tél. 00 (223) 20205724 / +(223) 76378082
poudiougopaul@yahoo.fr
pp.harmattan@gmail.com

L'HARMATTAN CAMEROUN
BP 11486
Face à la SNI, immeuble Don Bosco
Yaoundé
(00237) 99 76 61 66
harmattancam@yahoo.fr

L'HARMATTAN CÔTE D'IVOIRE
Résidence Karl / cité des arts
Abidjan-Cocody 03 BP 1588 Abidjan 03
(00225) 05 77 87 31
etien_nda@yahoo.fr

L'HARMATTAN BURKINA
Penou Achille Some
Ouagadougou
(+226) 70 26 88 27

L'HARMATTAN SÉNÉGAL
10 VDN en face Mermoz, après le pont de Fann
BP 45034 Dakar Fann
33 825 98 58 / 33 860 9858
senharmattan@gmail.com / senlibraire@gmail.com
www.harmattansenegal.com

L'HARMATTAN BÉNIN
ISOR-BENIN
01 BP 359 COTONOU-RP
Quartier Gbèdjromèdé,
Rue Agbélenco, Lot 1247 I
Tél : 00 229 21 32 53 79
christian_dablaka123@yahoo.fr

Achevé d'imprimer par Corlet Numérique - 14110 Condé-sur-Noireau
N° d'Imprimeur : 127762 - Dépôt légal : avril 2016 - *Imprimé en France*

www.ingramcontent.com/pod-product-compliance
Lightning Source LLC
LaVergne TN
LVHW011437061026
849535LV00004BA/845
* 9 7 8 2 3 4 3 0 8 8 9 9 0 *